LAS PRÁCTICAS SEX[I]
DEL QUODOUSHKA

"Amara posee el don especial de ser capaz de expresar estas enseñanzas singulares y perceptivas que proporcionan una verdadera orientación en cuanto a la forma de sanar y seguir adelante, como seres sexuales y espirituales que somos. La autora entrelaza hábilmente las disciplinas de muchas culturas de modo que pueda establecerse algún tipo de relación entre todas y, por lo tanto, que cada una pueda recibir un beneficio. Este libro es para cualquier lector que busque su expansión, expresión y un nuevo sendero para potenciar el sexo y la intimidad en sus vidas".

LAURA KIMBRO, DOCTORA EN GINECOLOGÍA Y OBSTETRICIA, SOCIA DEL COLEGIO ESTADOUNIDENSE DE OBSTETRAS

El orgasmo del aliento de fuego del Quodoushka ha sido absolutamente lo más valioso que he aprendido acerca del sexo. Este valeroso libro, tan esperado, es un tesoro de sabiduría que eleva las expectativas en cuanto a la educación sexual. Amara Charles conoce íntimamente estas prácticas y su entusiasmo por los temas que le interesan es contagioso. Es una magnífica lectura para todos, desde principiantes hasta lectores avanzados".

DOCTORA EN CIENCIAS ANNIE SPRINKLE, AUTORA DE *DR. SPRINKLE'S SPECTACULAR SEX* [*LA SEXUALIDAD ESPECTACULAR DE LA DOCTORA SPRINKLE*]

"Imaginemos cómo sería si creciéramos en una cultura en la que se nos enseñara sobre la sexualidad y aprendiéramos a ser magníficos amantes y seres humanos sanos. En *Las prácticas sexuales del Quodoushka*, Amara Charles comparte enseñanzas e informaciones que antes eran secretas, en una forma divertida y entretenida que ayudará a mantener relaciones, salvar vidas y proteger al planeta. ¡Leamos este libro con agradecimiento!"

BABA DEZ NICHOLS, FUNDADOR DE LA ESCUELA INTERNACIONAL DE LAS ARTES DEL TEMPLO, AUTOR DE *SACRED SEXUAL HEALING: THE SHAMAN METHOD OF SEX MAGIC* [*SANACIÓN SEXUAL SAGRADA: EL MÉTODO CHAMÁNICO DE LA MAGIA SEXUAL*]

"*Las prácticas sexuales del Quodoushka* constituye una amplia introducción a una forma poderosa de conectarse con nuestras potencialidades y posibilidades sexuales inherentes y activarlas para experimentar placer. Amara Charles nos guía magistralmente por todos los antecedentes culturales de las prácticas, hasta el reino de su aplicación concreta, esbozando una nueva comprensión de la experiencia y el condicionamiento sexual, al mismo tiempo que promueve formas innovadoras de introducir un mayor placer en nuestras vidas. El libro es absolutamente delicioso".

LIVIA KOHN, AUTORA Y PROFESORA EMÉRITA DE RELIGIÓN Y ESTUDIOS DEL ASIA ORIENTAL EN LA UNIVERSIDAD DE BOSTON

"*Las prácticas sexuales del Quodoushka* complementa con gran belleza los conocimientos antiguos de los chamanes taoístas. Estas enseñanzas transformativas revelan formas de profundizar las relaciones y fortalecerlas, al mismo tiempo que ofrece una manera de acceder a las fuerzas sanadoras universales de la creación".

MAESTRO MANTAK CHIA, AUTOR DE
*HEALING LOVE THROUGH THE TAO [AMOR CURATIVO
A TRAVÉS DEL TAO]* Y *TAOIST FOREPLAY [JUEGO AMOROSO TAOÍSTA]*

"Con *Las prácticas sexuales del Quodoushka,* Amara Charles está ayudando a hacer que nuestro mundo sea un lugar más pacífico y amoroso. Aquí aprenderá las enseñanzas del Quodoushka, que afirman que la falta de una sana expresión sexual es la causa de raíz de comportamientos abusivos, adictivos y violentos. Aprenderá además distintos pasos que puede dar para transformar su vida sexual en la práctica sagrada y sanadora que debería ser".

VERONICA MONET, SEXÓLOGA CERTIFICADA, CONSULTORA DE PAREJAS Y
PRESENTADORA DEL PROGRAMA RADIAL *THE SHAME FREE ZONE*

"En *Las prácticas sexuales del Quodoushka,* Amara Charles capta la esencia de la intimidad. A partir de mi experiencia personal, puedo decir inequívocamente que la autora es brillante, conocedora y todo un arsenal de energía vital. Este libro lo guiará para convertirse en un amante más afectuoso, liberar la energía bloqueada y encontrar deleite en su cuerpo a fin de alinear sus aspectos humano, animal y espiritual. La explicación sobre los tipos de anatomía sexual constituye una verdadera revelación. *Las prácticas sexuales del Quodoushka* puede representar un cambio cuántico en la forma en que uno se relaciona con la sexualidad y la intimidad".

STEVEN BARNES, AUTOR, CONFERENCISTA Y
EXPERTO EN ARTES MARCIALES

"Los fines de semana de Quodoushka dirigidos por Amara Charles siempre están llenos de una magia sexual indescriptible. Con este libro la autora combina un vívido estilo literario con su experiencia práctica de trabajar con energías para deshacer los bloqueos que obstaculizan el enriquecimiento sexual. La sabiduría enraizada en las enseñanzas de los ancianos cobra vida en estas páginas. Amara ha capturado de cierto modo su electricidad espiritual".

RICHARD BECK PEACOCK, DIRECTOR DE CINE Y COAUTOR
DE *LEARNING TO LEAVE: A WOMAN'S GUIDE [APRENDER A
DECIR ADIÓS: UNA GUÍA PARA MUJERES]*

"*Las prácticas sexuales del Quodoushka* constituye un gran recurso para cualquier persona que trate de entender su propia sexualidad para que pueda incorporarla en una relación y participar a plenitud en esta. ¡Qué maravilloso sería si pudiéramos instruir a los niños sobre el sexo a través de esta voz en lugar de hacerlo a través de la televisión, la Internet o la pornografía! Soy de la creencia de que esto nos llevaría a establecer relaciones sexuales mucho más sanas como adultos".

DR. ALLEN N. CHIURA, URÓLOGO

LAS PRÁCTICAS SEXUALES DEL

QUODOUSHKA

Enseñanzas de las tradiciónes naguales

Amara Charles

Traducción por Ramón Soto

Inner Traditions en Español
Rochester, Vermont • Toronto, Canadá

Inner Traditions en Español
One Park Street
Rochester, Vermont 05767
www.InnerTraditions.com

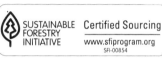

SUSTAINABLE FORESTRY INITIATIVE   Certified Sourcing
www.sfiprogram.org
SFI-00854

Text stock is SFI certified

Inner Traditions en Español es una división de Inner Traditions International

Titulo original: *The Sexual Practices of Quodoushka* publicado por Destiny Books,
sección de Inner Traditions International

ISBN 978-1-59477-478-2 (pbk.) — ISBN 978-1-59477-669-4 (e-book)
Impreso y encuadernado en Estados Unidos por Lake Book Manufacturing
El papel utilizado está certificado por la Iniciativa de Silvicultura Sostenible, un
programa que promueve la gestión sostenible de los bosques.

10   9   8   7   6   5   4   3   2   1

Diseño y diagramación del texto por Virginia Scott Bowman
Este libro ha sido compuesto con las tipografías Garamond Premier Pro y Gill
Sans, y la presentación, con las tipografías Mason Alternate y Gill Sans

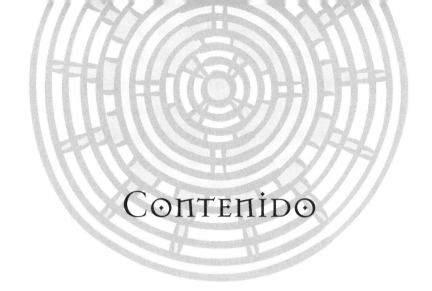

Contenido

Agradecimientos   viii

Prefacio por Thunder Strikes   ix

Introducción: La medicina del sexo—
Aprender a través del placer   1

PRIMERA PARTE
Sanación de nuestros yo sexuales

1   El legado del Quodoushka   8

2   Una iniciación al mundo de la sexualidad   14

3   Desbloquear el condicionamiento sexual   33

4   Elecciones y preferencias sexuales   50

5   Las flechas luminosas y oscuras del sexo   87

SEGUNDA PARTE
El lenguaje, la anatomía y los orgasmos

6   Un lenguaje natural para el sexo   114

7   Nuestra anatomía genital   126

8 Tipos de anatomía genital femenina   135

9 Tipos de anatomía genital masculina   168

10 Los nueve tipos de expresión orgásmica   195

11 Aumentar la intensidad de los orgasmos   213

12 Prácticas de sanación sexual   230

13 Las ocho máscaras de los amantes   265

14 Conservar la pasión de las uniones íntimas   288

15 Creación de una ceremonia sexual sagrada   309

Epílogo   314

Recursos   316

Notas   317

Índice   319

El espíritu que te creó está vivo dentro de ti y siempre está presente en todas las formas de todas las cosas.

DIANNE NIGHTBIRD,
DIRECTORA DE QUODOUSHKA

Agradecimientos

Agradezco sinceramente a Thunder Strikes y a Dianne Nightbird su apoyo generoso y su firme intención de preservar y hacer llegar al público el conocimiento contenido en este libro, así como todo lo que han hecho por garantizar la continua evolución de este conocimiento para las generaciones futuras. Thunder Strikes es responsable de la articulación de todas las enseñanzas del Quodoushka en su forma moderna. Sin el valor, la orientación y la visión de estas dos personas, este libro no habría sido posible.

Agradezco a los otros maestros de Quodoushka y a los equipos de apoyo, cuyos años de dedicación han ayudado a muchas personas a experimentar la belleza de estas prácticas. Expreso mi agradecimiento infinito a Shyena Venice por mantenerse a mi lado mientras yo escribía este libro. Un agradecimiento especial a Sheryl McIntyre, Jeffrey Fine, Steven Barnes, George Basch, Richard Peacock, David Capco, Tom McGrew, Jan Holmes, Janneke Koole, Sharman Okan, Carol Briskin, Susan Oake, Belinda Duffy, Marguerite Mullins, Leela Sullivan, Mukee Okan y Sherry Folb, personas todas que contribuyeron de forma especial a que este libro se hiciera realidad.

Hago una reverencia de sincero agradecimiento a los muchos graduados del Quodoushka que han mantenido vivas estas enseñanzas, compartiéndolas con sus familiares y amigos. Aunque, con fines de privacidad, he elegido cambiar los nombres de distintos contribuidores, he hecho lo posible por mantener intacta la esencia de sus relatos. Por último, muchas gracias a quienes me ayudaron a obtener un conocimiento íntimo de los tipos de anatomía sexual.

Prefacio

Hay muchos matrimonios y relaciones que se descomponen porque carecen de un nivel profundo de satisfacción, cariño y permanencia. Mientras no hayamos aprendido a usar la energía de nuestra fuerza sexual del alma como catalizador para aumentar nuestra sensibilidad y conexión a la vida, la decepción y la desilusión seguirán destruyendo innumerables relaciones. Lo que hace falta es un entorno más tolerante en el que las personas de cualquier persuasión sexual se sientan libres de explorar su sexualidad inherente.

En esta vida, tenemos el desafío y la responsabilidad de trascender las limitaciones del pasado, pues la ignorancia es lo único que nos hace abdicar de nuestra libertad. De ahí la gran importancia de contar con una educación sexual más sólida, no solo a través del Quodoushka*, sino de otras enseñanzas que también abarcan los aspectos espirituales de nuestra sexualidad.

La represión es peligrosa para la humanidad porque, cuando se reprime la sexualidad, se retarda la maduración del alma. Las religiones y estructuras

---

*N. del T.: El género gramatical del sustantivo *Quodoushka* es ambiguo por tratarse de un extranjerismo de reciente introducción en la lengua española. Según la Real Academia de la Lengua, no existe ninguna regla fija o infalible a la hora de asignar uno u otro género en estos casos. Hay varios ejemplos similares de ambigüedad de género en términos provenientes de otros idiomas, como *pijama* o *Internet*. En esos casos, algunos usuarios condicionan la asignación del género a la regla general de la fonología española, mientras que otros se guían por el principio de que los extranjerismos crudos deben ir acompañados de artículos y determinantes masculinos. Este fue el criterio que se aplicó en el presente libro al término *Quodoushka*, sin que esto excluya la posibilidad de aplicar el criterio contrario.

políticas que imponen restricciones a las personas en cuanto a descubrir su pleno potencial como hombres y mujeres, entorpecen la evolución de la humanidad e imposibilitan el descubrimiento de nuestra verdadera identidad. Si uno no puede expresarse plenamente y ser responsable de sus acciones, no puede alcanzar la realización que merece todo ser humano.

Este libro, que la autora ha escrito con tanta belleza, es una gran contribución a ayudar a la gente a elevarse de las profundidades de los territorios desconocidos y a menudo sin examinar el conocimiento y el placer sexual. Las enseñanzas y prácticas que aquí se presentan corresponden a los dos primeros de los cinco niveles de los talleres de Quodoushka que actualmente están disponibles para el público. Estas enseñanzas se han concebido para ayudar a las personas a aceptar su sexualidad como un catalizador positivo del cambio en sus vidas.

Cuando uno es capaz de experimentar altos niveles de placer orgásmico, se siente feliz con su lugar en el universo. Se vuelve más creativo, despierto, consciente y alerta. Tiene la energía necesaria para hacer que las cosas sucedan y todo su mundo cambia hasta crear un mejor modo de vida.

¿Cuántos hombres y mujeres podrían beneficiarse de aprender que no tienen por qué experimentar sus relaciones de manera inconsciente ni perder la conexión con su sexualidad a medida que envejecen? El Quodoushka nos muestra que podemos hacer algo para sostener y aumentar nuestra vitalidad en la vida. Para poder mantenernos saludables, llenos de energía y prósperos en un mundo lleno de decisiones peligrosas que afectan las libertades de todos, tenemos que mantenernos lo más cerca posible de Dios. La creación ha concebido que el amor sea la forma más rápida y bella en que los seres humanos puedan entrar en contacto con el espíritu. Así pues, le ruego que examine muy de cerca estas enseñanzas, que las cuestione con valentía, que busque la verdad y que encuentre su propio camino hacia la esencia de su círculo del Yo.

THUNDER STRIKES,
ANCIANO NAGUAL DEL CABELLO TRENZADO

Introducción

LA MEDICINA DEL SEXO

Aprender a través del placer

Se dice que cuando una enseñanza "hace crecer el maíz", tiene valor y le mejora su vida; de lo contrario, es inútil. Gran parte de lo que se nos ha enseñado en relación con el sexo no "hace crecer el maíz" en nuestras relaciones y, con demasiada frecuencia, nos deja decepcionados, frustrados e insatisfechos. Lo que hace falta es una clara comprensión de cómo utilizar la poderosa, aunque delicada, energía del sexo.

Creer que ya sabemos todo lo que hay que saber acerca del sexo es el obstáculo más importante que nos impide disfrutar una mayor intimidad. Suele sucedernos que tenemos mucho que aprender solamente después del fracaso de una relación o cuando nada de lo que intentamos parece dar resultado. Deseamos tener experiencias sexuales más plenas, pero ¿adónde podemos acudir para obtener orientación práctica? ¿Qué hace falta para equilibrar satisfactoriamente nuestros deseos íntimos con todo lo demás que nos ocurre en la vida? ¿Adónde nos dirigimos si nuestros sentimientos sexuales están encerrados en nuestro interior, anhelando ser expresados?

Dado que la mayoría de nosotros provenimos de familias en las que la orientación adecuada sobre estos temas era escasa o incluso inexistente, muchos estamos sedientos por encontrar enfoques sensatos para la creación de relaciones sexuales sanas. En lo que a mí respecta, el descubrimiento de las enseñanzas y prácticas del Quodoushka supuso un cambio diametral en mi vida. Estas enseñanzas y prácticas no solo me ofrecieron un sistema inspirador de conocimiento integrado, sino que ampliaron toda mi visión del sexo, el orgasmo y las relaciones. Me ayudaron a aceptar las características singulares de mi anatomía sexual y, lo que es más importante, me mostraron cómo, a través del placer, podemos aprender a convertirnos en amantes más sensibles y creativos.

Desde 1978 el Quodoushka, en su forma moderna, ha seguido la costumbre de las tradiciones antiguas en las que la información se divulgaba principalmente en forma oral. Hace más de veinte años, cuando un amigo me habló de este taller, llamé para averiguar en qué consistía. Creo que tal vez tenga el récord mundial de la persona a quien más se le ha insistido para participar. Me explayé en mis incertidumbres y planteé toda clase de razón imaginable acerca de por qué me era imposible participar pero, después de oír mi propia resistencia durante varias horas, se me hizo evidente lo que en realidad sucedía. Me sentía muy confundida y me dije que necesitaba respuestas, pero me aterraba hacer frente a mi sexualidad.

Me calmé considerablemente durante la primera noche cuando oí a la facilitadora, Elizabeth Chandra, una doctora de California, decir lo siguiente en su introducción: "Les aconsejo que no crean nada de lo que les voy a decir. Serían tontos si lo hacen. No, les ruego que no crean, sino que lo pongan todo en duda. Cuando algo sea verdadero para ustedes, lo sentirán. La verdad no solo se ve o se oye; hay que sentirla".

Thunder Strikes, el fundador de las enseñanzas del Quodoushka, dice: "La sexualidad es natural. De ella depende la salud". Y seguidamente, explica: "El Gran Espíritu concede a los seres humanos dos dones sagrados que nos hacen distintos del mundo animal. Uno de ellos es el don del libre albedrío, que significa ser libres de actuar por nuestra propia voluntad. El otro es el don del orgasmo. Los animales practican el sexo para reproducirse. No crean veladas románticas con el propósito de tener orgasmos. El cuerpo humano, en cambio, está *diseñado* para sentir placer. ¿Por qué hizo el Gran Espíritu que nuestros orgasmos fueran tan placenteros y por qué hay tantas personas que se sienten culpables o avergonzadas en relación con el sexo? Los orgasmos se nos conceden por dos razones; nos permiten sentir placer y nos ayudan a obtener el conocimiento necesario acerca de quiénes somos realmente".

Esto, junto con muchas otras enseñanzas del Quodoushka, distaba mucho lo que me habían enseñado durante mi niñez en los suburbios del Centro-Norte del país. Hasta ese momento, nadie había mencionado nunca en mi vida que el sexo podía ser algo espiritual o trascendente. Al igual que muchos otros a quienes he presentado estas enseñanzas, el sexo era algo con lo que yo me las arreglaba pero, más veces que no, se convertía en una fuente de dificultad y sufrimiento.

La percepción de veracidad que obtuve de estas palabras fue lo que conformó mi vida hacia la comprensión y la incorporación de una vida espiritualmente sexual, es decir, una vida que se sienta conectada con la naturaleza y que trate al sexo como algo sano y bueno. Fue también lo que hace muchos años me llevó a convertirme en aprendiz y maestra dentro de esta tradición.

EL ENFOQUE CHAMÁNICO DE CHULUAQUI QUODOUSHKA

El enfoque chamánico proporciona prácticas concretas y basadas en la experiencia que van eliminando gradualmente los condicionamientos sociales forzados y que se abren paso a través de nuestras percepciones habituales. *Chuluaqui Quodoushka,* el nombre completo de estas enseñanzas, nos vuelve a poner en contacto con las sensaciones sexuales naturales de la que nos hemos distanciado. El término *Chuluaqui* se refiere a la energía de la fuerza vital primordial que lo abarca y lo infunde todo. *Quodoushka* se refiere a la unión de dos energías que convergen para generar más que la suma de las partes individuales. El Quodoushka enseña que la energía sexual es la forma más poderosa de sentir directamente la energía original de la que ha nacido cada uno de nosotros. Mucho más que un conjunto de instrucciones estériles, el Quodoushka nos enseña cómo apreciar nuestra energía sexual como algo sagrado y profundo. Ofrece una manera de sanar las heridas sexuales y constituye un sendero para aprender a sostener relaciones afectuosas.

Una de las cosas que hace que el enfoque del Quodoushka en relación con la sexualidad sea excepcional, y quizás una razón por la que ha florecido en el mundo entero durante tantos años, es la comprensión inherente de que, para que cada uno de nosotros nos sintamos conectados a nuestra fuente, tenemos que estar dispuestos a hacer frente a nuestras sombras. En los rincones ocultos del yo, donde suprimimos el placer y refrenamos la plenitud de nuestros sentimientos sexuales, se esconden recuerdos acumulados de culpabilidad y vergüenza. Al igual que en el caso de nuestras sombras y heridas, para que "crezca el maíz", primero hay que hundirlo en la oscuridad de la tierra. Luego hay que nutrirlo con la luz del entendimiento y cuidarlo con acciones creativas. El Quodoushka es una forma compasiva de aprender sobre el sexo y ha recibido el nombre de "sendero del sanador herido".

Ahí es donde radica el misterio del sexo pues, ya sea que se le atrape en un rincón oscuro de nuestras vidas, que se le celebre o que se le descuide, es una fuerza innegablemente poderosa. Cuando explotamos su poder, o negamos su expresión natural durante demasiado tiempo, se convierte en un veneno. Según el Quodoushka, la represión excesiva es la razón principal de la desarmonía en las relaciones; además, la falta de una sana expresión sexual es la causa de raíz de comportamientos abusivos, adictivos y violentos. En vista de que está claro que el uso incorrecto de la energía sexual hace daño al cuerpo, el espíritu y la mente del ser humano, el Quodoushka enfatiza la necesidad de aplicar al sexo un enfoque basado en la responsabilidad y la sabiduría. Solamente cuando asumimos la responsabilidad de nuestra sexualidad es que podemos aprender a usarla como medicina sanadora.

NO SIN CONTROVERSIA

No ha estado exenta de controversias la presentación de estas prácticas por el pionero del Quodoushka, Thunder Strikes, y el equipo de instructores autorizados por él y por Dianne Nightbird para presentar el Quodoushka por todos los Estados Unidos, Canadá, Europa, y la cuenca asiática del Pacífico. Se han recibido comentarios críticos de personas que se oponen a que hombres y mujeres que no sean aborígenes norteamericanos impartan enseñanzas de sexualidad que se dice que se derivan de antiguas prácticas de los indios Cheroque y Navajo, así como de procedencias Mayas, Toltecas y otras fuentes precristianas.

Actualmente en Wikipedia figura una declaración del Dr. Richard Allen, un analista de investigación y de políticas de la Nación Cheroqui. En esa declaración se da a entender, con respecto al Quodoushka, que es una invención de Thunder Strikes. El Dr. Allen luego afirma: "Aprendemos sobre el sexo de la misma manera que todo el mundo: detrás del granero"[1]. Hay críticos que niegan que cualquier enseñanza antigua de sexualidad pueda venir de las tribus aborígenes norteamericanas y rechazan el concepto de que sus antepasados hayan creado un copioso conjunto de conocimientos apoyado por la enorme colección de observaciones extraordinariamente precisas acerca de la sexualidad humana que se revelan en los próximos capítulos de este libro.

Parte de la dificultad para rastrear el lugar específico de origen de estas enseñanzas radica en que fueron legadas de maestro a estudiante a lo largo de muchas generaciones y, que yo conozca, actualmente no se dispone de ningún documento escrito que permita sustentar esas afirmaciones. Thunder Strikes es el primero en reconocer que las enseñanzas del Quodoushka no vienen de una sola tribu, ni de una sola persona. Más bien, se han recogido de aquellos a quienes se conoce como Ancianos del Cabello Trenzado. Thunder Strikes prefiere no ser considerado el único autor y se ve más bien como portavoz de sus maestros, los Ancianos Naguales* del Cabello Trenzado del Sendero de la Danza del Sol de la Medicina Dulce de la Isla Tortuga, de quienes afirma que prefieren mantener el anonimato.

De todas maneras, hay pistas. Basta con examinar los registros retenidos en la iconografía y las reliquias artísticas de las civilizaciones Mayas y

---

*Un nagual es un guerrero-mago-chamán que tiene la capacidad de cambiar su propia apariencia. En los relatos folclóricos mesoamericanos, esto se ha representado como una persona que tiene la capacidad de transfigurarse en cuervo, tortuga o dragón. No obstante, el Quodoushka utiliza el término para referirse a un sanador y sabio del nivel más elevado, alguien que puede transformarse de un estado a otro y sanar las enfermedades y, en general, que procura alcanzar los estados más elevados de humanidad, no convirtiéndose en un animal, sino transformándose en un ser humano realizado y equilibrado.

Toltecas antiguas para encontrar testimonios de que la sexualidad era un aspecto fundamental de sus vidas. Las esculturas como las grandes estelas de Mesoamérica que muestran falos y figuras femeninas con senos y genitales agrandados sugieren la importancia de la fertilidad y, por tanto, de la sexualidad, desde hace miles de años. El acervo del Quodoushka proviene de estas culturas precristianas, en las que probablemente era tan necesario entender la sexualidad como lo es en el mundo actual.

A menudo los occidentales tienen que dirigirse al Oriente, a fuentes asiáticas y a antiguos modelos de pueblos indígenas, para encontrar un enfoque sobre el sexo que sea más holístico, positivo y práctico. Sea por cuestiones relacionadas con la moral, la religión o los valores sociales, nuestra cultura ha evitado desarrollar una educación sexual válida que vaya más allá de lo necesario para la procreación. Aun así, muchos buscan aprender formas alternativas de tener vidas sexuales más satisfactorias, como lo evidencian la reciente oleada de personas mayores que desean disfrutar del sexo hasta una edad bastante avanzada y el interés en las prácticas tántricas por parte de personas de todas las edades.

Aportar al sexo un sentido de calidad "espiritual" quizás sea una idea novedosa para algunos. Con el calificativo "espiritual", no nos referimos a lo religioso en ningún sentido de la palabra. La sexualidad espiritual significa —y el Quodoushka enseña— la responsabilidad, bondad y respeto en nuestras relaciones sexuales. Dejamos que sea el lector quien decida si el hecho de determinar con exactitud su lugar de origen es pertinente a su eficacia. Trate de detectar el sonido de la verdad, explore nuevos aspectos de su propio ser y vea qué es lo que hace que el maíz crezca en su vida.

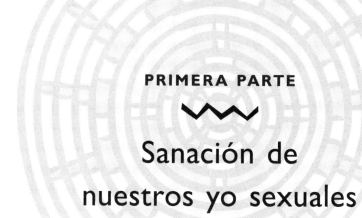

PRIMERA PARTE

Sanación de nuestros yo sexuales

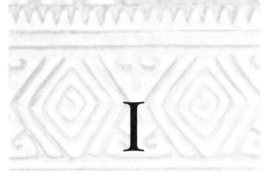

I

EL LEGADO DEL QUODOUSHKA

Recibí el entrenamiento de Quodoushka a partir de enseñanzas que me impartieron Thunder Strikes y otros guías del Sendero de la Medicina Dulce, en forma muy parecida a cómo seguramente lo recibieron los aprendices de sus maestros hace varios siglos. El linaje del Quodoushka puede conectarse con tradiciones establecidas hace más de 3000 años en sociedades Mayas y Olmecas de la era temprana. Aunque tal vez gran parte del rico legado y los orígenes exactos de la Medicina Dulce y el linaje del Quodoushka sigan siendo un misterio, sus ruedas, triángulo, prácticas y sabiduría se siguen transmitiendo de maestro a estudiante hasta el día de hoy.

Se debe tener presente que las enseñanzas de sexualidad no forman más que una pequeña fracción de un mayor conjunto de conocimientos que se denomina "Sendero de la Danza del Sol de la Medicina Dulce de la Isla Tortuga". Entre esos conocimientos se incluyen técnicas de sanación, filosofías, conocimientos de armas, leyes, artes marciales, ceremonias y rituales de paso que hacen honor a nuestras transiciones en la vida desde el nacimiento hasta la muerte. Es formidable la tarea de preservar con exactitud la integridad de las enseñanzas antiguas, que a menudo rondan el borde de la extinción. Estas enseñanzas tienen que sobrevivir ante los estragos de los inmensos cambios culturales y trascender las percepciones de innumerables maestros y estudiantes. Si bien los conocimientos antiguos evolucionan naturalmente a lo largo del tiempo, debe tenerse mucho cuidado de mantener intacta su intención original. El Quodoushka ha sobrevivido y mantenido su integridad debido al gran valor de los hombres y mujeres que a lo largo de la historia han dedicado sus vidas a velar por que este conocimiento se trasmita al futuro.

Hoy en día, igual que en la antigüedad, los estudiantes que deseen convertirse en maestros del Quodoushka pasan muchos años de riguroso entrenamiento en lo que se ha dado en llamar "puertas de acceso ceremoniales". El proceso incluye cientos de ceremonias de reflexión personal, concebidas para fomentar una conexión más profunda con la naturaleza e impartir los conocimientos necesarios para la sanación propia y de los demás.

LAS FUENTES INICIALES DE CHULUAQUI QUODOUSHKA

Hyemeyohsts Storm, en su libro titulado *Lightning Bolt [El Rayo],* hace una de las pocas crónicas en las que se honra a los Caciques del Cero cuyas enseñanzas de la rueda medicinal inspiraron y guiaron la creación de muchas grandes ciudades de Mesoamérica, en las que se dice que se originaron estas prácticas. Si bien no es el propósito de esta obra detallar todo el espectro de conocimientos de los Caciques del Cero, es útil comprender la esencia de su historia en lo que respecta al Quodoushka.

Los Caciques del Cero eran guerreros, sanadores y maestros muy cultos que establecieron las ciudades legendarias de la antigua región de Yucatán, las que florecieron con más de 200.000 habitantes a lo largo de muchas generaciones. Sus profundos descubrimientos en matemática, agricultura, astronomía y arquitectura, además de los Soldados de las Flores que entrenaron, llevaron a la creación de ciudades inmensas y bellas, cuyos gobiernos se basaban en la representación equitativa de hombres y mujeres. Toda su filosofía se dedicaba a la creación de comunidades que enseñaban a los individuos a vivir en forma equilibrada, armónica y con libertad propia. Uno de sus mayores logros fue el descubrimiento del cero, lo que ayudó a que los seres humanos se relacionaran y se conectaran con lo que no podían ver: el mundo invisible del Espíritu.

Sin embargo, no todas las ciudades Mayas eran lugares utópicos.

Su historia está cundida de invasiones y guerras civiles constantes que decimaban a estas sociedades antiguas. Los Caciques del Cero tuvieron que huir a los mundos subterráneos debido a los grandes terremotos, erupciones volcánicas y sequías, además del efecto durante generaciones de asesinatos, pillaje, enfermedades y avaricia. La historia que leemos y las ciudades que conocemos se centran en torno a la vida de los victoriosos. Estas sociedades, gobernadas por señores de la guerra y reyes y reinas feudales, eran regidas por gobiernos y sacerdotes que propagaban la esclavitud humana. En algunas ciudades se practicaba el sacrificio humano como medio de apaciguar a los dioses y mantener el sistema de los esclavistas. Ninguna de estas antiguas ciudades sobrevivió. Las enseñanzas del equilibrio entre lo masculino y lo femenino fueron erradicadas y proscritas. Los Caciques del Cero, los Soldados de las Flores, y cualquier otro que se opusiera a la esclavitud fue perseguido y asesinado. Algunos de los pocos sobrevivientes terminaron por migrar hacia América del Norte[1].

LAS ENSEÑANZAS DE LA ISLA TORTUGA

Los fragmentos de ruinas y artefactos del Cañón de Chaco y el Cañón de Chelly, en los Estados Unidos, dan a entender que los sobrevivientes de estas civilizaciones se las arreglaron para preservar ciertos conocimientos antiguos de astronomía y arquitectura. En el año 1250 d.C. en Oaxaca, varios líderes y maestros dispersos se reunieron en un consejo para reunir conocimientos de quienes habían escapado de los invasores. Fue allí donde se nombró a los Ancianos del Cabello Trenzado, en lo que se conocía como la Escuela de la Serpiente de Cascabel de la Isla Tortuga. Durante este tiempo, se estableció una ramificación de las enseñanzas, conocida como el Sendero de la Danza del Sol de la Medicina Dulce de la Isla Tortuga*. Los miembros de sus consejos recibieron el nombre de Cabello Trenzado porque sus enseñanzas relativas a la evolución personal y la responsabilidad propia a través de las ceremonias de puertas de acceso representaban el entrelazamiento de conocimientos y sabiduría de muchas tradiciones.

---

*Isla Tortuga es como se conoce al conjunto de América del Norte, del Sur y Central, y comprende las masas terrestres de Australia y Nueva Zelanda.

Después de la explotación de México por los españoles, escapó un número relativamente reducido de mujeres y hombres que conocían estas enseñanzas. Preservaron y enseñaron en secreto las ruedas y claves de la libertad. El conocimiento, que antes se podía equiparar a una espesa cabellera, se vio reducido a unos pocos mechones. A partir del siglo XVI, sobrevinieron nuevos acontecimientos catastróficos, como epidemias, terremotos y guerras contra los conquistadores europeos, lo que obligó a los Caciques del Cero y los Soldados de las Flores a seguir migrando, de modo que terminaron por unirse a distintas tribus de toda Norteamérica. Las brutales guerras contra los indios, junto con la labor de los misioneros cristianos que procuraban convertir a sus creencias a los indios de todas las tribus, hicieron que el poco conocimiento que no se había olvidado pasara al secreto más absoluto. En la actualidad, más del noventa por ciento de los aborígenes norteamericanos pertenecen a distintas denominaciones cristianas y la mayoría de ellos nunca han oído hablar de las enseñanzas de los Caciques del Cero. Además, los descendientes de muchas tribus niegan que en sus grandes linajes haya algún tipo de enseñanza sobre sexualidad[2].

LEGADO MODERNO

En 1992, Thunder Strikes pasó a ser un Anciano Nagual del Cabello Trenzado, dedicado a recoger y preservar los conocimientos relativos a la Danza del Sol de la Medicina Dulce y las enseñanzas del Quodoushka. Antes de esto, en 1978, mientras Thunder Strikes estudiaba para hacerse terapeuta en California, uno de sus profesores se dió cuenta de que este poseía una comprensión significativamente distinta sobre el sexo. Durante las clases del profesor sobre los orgasmos masculinos, Thunder Strikes demostró cómo experimentar un orgasmo de cuerpo entero valiéndose únicamente de su respiración, sin ninguna estimulación genital. Se le pidió que hiciera una presentación sobre las enseñanzas sexuales que había obtenido de su abuela y otros maestros durante su niñez en Texas. Su solicitud de compartir las enseñanzas del Quodoushka con otros que estudiaban para hacerse médicos y consejeros fue aprobada por el Consejo de Ancianos del Cabello Trenzado. Así comenzó el formato de taller moderno del Quodoushka.

Los Ancianos del Cabello Trenzado siguen percibiendo cuán urgentemente necesitamos las enseñanzas de la libertad y la responsabilidad propia para poder evolucionar y prestar atención a la Madre Vida. Aunque el Quodoushka y las Enseñanzas de la Danza del Sol de la Medicina Dulce no son una religión, sí presentan un modo de vida en equilibrio y armonía con nosotros mismos, con la vida y con el prójimo. La comprensión de todo como una incorporación de las energías femenina y masculina que se funden en la unión sagrada conocida como Quodoushka es una tradición viva que sigue cambiando y madurando a medida que la adopta la gente actual. Aunque el hecho de compartir este conocimiento antes podía llevar al destierro o a la muerte, el mayor riesgo hoy en día lo representa el silencio. Estas enseñanzas pueden haber pertenecido antes a una u otra tribu, pero lo que importa ahora es que la mayor cantidad de personas posible las adquieran y las utilicen para convertirse en mejores seres humanos.

El uso de las ruedas de la vida

La tarea de preservar sistemas complejos de conocimientos se realizaba mediante el registro de información con lo que se conoce como ruedas medicinales o ruedas de la vida. El término *medicinal* se refiere a la finalidad de sanación de las ruedas, en las que cada palabra y cada posición representa un código o una llave que puede abrir una puerta a nuevas percepciones. Se consideran ruedas sagradas porque las palabras no se eligen al azar, sino que aparecen en forma de ruedas medicinales porque han sobrevivido a las pruebas del tiempo y porque dan resultado. El hecho de observar conceptos en una rueda nos permite asimilar la información como un todo; nos hace considerar las relaciones entre las cosas y, por lo tanto, nos lleva más allá de las limitaciones del pensamiento lineal. Al usar las ruedas para aprender acerca de nuestra sexualidad, estas nos orientan a pensar en términos de crecimiento y evolución a medida que vamos madurando a lo largo de los ciclos de nuestras vidas. No se engañe por la sencillez de estas ruedas antiguas, pues le permitirán experimentar su capacidad de activar grandes enseñanzas interiores.

La rueda de los elementos está por debajo de cada una de las ruedas que se presentan en este libro. Describe el significado de los puntos

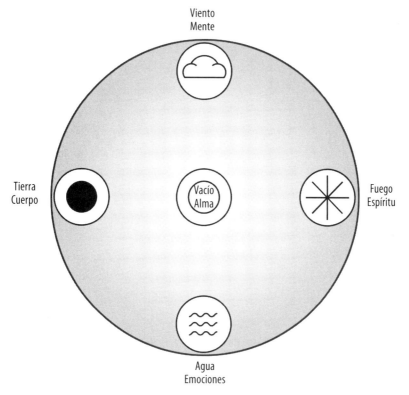

Fig. 1.1. Los elementos de la creación

cardinales del Sur, Norte, Oeste y Este. En otras ruedas se incluyen
enseñanzas sobre los puntos no cardinales del Suroeste, Noroeste, Noreste
y Sureste. El Sur es el elemento del agua y las emociones; el Norte, el del
viento y la mente. El Oeste es el elemento de la Tierra y el cuerpo; el Este,
el del fuego y el espíritu. El Centro es el elemento del vacío y el alma.
Tal vez usted se pregunte por qué es tan importante llegar a conocer la
función de los elementos para comprender la sexualidad. Tenga en cuenta
que, cuando nos unimos con nuestro amante, el Viento de la respiración
aviva el Fuego de la pasión. El Agua, que trasmite el calor de nuestros
cuerpos, hace que se llene de placer la Tierra, o sea, nuestros músculos,
huesos y carne. Cada vez que alcanzamos un orgasmo, experimentamos el
elemento del vacío, la fuente de la creación a través de la que todo nace. Al
recordar los elementos de la naturaleza, sentamos las bases para sentirnos
más conectados con el otro en nuestras experiencias sexuales.

2

Una iniciación al mundo de la sexualidad

Independientemente de cómo descubrimos el sexo en los años jóvenes, las primeras experiencias sexuales dejan durante muchos años una marca indeleble en el carácter.

LA MUJER DEL FUEGO DEL FÉNIX

Se dice que, en muchas culturas aborígenes, algunas mujeres y hombres se especializan en el uso de la energía sexual para la sanación. "Mujer del Fuego del Fénix" es un título que se da a una mujer que no solo está entrenada en las destrezas del acto sexual, sino que su propia comunidad la reconoce como curandera, maestra sabia y sanadora consumada. Lo mismo se aplica al Hombre del Fuego del Fénix. Una de las funciones de estos maestros era garantizar que los jóvenes recibieran enseñanzas sobre el carácter sagrado de su sexualidad. Primero se les enseñó a observar cuidadosamente las fuerzas de la naturaleza. Cuando se les consideraba suficientemente maduros, se les mostraba cómo relacionarse con la sexualidad con gran cuidado y se les orientaba a tratar al sexo opuesto con reverencia y respeto. En su mayor parte, debido a que la iniciación de los jóvenes en el mundo de la sexualidad no forma parte de las creencias de nuestra cultura y muchos la consideran un tema tabú, los verdaderos métodos y logros de las mujeres y hombres del Fuego del Fénix se han mantenido en secreto. En la siguiente entrevista, hago preguntas a un hombre como si este hubiera sido entrenado por una mujer del Fuego del Fénix.

Aunque la entrevista es hipotética y abarca detalles obtenidos de fuentes personales, sirve como modelo de cómo podría ser una iniciación con una mujer del Fuego del Fénix. Habla de los elementos esenciales que debe aprender un joven y cómo se le debe enseñar para que llegue a ser un esposo maduro y amoroso.

Una entrevista imaginaria

Amara: *¿Nos puede decir cómo empezó su entrenamiento?*

Adam: *Cuando tenía dieciocho años, mi abuela, a quien llamaré Morning Star, me llevó a la sala de Mary Fire Eagle. Me presentaron a seis mujeres y me pidieron que escogiera a una como maestra. Pero en realidad mi entrenamiento había empezado mucho antes. Aunque en ese momento no lo sabía, todo empezó cuando yo tenía siete años y recibía lecciones sobre la naturaleza de mis tíos del clan, Neal Two Arrows y Edward Walking Bear.*

Amara: *¿Qué tipos de cosas aprendió usted de sus tíos del clan cuando empezó?*

Adam: *Me enseñaron que no había nada que yo pudiera percibir que fuera externo a mí y que solamente era parte de mí si yo me mantenía conectado a ella. Y, por supuesto, lo más importante era mantenerse conectado al Espíritu, porque esta es la energía que creó todos los mundos, incluidos el mundo mineral, el vegetal, el animal, el humano y el del espíritu. Nunca recibí ninguna lección formal sobre nada de esto. Salíamos a caminar, cazábamos y pescábamos juntos, o nos reuníamos para conversar.*

Todo lo que sucedió pasó a ser parte de la lección. Mis maestros pusieron a prueba mis sentidos de la vista, el tacto, el oído, el sabor y el olfato. Me enseñaron cientos de cosas acerca de la tierra, las flores, los árboles y las aves, además de cosas fascinantes sobre la forma en que actúan los seres humanos. Mi educación real no era cuestión de teoría, sino de percatarse y aprender de todo. Me enseñaron a hacer preguntas, a observar y a escuchar. Me invitaron a tener curiosidad sobre la vida y a explorar por mi propia cuenta. Una vez que aprendiera a ser más observador, podría aplicar esto al estar con una mujer. Uno tiene una percepción distinta porque dentro de la mujer hay minerales, agua, calidez y aliento, y ella también contiene los mundos emocional, mental, físico, sexual y espiritual, todo lo cual fue creado a través de la energía natural de la sexualidad espiritual. Mirando en retrospectiva, ahora veo que me estaban enseñando a refinar mis sentidos y mi conciencia. Me entrenaban para ser sensible a la realidad mucho antes de que conociera a Mary Fire Eagle.

Amara: *¿Cuáles fueron las enseñanzas más importantes que obtuvo de sus tíos del clan?*

Adam: *Sentir los ciclos de las cosas. Años después, pude valerme de lo que había aprendido de la naturaleza para percatarme de los cambios en el olor, por ejemplo, cuando una mujer pasa por su ciclo lunar (la menstruación). Pude reconocer todos los cambios por los que pasa una mujer y pude establecer al respecto una comunicación mucho más adecuada. Como hombres, tenemos que ser capaces de aprender estas cosas porque "ustedes son de Venus y nosotros, de Marte". Tenemos que aprender a ser capaces de llevarnos bien y vivir juntos. La capacidad de entender cosas como lo que experimenta una mujer en sus ciclos me dio una inmensa ventaja cuando me hice hombre, porque tenía una mejor idea de lo que debía hacer en relación con sus cambios. Lo más importante que aprendí de mis tíos del clan es que la mujer está más cerca de la naturaleza; ella es, a la vez, la naturaleza y un ser natural. Si uno no se puede alinear con la naturaleza, no puede alinearse con lo femenino. La naturaleza y lo femenino son inseparables. Esto hace que cambie por completo su percepción de la mujer.*

Amara: *Volvamos a su entrenamiento con la mujer del Fuego del Fénix, Mary Fire Eagle. ¿Sus padres sabían de esto?*

Adam: *Ah, sí, ellos fueron quienes le pidieron a mi abuela que se* *ocupara de mis lecciones. Mis padres tenían entera confianza en mi abuela y en Mary y, hasta la fecha, nunca me han hecho ninguna pregunta al respecto.*

Amara: *¿Otras personas en la comunidad sabían de su entrenamiento?*

Adam: *Sí, algunos lo sabían y también había otros jóvenes que estaban aprendiendo, pero en su mayor parte era un asunto privado. También había chicas, que durante muchos años se habían reunido con sus tías del clan, pero no sé exactamente lo que aprendieron. Para estas lecciones no había un momento establecido, porque todos teníamos distintos niveles de madurez y distintos temperamentos. Todo dependía de nuestros talentos e intereses y ninguno de nosotros tenía exactamente el mismo entrenamiento. Mi abuela Morning Star supervisó nuestra educación. Fue una educación privada porque incluso el hecho de aprender sobre el sexo a los dieciocho años sigue siendo considerado por muchas personas como algo prohibido. Pero no logro entender por qué las cosas son así, pues esto es probablemente lo más sensato que he hecho en mi vida.*

Amara: *Díganos cómo fue que lo presentaron a la Mujer del Fuego, Mary Fire Eagle.*

Adam: *Como mencioné, me llevaron a encontrarme con Mary en la sala de su casa. Me dijeron que escogiera entre seis mujeres muy bellas que mi abuela había seleccionado para que yo las conociera. Mi primera opción fue una espectacular joven pelirroja que me había llamado la atención de inmediato. Me sentí totalmente avasallado por ella y tenía toda la intención del mundo de avanzar hacia donde se encontraba pero, por alguna razón, en lugar de ello avancé hacia Mary. También era bella, pero tenía treinta y nueve años, que en aquel entonces me parecía una edad mucho más avanzada. Me alegro mucho de haber tomado esta decisión, porque ahora sé que era una prueba que cambió el rumbo de mi vida. Todas aquellas mujeres podían haber proporcionado a cualquier joven deseoso muchas enseñanzas sobre el sexo, pero Mary fue la que se convirtió en una de mis grandes maestras. En realidad, fue el Espíritu lo que me guió a escoger a Mary ese día. Ella me enseñó casi todo lo que sé.*

Amara: *¿Cómo se sintió usted cuando la conoció?*

Adam: *Impresionado. (Risas y sonrisas). Amado. Aceptado. Reconocido. En ningún momento me sentí incómodo con ella, fuese cual fuese la situación.*

Amara: *¿Cómo empezaron? ¿Qué cosas hicieron juntos?*

Adam: *Mis primeras lecciones consistieron en ver cómo lo que yo había aprendido de la naturaleza podía aplicarse a ella y a su cuerpo. Por ejemplo, la sensibilidad al tacto. Mary me preguntó: "¿Qué parte de mi cuerpo se siente como una rosa? ¿Qué parte se siente como un tulipán? ¿Qué parte se siente como un girasol?" Mary tenía los pies muy ásperos, por lo que se sentían como algunas partes de la hoja del girasol. Suena extraño, pero de cierta manera era algo verdaderamente inocente. No empezamos a practicar el sexo desde el principio, sería errado creer que fue así.*

Amara: *Entonces, se encontraba usted a solas con una mujer mucho mayor. ¿Qué sentía en ese momento?*

Adam: *Tenía una erección constante. ¡No tenía fin! Cuando uno es joven, no puede pensar en otra cosa que no sea el sexo, o por lo menos en eso pensaba yo. Lo más importante era la cautela... o no, mejor dicho, la sensibilidad con que uno se aproxima a ese tipo de belleza y lo que hace falta para poder disfrutar de ella correctamente.*

Amara: *¿Qué cosas hacían juntos?*

Adam: *Vine a su casa en muchas ocasiones. A veces su familia también estaba allí. Salíamos a caminar por el bosque; trabajé en su huerta e hice cosas por ella en la casa. Pasó casi un año antes de que llegáramos a hacer algún acto remotamente sexual. La primera parte fue mi aprendizaje de cómo mantenerme receptivo al mismo tiempo que daba. Tenía que superar la mentalidad de lo que yo podría "obtener" para satisfacerme. Un día, cuando estábamos en la huerta, Mary me dijo: "Tócame el pezón. ¿Qué sientes, aparte de tu erección?" Así que aprendí a pasar por alto la función eréctil de mi pene y pensé:* Vaya, hay algo más que está produciendo la erección, no es solo Mary. Su naturalidad es lo que produce este efecto. ¿Qué puedo hacer al respecto?*

Lo increíble era la manera en que ella hacía las cosas. Era muy espontánea y hacía todo tipo de cosas para estimular mis emociones.

En un momento determinado, yo sentía lástima de mí mismo porque tenía que esperar. Hice todo lo posible por disimular mi impaciencia, pero a ella no se le escapaba nada. Me mostraba lo que en realidad estaba sucediendo en mi mente, no lo que yo quería que sucediera. Una cosa era lo que estaba pasando, pero lo importante era cómo yo me las arreglaba con cada situación.

El primer encuentro sexual consistió en que yo practicara el sexo oral con ella. Fue mucho después que realizamos un verdadero acto sexual.

Amara: ¿Cómo se sentía el esposo de Mary en cuanto a las lecciones que ella le enseñaba a usted?

Adam: Uno de los momentos más reveladores fue algo que el esposo de Mary me contó en el funeral de ella. Me dijo que su esposa había preparado a más de cien jóvenes para que se hicieran hombres de verdad. Se sentía sumamente orgulloso de lo que había logrado. Esa es una de las razones por las que nunca he entendido verdaderamente los celos. ¿Cómo puede uno ser celoso cuando un ser amado está aprendiendo y haciendo algo que le proporcionará mayor madurez, más sensibilidad y una disposición mucho mayor a preocuparse por el mundo? ¿Cómo puede uno sentirse celoso de alguien a quien ama, que está obteniendo este conocimiento o esa experiencia para sí mismo?

Amara: De lo que ella le enseñó, ¿qué fue lo que más le llegó?

Adam: La oportunidad de aprender a través de la experiencia sobre lo que es natural, si uno no ha acumulado tantos tabúes sobre lo que significa el sexo. Lo más importante era ser espontáneo. La espontaneidad es el enfoque principal de todo aprendizaje sexual. Fíjese en cuán a menudo uno planea algo que piensa que debe hacer en el sexo. ¿Qué logra con esto? Frena en forma automática el flujo de lo que está sucediendo naturalmente. Yo también tenía que aprender sobre los distintos tipos de anatomía, que es una de las cosas en las que uno se concentra en el primer nivel de entrenamiento de Quodoushka. Al estar con distintas mujeres y aprender sobre sus distintos tipos de anatomía sexual, llegué a tener una gran comprensión sobre las diferencias naturales entre las mujeres, o sea, las diferencias sexuales. Las mujeres no son todas iguales y, al llegar a conocer su anatomía, uno puede convertirse en una *pareja mucho más cariñosa y satisfacer las necesidades y deseos de una mujer de una forma mucho más sofisticada.*

Amara: *Más adelante, cuando se casó, ¿cómo influyó en usted su entrenamiento de sexualidad?*

Adam: *Mi abuela tuvo una conversación conmigo antes de casarme. Me dijo cómo debían ser las cosas y me advirtió que no debía salirme de esas orientaciones. Uno de los detalles importantes era nunca irse a dormir después de una discusión sin hacer el amor. Por supuesto que Mary y su esposo tenían discusiones, y mis abuelos también las tenían, pero me sorprendía lo rápido que hacían las paces. Nunca se acostaban a dormir después de una discusión y siempre encontraban la manera de hacer el amor. Los consejos de mi abuela me han inspirado y me han dado resultado durante más de cuarenta años. No he sido perfecto en mi matrimonio, pero lo importante no es ser perfecto, sino hallar la manera de hacer las paces.*

Amara: *Después de casarse, usted se fue a Corea. ¿Puede describir el efecto que tuvo su entrenamiento en esta parte de su vida?*

Adam: *Tengo que decir que estas enseñanzas fueron lo que me hizo volver a casa. Cuando estaba en Corea, conocí a un hombre que era sanador y chamán. Al principio no estaba completamente seguro de si era un soldado o agricultor, pero pronto descubrí que entre los dos había una conexión inusitadamente fuerte. Intercambiamos muchos relatos sobre hierbas curadoras y cosas por el estilo. Me sorprendía lo similares que eran nuestras experiencias. Lo último que me dijo antes de irme fue: "Un día, cuando recibas dos paquetes de cigarrillos Pall Mall, ya no estarás matando, sino que estarás sanando".*

Años más tarde, después que sucedieron muchas cosas de las que no voy a hablar ahora, muchas cosas horribles ocurridas durante la guerra, me encontré con una curandera en Nuevo México. Me sentía totalmente desilusionado y enfermo y había olvidado lo que mis primeros maestros me habían enseñado. La curandera me dijo que uno de sus lobos guías espirituales le había dicho que me trajera dos paquetes de cigarrillos Pall Mall, aunque sabía que yo fumaba cigarrillos de clavo de olor. Sus guías espirituales le dijeron: "Él sabrá lo que significa". En ese momento recordé las palabras del chamán. Los cigarrillos eran una señal para sacarme de mi desesperanza. Sabía que tenía que perdonarme por las personas que había matado como soldado y tenía que encontrar el valor necesario para sanarme.

¿Qué tiene que ver esto con las enseñanzas de sexualidad que adquirí en mi juventud? En lo más profundo de mí, el valor de un guerrero, de un amante y de un sanador es la misma cosa. En última instancia, el sexo es cuestión de establecer un contacto con otro ser. Hace falta el corazón de un guerrero para perdonar, sanar nuestras heridas y volvernos seres humanos maduros. Creo que esto es lo que estaban tratando de inculcarme mis maestros.

LAS CLAVES DE UNA EDUCACIÓN SEXUAL EFICAZ

Aunque quizás no sea factible volver atrás el reloj y ponernos románticos acerca de la manera en que las civilizaciones antiguas enseñaban a los jóvenes sobre el sexo, y aunque no tengamos abuelos ni tíos tan sabios, es posible poner en práctica los ingredientes esenciales de una introducción sabia a la sexualidad. La iniciación debería empezar años antes de que tenga lugar cualquier acto sexual. No significa practicar el sexo a una edad temprana. De hecho, una educación eficaz hace énfasis en la paciencia y el discernimiento adecuado y debería alentarnos a explorar en forma segura. Sobre todo, debería inspirarnos un fuerte sentido del valor propio, la responsabilidad y el respeto. Esto requiere una cuidadosa orientación de alguien que nos conozca bien.

Sin un mentor afectuoso y principios claros, los mensajes confusos nos pueden sacar de nuestro rumbo durante años. Desafortunadamente, la mayoría de nosotros recibimos muy poca orientación sobre lo que debemos hacer con la intensa energía sexual que se aviva en nosotros alrededor de la época de la pubertad. En mi caso, cuando tenía unos catorce años, mi prima y yo salimos en una cita mutua con un par de amigos, con la intención de hacer de las nuestras, y así lo hicimos. Fue algo muy inocente y, mirándolo en retrospectiva, quizás nos faltaba un poco de supervisión. No obstante, era increíblemente emocionante hablar con un joven a quien apenas conocía y besarlo. Afortunadamente, fue una experiencia positiva, es decir, hasta que le conté mi aventura a mi prima al día siguiente. Le dije con mucho entusiasmo cómo el chico me había bajado el cierre de los pantalones en el carro; pero, antes de poder terminar la oración, mi prima exclamó: *"¿Qué fue lo que hiciste?"* Su mensaje era inconfundible: me había extralimitado. Definitivamente, lamenté muchísimo habérselo mencionado a mi prima. Tuve que cargar con esa culpabilidad durante mucho tiempo.

Aunque esta experiencia no representó un golpe mortal para mi vida sexual de adulta, sí hizo aflorar los distintos dilemas que marcaron mis exploraciones en el mundo del sexo. Por una parte, apenas podía pensar en ninguna otra cosa. Aunque no sabía siquiera lo que eran las hormonas, las mías estaban en su apogeo. No obstante, a medida que seguía explorando mi sexualidad en forma tentativa, cada nueva experiencia me produjo más dudas. ¿Cuáles eran mis límites? ¿Cómo saber cuándo había ido demasiado lejos? ¿Cómo saber si podía estar segura? A todos se nos plantean este tipo de preguntas durante nuestras primeras exploraciones sexuales y, desafortunadamente, como no sabemos adónde acudir en busca de consejo, nuestras iniciaciones están llenas de confusión, inseguridad, culpabilidad y temores que toman años para desenredarse.

Recientemente mientras daba una charla en una universidad sobre el tema de la salud sexual ante estudiantes de diecinueve y veinte años de edad, les pregunté cómo habían adquirido su educación sexual. De cincuenta estudiantes, solo dos dijeron que habían recibido clases sobre el tema del sexo desde que terminaron la preparatoria (escuela secundaria). Al igual que la mayoría de nosotros, su educación verdadera venía de lo que pudieran aprender de otros chicos de la misma edad. En medio de sonrisas y risas llenas de vergüenza, hubo una mueca colectiva en el salón cuando pregunté: *"¿A cuántos de ustedes se les enseñó que el sexo es algo natural y bueno?"* Sus respuestas me decían que no mucho había cambiado desde que yo tenía su edad. Su educación formal sobre el sexo aún consistía en términos clínicos reforzados por la renuencia a hablar de lo que realmente estaba sucediendo. En su mayor parte, se limitaron a enumerar las cosas que se les había dicho que no hicieran. Si bien es importante aprender sobre los peligros del sexo sin protección, eso no es suficiente para abordar lo que realmente sucede en las mentes y los cuerpos de los estudiantes entre las edades de doce y veinte años.

Desafortunadamente, el tema de cómo y cuándo educar a los niños en cuanto a la sexualidad sigue siendo algo muy vago, además de que no hay ningún método previamente convenido sobre la forma de orientar eficazmente a nuestros jóvenes a su paso por los cambios de la pubertad. ¿Se supone que los padres enseñen a su hijos e hijas sobre el sexo y que den respuestas sinceras a sus preocupaciones? ¿Las escuelas o las instituciones religiosas pueden abordar eficazmente las realidades de la madurez sexual sin que esto resulte ofensivo para las creencias de algunos? Sucede demasiado a menudo que la incertidumbre de en quién confiar y cómo educar a nuestros hijos deja a la casualidad este aspecto crucial de nuestras vidas. Sin una orientación sexual temprana, pertinente y responsable, perpetuamos una y otra vez algunas dificultades sexuales innecesarias. Según el Quodoushka, la falta de una educación sexual significativa no es solo la razón por la que tantos matrimonios fracasan, sino que es la causa principal de la drogadicción y el abuso.

¿Cómo es posible que se exija mayor instrucción sobre la forma de conducir que lo que se exige que enseñemos a nuestros jóvenes sobre las complejidades del sexo? ¿Cómo pueden los adultos guiar en forma segura a una nueva generación hacia el disfrute de una vida equilibrada y sana, cuando se interponen nuestras propias inseguridades sexuales? Claramente, la clave está en que los propios padres, abuelos, maestros y parejas empiecen por alcanzar cierto nivel de comodidad en relación con el sexo. Independientemente de si llegamos a tener hijos, cada uno de nosotros tiene que procurar subsanar sus propios desequilibrios para poder abordar la intimidad sexual con mayor sabiduría y cuidado.

Incluso si hemos conseguido disfrutar muchas experiencias positivas a lo largo del camino, casi todos hemos entrado en nuestras relaciones de adultos sin tener prácticamente idea alguna sobre cómo lidiar con los desafíos sexuales que se van planteando. Se ha dicho que las enseñanzas del Quodoushka contienen los eslabones perdidos de la educación importante que debíamos haber recibido en los años de la pubertad.

PRINCIPIOS RECTORES DEL QUODOUSHKA

Lo más necesario para establecer una amplia comprensión de nuestra sexualidad son principios básicos claros de leyes por las que debemos regirnos. Históricamente, los pueblos aborígenes no han necesitado voluminosos libros de derecho para ocuparse de los detalles de los comportamientos humanos. Sus leyes, que llegan hasta lo más hondo de la naturaleza humana, son al mismo tiempo sencillas y profundas. Si bien las leyes civiles y sociales tienen que cambiar con las mareas de la cultura, algunas se basan en verdades universales y, por lo tanto, son sagradas. Hay dos leyes sagradas del Sendero de la Danza del Sol de la Medicina Dulce que representan los principios rectores de las enseñanzas del Quodoushka. La primera afirma: *Todos los objetos, seres y fenómenos nacen de la energía receptiva femenina y fecundado por la energía masculina activa*. La segunda ley afirma: *No se deberá hacer nada que le haga daño a los niños*.

Si bien estos temas pueden parecer muy densos para compartirlos con los jóvenes, los significados en que se basan son fáciles de entender y se demuestran en todos los aspectos de la naturaleza. Por ejemplo, ¿cómo pueden germinar las semillas (energía masculina activa) sin antes ser colocadas en la tierra (energía femenina receptiva)? Esta ley se aplica también al comportamiento humano. Cada vez que nos encontramos en actitud receptiva y abierta para aprender algo, estamos expresando la energía femenina receptiva. Cada vez que estamos produciendo o haciendo realidad algo, estamos expresando la energía masculina activa.

La comprensión de esta ley ofrece una forma clara de saber si lo que uno está haciendo se encuentra alineado o no con la naturaleza. Por ejemplo, si interferimos en la energía femenina a través de la represión de la mujer, de la destrucción de una especie o del daño a cualquier cosa capaz de dar nacimiento a algo, nuestra acción hace que se detenga el flujo de la creación. El hecho de ocasionar daño al principio femenino constituye una interferencia en la concepción y, por lo tanto, impide un nacimiento. Del mismo modo, el hecho de interferir en la "fecundidad" de la creatividad masculina impide la evolución de la vida. Se utiliza el término *fecundidad* porque las ideas son las semillas de las acciones. El acto de matar, y la idea de la avaricia sin tener en cuenta las consecuencias, son semillas de pensamientos que contravienen las leyes sagradas. Estos principios masculino y femenino no son cuestión de género, pues las mujeres también pueden ser avariciosas o asesinas y los hombres pueden ser abiertos y receptivos. En esencia, esta ley afirma que, para que la vida evolucione en armonía, es preciso respetar y proteger tanto el principio femenino como el masculino.

La segunda ley sagrada, *No se deberá hacer nada que le haga daño a los niños,* significa respetar a los mundos de la Abuela Tierra, o sea, los mundos mineral, vegetal, animal y humano. Significa además honrar y proteger al "niño interior". En todas las sociedades es ilegal realizar actos sexuales con niños, porque esto representa un grave trastorno en la maduración del alma del niño. El abuso sexual es tan dañino para el espíritu de un niño, que puede ser necesaria toda una vida para recuperarse de esas heridas.

PUESTA EN ACCIÓN DE LAS LEYES SAGRADAS

Una buena forma de empezar a entender la ley de los principios femenino y masculino de la energía consiste en observar la belleza de la naturaleza. Hace ya tiempo, un niño de ocho años me llamó a un lado para tener una conversación privada en un campamento de verano donde yo estaba enseñando. Su ceño fruncido me indicaba la confusión que sentía sobre algo. Al fin me dijo que sus amigos estaban hablando de sexo y que él no tenía la menor idea de qué era aquello. Pero por nada del mundo admitiría que no sabía lo que era el sexo y sentí una gran vergüenza por no saberlo.

Nunca olvidaré la forma en que hizo su pregunta. Concentró la mirada en un árbol que estaba por encima de nosotros, cuyas hojas se batían en el viento, y entonces hizo la gran pregunta: "¿Besarse es sexo?" "Sí", le dije. "Besarse es una de las cosas más bellas que tiene el sexo. ¿Ves la forma en que el viento y el sol tocan esas hojas? Es como besarse. Cuando tu mamá besa a tu papá, así es como se sienten, suaves y cálidos y trémulos como esas hojas. Besarse no es lo único que sucede en el sexo, pero es una de las mejores partes y es muy agradable". El chico se levantó de un salto. La conversación se había terminado. Volvió triunfalmente a sus amigos, pues ya sabía exactamente lo que necesitaba saber. Probablemente no respondí todas sus preguntas, y estoy segura de que no les contó a los otros de nuestra conversación pero, por el momento, era suficiente. Se dice que la naturaleza es el maestro mejor y más veraz. Al hablar con otros sobre las leyes sagradas, no es necesario siquiera usar nunca las palabras "principios femenino o masculino". La mejor manera consiste en fijarse en la forma en que la naturaleza constantemente "hace el amor" y entonces describir lo que uno ve.

Cuando un mentor de confianza nos enseña cómo observar la naturaleza, es para mostrarnos la forma intrincada en que todo depende de todo lo demás. Para los jóvenes también es una experiencia fascinante observar a los animales copular o dar a luz. Si se les orienta para que observen estos intensos momentos con reverencia por la vida, esto no solo produce una sensación de asombro, sino que les inculca el mensaje de que el sexo es natural. Todo lo que vemos y escuchamos acerca del sexo cuando somos jóvenes y la manera en que se nos orienta para lidiar con nuestros sentimientos crea los cimientos para convertirnos en seres humanos amables y amorosos.

LA RUEDA DE LA CRIANZA ADECUADA

Nuestro enfoque en relación con el sexo y la intimidad también recibe una gran influencia de las formas en que nuestros padres nos inspiran a aprender. Cuando reforzamos los atributos de esta rueda y contribuimos a que prosperen en un niño, el resultado será una persona sana y fiable, lista para mantener relaciones maduras. Como adultos, también podemos usar esta rueda como una forma de "crianza" de nosotros mismos, para hacernos amantes más sensibles, creativos y naturales.

La rueda interior describe las aptitudes naturales que deberíamos promover en los niños desde su nacimiento hasta la pubertad (alrededor de los doce años). La rueda exterior describe los atributos que se desarrollan como resultado de ese proceso, desde los doce hasta los dieciocho años.

Sur
La inocencia se convierte en confianza

En la niñez, antes de que se nos inculque la idea de que hay cosas adecuadas o inadecuadas, buenas o malas, incorrectas o correctas, vivimos libres de la culpabilidad y del concepto del pecado. Desconocemos todas las distinciones que posteriormente haremos entre las cosas. Nuestras percepciones están completamente abiertas y estamos llenos de asombro. Los penes y las vaginas no son ni buenos ni malos, simplemente son partes muy interesantes del cuerpo.

Durante estos años inocentes y menos complicados, antes de tener ninguna experiencia sexual, necesitamos sentirnos seguros y protegidos. No obstante, cuando los adultos nos imponen demasiado pronto muchos controles y percepciones de adultos sobre lo que es correcto, esto reprime nuestra apertura natural. Cuando se protege y se respeta adecuadamente la inocencia de un niño, su esencia intrínseca se mantiene intacta. Por ejemplo, cuando los niños se tocan sus genitales, se les puede mostrar un sano respeto al permitirles que simplemente observen lo que encuentren interesante. Enseguida pasarán a concentrar su atención en otra cosa. Estos momentos iniciales de asombro inocente nos ayudan a aprender. Cuando se ofrece orientación en una forma relajada en los momentos adecuados, esto crea las aptitudes necesarias para actuar con confianza. Cuando se respeta nuestra inocencia en nuestras vidas sexuales, podemos expresar con seguridad amor y cariño en forma espontánea.

Norte
La curiosidad se convierte en conocimiento

La curiosidad es la sed de conocimiento. Cuando se estimulan los momentos de asombro inocente, se nos plantean más y más preguntas. ¿Qué tipos de cosas hacemos que nos resultan fascinantes? ¿Qué se escapa a nuestra percepción? Las cosas que nos atraen tiran de nuestras mentes y nos tientan para conocer más. Si se reprime el deseo de investigar, esto conduce al aburrimiento, el tedio y, posteriormente, a la rebelión.

Una vez leí sobre un joven que no quería hacer otra cosa que pescar. Casualmente, estaba en una escuela que permitía a todos hacer lo que

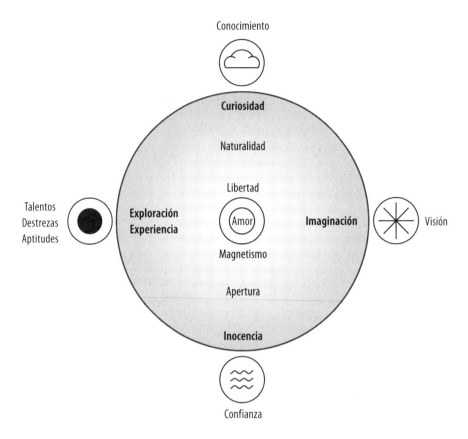

Fig. 2.1. La rueda de la crianza adecuada

quisieran hacer, siempre que no se lastimara a nadie. Los estudiantes tenían que buscar a un maestro que les enseñara específicamente lo que deseaban aprender, fuese matemáticas, agricultura o cualquier otro tema. Este joven particular llevó la idea al extremo y se pasó más de tres años sin hacer otra cosa que pescar en una laguna todos los días. Tanto los maestros como los padres se mantuvieron firmes en la idea de que los niños aprenden mejor cuando hacen solamente lo que de veras les interesa. Cuando este joven terminó la escuela a los dieciséis años, no encontró obstáculos para entrar a trabajar en una empresa de alta tecnología y ganar un salario de seis cifras sin haber usado siquiera una computadora hasta ese momento de su vida. ¿Qué sucedió? Su mente estaba tan bien sintonizada con la observación de la forma en que funcionan las cosas, que podía aplicar su poder mental para entender cualquier cosa. Lo que parecía pereza, visto desde fuera, era en realidad el efecto de años del tipo de estudios que pocos de nosotros logramos desarrollar.

Por supuesto, a veces nuestra curiosidad nos lleva a pequeñas catástrofes. Todos hemos sido heridos por los errores propios y los de otras personas. El hecho de decir algo indebido en el momento equivocado, traspasar límites o mantener relaciones sexuales cuando no deseamos hacerlo, son cosas que más adelante nos pueden impedir abrirnos a otros sexualmente. Pero tenemos que darnos tiempo, y darlo a los demás, para aprender de nuestros errores. El valor de mantener la curiosidad se basa en recordar el poder de cuánto queremos saber. ¿Qué fue lo que sentimos cuando tocamos por primera vez a un chico o una chica, o cuando experimentamos nuestro primer beso? ¿Qué fue lo que sentimos cuando oímos por primera vez a nuestros padres hacer el amor? El hecho de seguir la atracción de nuestra curiosidad es lo que nos da la oportunidad de obtener el conocimiento necesario para convertirnos en mejores amantes.

Oeste

La exploración y la experiencia se convierten en talentos, destrezas y aptitudes

Cuando nuestra inocencia y nuestra curiosidad se respetan, es natural que queramos experimentar todo lo que podamos. Para determinar lo que funciona y desarrollar nuestros talentos, necesitamos algún que otro desafío. Obviamente, la exploración no termina con la niñez sino que, de hecho, cada vez que nos acomodamos con las cosas, suele suceder que el universo nos prepara algún tipo de cambio drástico para darnos una sacudida.

Pero lo que más entorpece nuestra vida sexual son las formas insidiosas en que se nos desalienta cuando tratamos de explorar. Una vez que me encontraba junto al borde de una piscina con una madre y su hija de tres años, la pequeña empezó a lanzar al agua piedras de las que rodeaban la plataforma. Inmediatamente me abalancé para impedírselo, pero la madre me indicó que la dejara hacer lo que quisiera. Sabía que no había necesidad de interferir. Mi preocupación por la seguridad de la pequeña se impuso sobre la realidad de lo que estaba sucediendo, pero ella no se encontraba en peligro alguno. ¿Cuán a menudo interferimos en algo que nuestra pareja está haciendo porque queremos protegerla del peligro?

El hecho de proyectar nuestros temores para tratar de impedir que nuestro amante explore es un hábito insidioso que termina por destruir el propio espíritu de aventura al que nos sentimos atraídos desde el principio. Cuando tememos que nuestra pareja pueda encontrar algo o alguien que sea más interesante que nosotros, y tratamos de limitar sus experiencias, lo cierto es que nosotros mismos necesitamos nuevas aventuras. Si bien la sed de explorar espacios más profundos del sexo implica inevitablemente sus propios riesgos, los desafíos que afrontamos son los que nos proporcionan los talentos, destrezas y aptitudes que necesitamos para ser amantes más íntimos.

Este
La imaginación se convierte en visión

Cuando la curiosidad de nuestra inocencia nos lleva a hacernos más moldeables a través de las experiencias, desarrollamos la aptitud necesaria para tener una imaginación poderosa. Hace falta sentido del humor para valernos de la imaginación a la hora de salir de dificultades sexuales. Si estamos abriéndonos paso a través de la desesperación más profunda y nos parece que se ha perdido la esperanza, ¿tenemos suficiente imaginación para salir de ese agujero? ¿Cuántas posibilidades distintas podemos crear? ¿Podemos perseverar con nuestra voluntad, aunque ello implique quizás morir en el intento? Eso es la visión.

Cuando el Cacique Joseph observó desde lo alto de una montaña la violación y el asesinato de su gente, ¿cómo pudo decir "No seguiré luchando eternamente"? Frente a la posibilidad de la aniquilación total, tuvo la visión de que sus verdaderos enemigos vivían dentro de su ser. Se dio cuenta de que tenía que combatir contra el enemigo de su ira y su odio interiores. Para poder sobrevivir ante el trato injusto de su pueblo, como verdadero cacique, utilizó el poder de su visión para acceder al fuego de su rabia de modo que pudiera sanarse y traer esperanza a su gente. Una nación es un círculo de poder. La creación de nuestro propio círculo de poder no significa construir una fortaleza de protección externa para que no nos puedan suceder cosas malas.

Este relato habla de la futilidad de tratar de escapar de los retos que presenta la vida. Había una vez un rey a quien su adivino le dijo que la Parca lo tenía marcado para la muerte. Así que tomó su caballo y se fue cabalgando hasta los confines más recónditos de su reino para tratar de eludir su destino. Después de viajar a decenas de pueblos, pagó a sus siervos para que borraran sus huellas, de modo que ni un alma supiera dónde se encontraba. Pero una noche, al caer exhausto y solitario sobre la cama de una posada en un lugar lejano, sintió un golpe en la puerta y vino a su encuentro un ser encapuchado que le sonrió y le dijo: "¡Llegas tarde! Te he estado esperando y casi no coincidimos. ¿Por qué tardaste tanto?"

Ser demasiado serio es una maldición para una buena vida sexual porque, en algún momento, nuestra capacidad de tomar las cosas a la ligera

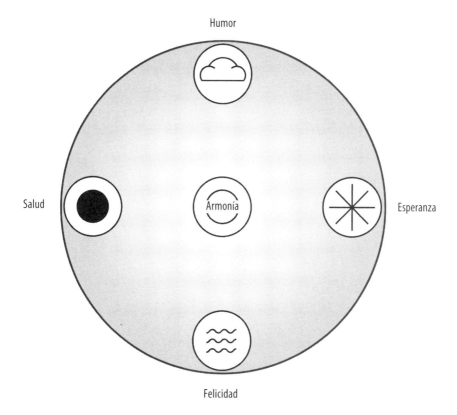

Fig. 2.2. Los cinco Huaquas

e imaginar algo mejor es lo único que nos ayudará a abrirnos paso. Los amantes se marcharán, quizás incluso nos traicionarán, y nuestros cuerpos cambiarán. Tendremos que abrirnos camino en medio de los páramos sexuales y, si tenemos suerte, también disfrutaremos muchos momentos de alocada pasión. En última instancia, la voluntad de explorar dentro de nuestra visión creativa es lo que nos podrá sacar de cualquier atolladero.

El centro
La naturalidad y la apertura se convierten en libertad y magnetismo

El centro de la rueda es el catalizador, la fuerza motriz detrás de cada dirección en torno al círculo. El amor es el eje de la rueda de la crianza adecuada, porque infundir amor debería ser la motivación subyacente en todo proyecto de educación sexual. La promoción de la naturalidad y apertura de un niño permite el florecimiento de un sentido de magnetismo y libertad. El hecho de inspirar, proteger y alentar nuestra inocencia, curiosidad, exploración e imaginación en nuestros años jóvenes nos da más confianza, conocimiento, aptitud y visión al llegar a adultos. El mantener vivas estas cualidades produce familias y comunidades bendecidas por los cinco Huaquas*, a saber, la salud, la esperanza, la felicidad, la armonía y el humor. En última instancia, la base de una vida sexual vibrante y sana empieza a definirse en la forma en que atendemos nuestra naturaleza infantil.

---

*La palabra *Huaqua* significa "don de experiencia humana".

3

Desbloquear el condicionamiento sexual

La esencia de las enseñanzas del Quodoushka consiste en experimentar el sexo como una expresión natural y no como reacciones forzadas y condicionadas ante lo que otras personas han inculcado en nuestra conciencia.

Más allá de la falta de educación, ¿qué nos impide disfrutar de una vida sexual rica y perdurable? ¿De dónde provienen las reglas y condiciones inconscientes que nos hacen privarnos del placer sexual? Curiosamente, a este respecto los seres humanos nos parecemos mucho a las hierbas silvestres. Aunque nos hayan cortado hasta la raíz, el poder de la energía sexual es tan intenso que de algún modo logramos volver a crecer a través de las grietas en la acera. ¿Qué tal si pudiéramos liberarnos de las condiciones limitantes que ya no nos sirven?

Por mucho que nos gustaría deshacernos fácilmente de lo que nos impide sentir la plenitud de nuestra pasión, la tarea no es sencilla. Demasiado a menudo, los mensajes negativos se internalizan tanto que nos limitan las posibilidades de sentir intenso placer. Para encontrar maneras de disfrutar una vida sexual más rica y satisfactoria es preciso examinar más de cerca los tipos de condicionamiento que hemos heredado. Una vez que reconozcamos la verdadera naturaleza de esas ataduras, podemos decidir cuáles condiciones son útiles y cuáles nos impiden experimentar más que una pequeña parte de nuestro pleno potencial sexual.

No hay nada de malo en estar moldeados como pavos, a menos, por supuesto, que seamos águilas sin saberlo. Aunque tal vez entremos en el mundo con una esencia original comparable a la del espíritu de alto vuelo de un águila, pronto olvidamos de dónde vinimos. En los ojos de cualquier bebé se puede ver brillar la esencia pura de lo que se conoce como el Yo Natural. Al estar recién llegado del reino del Espíritu sin forma, aún no afectado por lo que pronto necesitará aprender, el recién nacido tiene en sus ojos un resplandor tan cautivador que nos resulta inevitable deleitarnos con su brillo. Según los chamanes, el hecho de

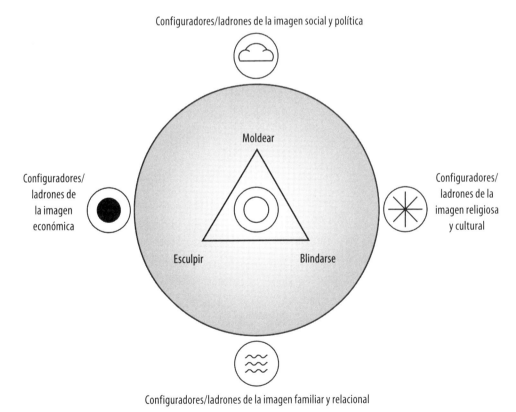

Fig. 3.1. Configuradores/ladrones de la imagen externa

nacer en forma física de la Gran Ronda del Espíritu sin forma constituye una oportunidad sumamente inusual de experimentar la vida en un cuerpo humano. No obstante, rápidamente, cuando este espíritu puro se va entrenando para la supervivencia, la esencia original del Yo Natural empieza a difuminarse. Inevitablemente, olvidamos que al empezar la vida éramos espíritus resplandecientes y valerosos.

MOLDEAR Y ESCULPIR EL YO NATURAL

Desde el instante en que salimos del vientre de nuestras madres, empieza el proceso de destruir gradualmente el Yo Natural. Desde el momento en que entramos en el cuerpo, género y raza particulares generados a partir de la energía sexual y los genes de nuestros padres, se empieza a esculpir el molde en el que nacimos. Los primeros configuradores de nuestra imagen son las personas que nos enseñan a comer, movernos, reaccionar y comunicarnos. Comienzan el proceso de entrenarnos para convertirnos en quienes debemos ser. Los primeros años de nuestras vidas se concentran por completo en imitar y reproducir millones de mensajes explícitos o implícitos, conscientes e inconscientes de los configuradores de nuestra imagen. Quienes nos proporcionan modelos favorecedores son configuradores de la imagen, en tanto los que van destruyendo nuestro Yo Natural con mensajes negativos se denominan ladrones de la imagen. Nuestro espíritu, puro como el de un águila, lo van convirtiendo en el de un pavo y, aunque no nos demos cuenta, pasamos nuestras vidas en busca de experiencias que nos recuerden de dónde procedimos. O sea, quiénes éramos antes de que se nos moldeara como pavos.

Cada vez que hacemos el amor, tenemos la oportunidad de pasar por alto todo ese condicionamiento. Los momentos de extremo placer sexual nos transportan "al tiempo anterior", cuando nuestra esencia natural aún estaba intacta. Los orgasmos nos permiten experimentar la fuente de la energía sexual de Chuluaqui con la que fuimos creados. Incluso cuando nuestra naturaleza original se haya deformado hasta quedar irreconocible, cubierta de la costra de un blindaje de años, hasta el punto de que apenas presentimos vagamente algún atisbo de lo infinito en nosotros, eso no significa que haya desaparecido. Independientemente del molde racial, económico, religioso, cultural o físico en que nos hayamos moldeado, e independientemente de la forma en que los padres, la educación o los sucesos esculpen nuestra conciencia, nuestra esencia original siempre contiene la semilla amorfa de nuestra inmortalidad.

BLINDARSE CONTRA EL PLACER

Claramente, aunque moldear y esculpir sea necesario, es también doloroso, porque en el fondo sabemos que se está destruyendo gradualmente nuestro Yo Natural. A fin de protegernos de esta pérdida gradual, casi imperceptible, empezamos a blindarnos contra un mayor dolor. Por ejemplo, los bebés chupetean los alimentos que desean, se babean, se relamen, se embarran de comida y lo cubren todo de saliva, pero muy pronto empiezan a recibir el mensaje de que eso no es correcto. Se les reprende, se les presiona y se les corrige hasta que comen debidamente. Como a nadie le gusta que lo regañen, el bebé empieza a observar lo que hacen otros hasta que aprende a comer como todo el mundo.

A lo largo del camino, se nos entrena para prestar más atención a hacer las cosas correctamente que a disfrutar lo que estamos haciendo. Así es como empezamos a blindarnos contra el placer. Bloqueamos las sensaciones placenteras, nos volvemos insensibles y nos cerramos ante ellas para poder encajar, pertenecer y conformarnos. El problema es que el blindaje que asumimos para evitar convertirnos en proscritos también bloquea la posibilidad de sentir placer más adelante. No obstante, el pavo tiene que abrirse paso a tientas, navegar y descifrar todos estos mensajes, además de encontrar sentido en todo el entrenamiento. Es imposible escapar de los moldes, el esculpido y el blindaje. Quizás el hecho de olvidar nuestra esencia original hace que nos resulte mucho más grato romper el molde, quitarnos el blindaje y empezar a sentir los placeres naturales del sexo y la intimidad.

Hasta entonces, lo usual es que seamos tan inconscientes de todo el condicionamiento que hemos adquirido, que apenas nos percatamos de cómo hemos desarrollado el hábito de alejarnos del placer. No obstante, nuestra resistencia al placer se expresa en el estrés que sentimos y en cuán pocas veces optamos por el sexo como una forma de recuperar nuestra energía. Aunque las condiciones de nuestra niñez fueran benévolas o violentas, traumáticas o suaves, de pobre o de rico, el desafío es el mismo. ¿Recordaremos nuestra verdadera naturaleza y nos percataremos de lo precioso que es sentirnos vivos, o desperdiciaremos ese regalo al seguir siendo víctimas de nuestro condicionamiento?

ABRIRSE PASO HASTA EL PLACER

Pocas personas se negarían a reconocer que ser abrazadas, hacer el amor y ser apasionadas sexualmente les produce una sensación sorprendentemente buena. No obstante, si el sexo es tan maravilloso, ¿por qué dejamos tan a menudo que el condicionamiento pasado rija lo que decimos y hacemos? ¿Por qué saboteamos a menudo la propia energía que podría ayudarnos? Y, si todos tenemos esa esencia pura dentro de nosotros, ¿por qué es tan difícil acceder a ella y sentirla?

Para echar un vistazo a las razones por las que dejamos que nuestras condiciones pasadas limiten nuestras expresiones sexuales, Thunder Strikes ofrece sabios consejos. Para empezar, no es particularmente efectivo preguntarnos por qué hicimos esto o nos pasó aquello. Mucho más útil sería preguntarnos cómo sucedió. Caso similar sería preguntarse por qué los arándanos son azules o por qué el sexo ya no nos estimula. Los ¿por qué? son por lo general imposibles de responder y, con demasiada frecuencia, las razones nos hacen girar en círculos de explicaciones infructuosas que solo agravan nuestras dificultades. En lugar de ello, preguntar cómo es que los arándanos se vuelven azules o cómo es que nuestra vida sexual pierde su lustre, hace que la indagación sobre la situación sea diferente y más neutral. El hecho de reflexionar sobre cómo ocurren las cosas nos ayuda a obtener la información que necesitamos para hacer que cambien las condiciones.

RECUPERACIÓN DEL CUERPO ORGÁSMICO

Para explicar cómo es que las fuerzas sexuales originales que nos crearon quedan atrapadas en un contenedor ceñido y restringido, en lugar de un cuerpo abierto, relajado y naturalmente orgásmico, resulta útil pensar en la vida como si fuera una gran película. Si escogemos las locaciones, los actores, los dramas y todo lo necesario tras bambalinas para crear nuestra historia personal, ¿vemos esta historia como si fuera una película? ¿Somos el guionista, el director y el productor, y atraemos a maestros, relaciones y amantes sabios, o es que todo lo que sucede nos hace sentir como extras? ¿Las condiciones nos están obligando a cambiar o, por el contrario, las estamos convirtiendo en oportunidades?

Hacer cambiar las condiciones: La inusual forma en que Emily se esculpió y se blindó

Una joven de apenas veinte años acudió a una sesión de un taller de Quodoushka. Era muy atractiva e, inusualmente, tenía antecedentes sexuales muy positivos. Explicó que su padre era artista erótico y creció en un hogar donde andar desnudos por la casa era lo normal. En su caso, las condiciones de su formación social le enseñaron a sentirse completamente a gusto al ver desnudas a otras personas. Aclaró que en realidad esto le resultaba más bien aburrido y que nunca hubo ningún caso en que se sintiera amenazada por abusos. Fue la única persona que levantó la mano cuando preguntamos a los participantes si sus padres o alguna otra persona en su niñez les había dicho que el sexo era natural.

No obstante, el moldear y esculpir de las condiciones de Emily le crearon una coraza tan gruesa como si proviniera de una situación mucho más repre- siva. A pesar de sus antecedentes sexuales aparentemente libres, era evidente- mente la mujer más nerviosa y asustada de la sala. La desnudez era lo más natural del mundo para Emily pero, por otro lado, la conversación íntima le resultaba difícil. Cuando se les pidió a los participantes que le contaran a su compañero cómo se habían familiarizado con el tema del sexo, Emily rompió en llanto. Lo que había sido una experiencia relajante para todos los demás, o sea, mantener una conversación íntima con una persona del sexo opuesto, era algo que Emily había procurado evitar durante toda su vida. Aunque le resultaba fácil estar desnuda y se había criado en un molde de aparente apertura sexual, se había cubierto con una coraza frente a la intimidad.

Gradualmente, a lo largo del taller de Quodoushka, Emily empezó a hacer frente a sus temores e inseguridades en lo referente a hablar con los hombres. Invirtió su condicionamiento de modo que, en lugar de verse atada por las experiencias de su crianza, encontró oportunidades para cambiar el relato. A su vuelta a casa, tenía la seguridad de que podía disfrutar de una amistad con hombres sin necesidad de que esto tuviera una dimensión sexual.

Rex y Sonia:
Romper el molde y volver a esculpir
la vida propia en busca de placer

Rex y Sonia tuvieron una crianza interesante. Los padres de ambos eran importantes diplomáticos malasios. Después de recibir una excelente educación en las universidades más exclusivas de los Estados Unidos, Rex y Sonia se hicieron cirujanos. Rex se crió en una familia que nunca se daba muestras de cariño en público y, durante su niñez, nunca vio que sus padres se tocaran de ninguna manera. Rex y sus tres hermanas eran la prueba viviente de que sus padres habían mantenido relaciones sexuales al menos cuatro veces pero, según el propio joven, "cualquier otro indicio de intimidad quedaba oculto a la vista". En su adolescencia, Rex fue a una escuela religiosa para chicos donde su educación sexual consistió en ver videos pornográficos en secreto con sus amigos en su habitación del dormitorio estudiantil. Con la ayuda de sus amigos en estos encuentros en horas avanzadas de la noche, aprendió la forma en que los hombres debían comportarse con las mujeres:

penetrarlas fuertemente y sin respiro y llegar a la meta lo antes posible.

Rex conoció a su esposa, Sonia, en el baile de la graduación de su escuela preparatoria y se enamoró de ella. En obediencia a la regla tácita de no tener relaciones sexuales antes del matrimonio, como le habían inculcado sus familiares y amigos, pronto se casaron y tuvieron su primera experiencia sexual. Durante los diez años siguientes crearon un lindo hogar juntos, iniciaron una familia y tuvieron carreras muy exitosas. Desafortunadamente, como suele suceder, aunque todavía existía una fuerte atracción entre ellos y evidentemente se amaban, su vida sexual fue perdiéndose hasta desaparecer por completo. Mantenían una relación cordial y ajetreada, pero no tenían la menor idea de por qué se había ido la pasión.

La situación de ellos es como una película interesante con un tema común, cuyo título podría ser "Vestidos de gala y sin ningún lugar adonde ir". Afortunadamente, esta pareja estaba decidida a romper los moldes que la limitaban, a abrirse paso a través del blindaje y a recuperar la pasión mutua. No obstante, para hacer la situación aun más dramática, un año antes de esta escena, Rex tuvo una aventura amorosa. Después de pasar por el dolor de la traición, su bella y sabia esposa lo perdonó. Pero de todas formas, al cabo de un año, todavía no podía acceder a hacer el amor con él.

Para darle un giro a su vida sexual, en lugar de estancarse en el debate sobre por qué esto sucedió, se concentraron en compartir con honestidad sus sentimientos y en aprender a ver de una forma diferente el acto sexual. Se dieron cuenta de que su educación sexual no había avanzado más allá de la preparatoria y que nunca habían aprendido a hablar abiertamente de sus sentimientos sexuales. Por supuesto, el sexo se convirtió en algo tedioso sin que esto fuera culpa de nadie.

Si bien definitivamente es difícil la ruptura de los moldes, el esculpido y el blindaje, no tiene que ser un vía crucis devastador y traumático. En el caso de Rex y Sonia, el hecho de aprender a comunicarse de una forma distinta y a tomar las cosas más despacio y ser más sensibles a los deseos sexuales del otro fue lo que les abrió la puerta al perdón. Rex se sintió conmovido por la disposición de su esposa a perdonar y ella, a su

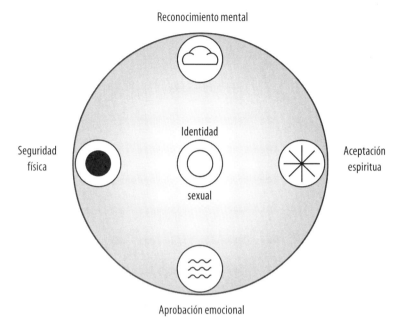

Fig. 3.2. Intención motivacional

vez, se sintió conmovida por el deseo de su esposo de encontrar nuevas formas de proporcionarle placer. El hecho de aprender nuevas formas de tratar a la pareja en el momento de la relación sexual creó la posibilidad de que se renovara la pasión. Su relato aún está en marcha y hay muchas más capas de condicionamiento de las que deben ir tomando conciencia.

LAS CAPAS MÁS PROFUNDAS DEL CONDICIONAMIENTO

Cómo la aprobación emocional controla nuestras vidas sexuales

Según los Ancianos del Cabello Trenzado, la búsqueda de aprobación emocional nos hace perder más energía que cualquier otra cosa que hacemos. Procurar que otros nos aprecien y nos quieran es un impulso tan arraigado en nuestro comportamiento, que a menudo no nos damos cuenta de lo mucho que nuestras vidas sexuales se ven controladas por la necesidad de aprobación de otros. La necesidad de aprobación emocional

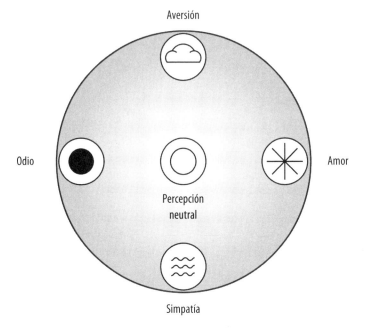

Fig. 3.3. Las cinco percepciones humanas

es muy distinta a la búsqueda de cariño. Por ejemplo, hay una gran diferencia entre quitarnos la ropa en la oscuridad porque tememos que a nuestro amante no le guste nuestro cuerpo y desvestirnos en forma seductora con el deseo de producir excitación. En el primer caso esperamos recibir aprobación emocional, mientras que en el segundo podemos disfrutar que alguien nos vea desnudos sin preocuparnos por lo que otros puedan pensar.

La rueda de las cinco percepciones humanas describe la forma en que nos vemos motivados por la aprobación de otras personas. De todo lo que usted hace y dice, piense en cuántas de esas acciones o expresiones son un intento de lograr que alguien lo aprecie o lo quiera. Por supuesto, es agradable recibir cumplidos y manifestaciones de cariño, pero esto se convierte en un problema cuando la necesidad de aprobación es lo que dicta sus decisiones principales y la mayor parte de lo que hace es en realidad un intento de conseguir aprecio o cariño. En este caso, la enseñanza es que vivimos en una rueda de cinco percepciones y esto implica que algunas personas sentirán naturalmente aprecio y afecto por nosotros, mientras que a otras les inspiraremos aversión o incluso odio. Es posible que otros tengan una percepción neutral, especialmente si no nos conocen. La aceptación de las cinco percepciones y el no tomarlas personalmente son la clave para reducir las enormes cantidades de energía que malgastamos cuando tratamos de hacer que todos nos aprecien o nos quieran. Esto resulta muy útil en las relaciones íntimas cuando, por ejemplo, queremos hacer el amor y nuestra pareja nos da la respuesta neutral de "Quizás más tarde". Mientras más aceptemos que a veces recibiremos respuestas neutrales, o rechazos, o muestras de aversión, menos necesitaremos contar con la aprobación de otros.

LA NECESIDAD DE ENCAJAR, PERTENECER Y ADAPTARSE

Por debajo de todo, hacemos grandes contorsiones para satisfacer nuestra necesidad de aprobación emocional, y lo que nos motiva para mantener intacto el condicionamiento social impuesto por nuestros configuradores de la imagen es la necesidad de encajar, pertenecer y adaptarnos a lo que otros quieren de nosotros. No encajar, no pertenecer y no adaptarse es tan amenazador, que somos capaces de hacer cosas completamente contrarias a nuestras inclinaciones naturales. A una gran escala, es más fácil ver hasta dónde podemos llegar para encajar en lo que otros desean que hagamos.

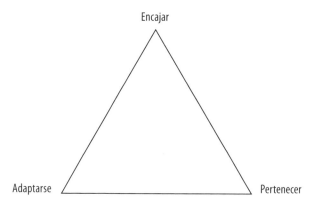

Fig. 3.4. Encajar/Pertenecer/Adaptarse

La adaptación a gran escala

Recientemente se publicó un informe sobre las instituciones católicas en Irlanda, en el que se documentaban más de 2000 casos de graves abusos físicos, sexuales y emocionales de niños y niñas. Se trataba de niños coloca-dos en instituciones desde los años 30 hasta los años 70 del siglo pasado, bajo acusación de delitos menores como dejar de ir injustificadamente a la escuela o pedir limosnas, mientras que otros eran huérfanos abandonados que a veces habían sido arrebatados por la fuerza a madres solteras. En el estudio se concluyó que los funcionarios eclesiásticos alentaban las palizas rituales, no impedían actos de violación y humillación y, sistemáticamente, protegían del arresto a los pedófilos de sus órdenes religiosas, en medio de una cultura de secretos para defender sus intereses. Además, las víctimas tenían que soportar las consecuencias de un acuerdo entre la Iglesia y los fun-cionarios del gobierno según el cual no se revelaba el nombre de los culpables y se limitaban a ofrecer una compensación financiera parcial a las víctimas que denunciaban su caso. En el informe se afirma: "La dureza del régimen fue inculcada en la cultura de las escuelas por generaciones sucesivas de her-manos, sacerdotes y monjas".

En casos como este, en que el gobierno, las instituciones, congregacio-nes, estudiantes, maestros y comunidades enteras han tenido participación en perpetuar las condiciones violentas durante años, la necesidad de encajar, pertenecer y adaptarse tiene consecuencias catastróficas. Viéndolo en retrospectiva, es más fácil sentir indignación y darnos cuenta de todo lo que somos capaces de hacer para adaptarlos a las condiciones prevalecientes al hacer caso omiso del abuso endémico. Pero es que el costo de encajar, pertenecer y adaptarnos es consecuencia de la forma en que cada uno de nosotros nos negamos a asumir en nuestras vidas cotidianas la responsabili-dad ante esas transgresiones personales. El siguiente relato es un ejemplo de cómo hasta el condicionamiento mejor intencionado da malos resultados si se aplica en forma demasiado agresiva.

Adaptación bruta

Al visitar un monasterio budista, un monje contó el relato de una madre que fue desterrada de su comunidad porque impuso hasta el extremo algunos principios budistas básicos. En la crianza de sus hijos, les prohibió todo contacto con chicas y los hizo seguir prácticas obligatorias de meditación, ceremonia y una estricta dieta vegetariana. Al irse apartando de los ideales budistas de equilibrio, paz y compasión, los chicos desarrollaron una gran adicción a las drogas, dejaron de ir a la escuela, dudaron de su orientación sexual y fueron incapaces de mantener relaciones sanas. Años después, los jóvenes fueron bienvenidos como visitantes, pero las monjas y monjes votaron por prohibir a la madre su entrada en la comunidad monástica.

A un nivel más personal, el relato siguiente muestra una de las maneras en que tratamos de encajar en nuestras relaciones y ponemos en peligro nuestra propia autonomía.

Quedarse en la relación para pertenecer

Jackie era una trabajadora social retirada. Después de trabajar como consultora, vivir sola y tener un novio durante varios años, conoció a un hombre con quien realmente quería irse a vivir. Durante unos dos años, al hacer el amor con este hombre, Jackie se sentía transportada sexualmente a lugares que nunca había conocido. Se sentía hipnotizada por su encanto y fascinada con su potencial. Aunque el hombre siguió viéndose con varias mujeres, como habían acordado en su relación abierta, le aseguró a Jackie que ella era la mujer más importante de su vida. Con el paso del tiempo, a medida que las otras fueron dejándolo, Jackie sentía que él la quería y la deseaba más y más. Por primera vez en su vida, se sentía segura y sentía que alguien reconocía su belleza como mujer. Además, en esos dos años, tuvo más experiencias sexuales que las que había tenido en todas sus relaciones anteriores.

Su necesidad de aprobación emocional, que se manifestaba en el hecho de que era deseada sexualmente, le hizo pasar por alto el deterioro dolorosamente obvio de su relación. Las amistades empezaron a desaparecer. Las discusiones y las irritaciones que antes eran ocasionales se convirtieron en algo de rutina. Lo que empezó como una diversión social fue empeorando hasta dar paso a un intenso consumo de alcohol en la noche. Durante más de un año, Jackie siguió restando importancia a los comportamientos cada vez más extraños de su novio con los amigos de ambos y negaba que ella misma estuviera consumiendo una cantidad excesiva de bebidas alcohólicas. Les seguía yendo bien con el sexo y, por lo tanto, pensó que superarían esta fase.

Entonces su novio empezó a propinarle abusos físicos. Pero Jackie razonó que ella también había participado en la discusión y se convenció, como le insistió él, de que ella le había provocado su ira. Así que Jackie esperó, pasó por alto lo evidente y esperó que las cosas cambiaran.

Toda relación nos hace ceder en algunos de nuestros deseos personales debido a que tratamos de adaptarnos a las necesidades del otro. No obstante, cuando los pilares principales de una relación se deterioran hasta el punto en que la seguridad de pertenecer se impone a todo lo demás, es hora de cambiar. Afortunadamente, esta pareja buscó asesoramiento y estableció nuevos acuerdos que llevarían su relación a un nivel más saludable.

LA NECESIDAD DE SEGURIDAD, RECONOCIMIENTO Y ACEPTACIÓN

Para añadir una mayor dosis de intriga a nuestras "películas", al tratar de encajar, pertenecer y adaptarnos, nuestra identidad sexual está formada por nuestros profundos anhelos de seguridad, reconocimiento y aceptación. En primer lugar está la necesidad de sentirnos seguros en nuestros entornos y nuestros cuerpos físicos. En segundo lugar, deseamos la atención de nuestros amigos, familiares y amantes para poder recibir reconocimiento por nuestros logros. En tercer lugar está la necesidad de ser aceptado y de que otros crean en nosotros. El siguiente relato ilustra la forma en que un hombre dio un vuelco a su necesidad de seguridad, reconocimiento y aceptación para poder hacer elecciones sexuales más auténticas en su vida.

La identidad oculta de Gary

Gary trabajó durante cuarenta años en una granja familiar en Canadá. La idea de participar en un taller de Quodoushka le parecía tan remota como la de convertirse en primera bailarina: no había tenido ninguna relación en toda su vida. El sexo era algo extraño para él y, aunque estaba más o menos resignado a su destino, después de escuchar algunas de las enseñanzas, se dio cuenta de que no quería seguir siendo célibe por el resto de su vida.

La situación de Gary era insólita. Desde el inicio del taller reveló por primera vez que le parecía que era homosexual. En su mundo esto era completamente inaceptable. En su comunidad no había nadie que fuera homosexual abiertamente, por lo que Gary nunca actuó en función de sus sentimientos. Como vivía solo, sus días transcurrían entre las labores con las maquinarias, la administración de los silos y, en la noche, el cuidado de sus padres, ya mayores. Aunque muchos años atrás había pensado en la posibilidad de mudarse a una ciudad, sus padres necesitaban su ayuda, por lo que se quedó en su lugar de origen hasta que ellos fallecieron. Cuando un amigo le ofreció pagarle la inscripción en un taller de Quodoushka, Gary aceptó sin hacer muchas preguntas. Supuso que, dado que conocía muy poco sobre el sexo, este era un tema que debía explorar antes de morir.

Su proyección tímida y amistosa nos pareció encantadora mientras nos contaba detalles de su vida. Era la primera vez que muchos de nosotros conocíamos a alguien de su edad que nunca hubiera tenido una relación íntima. Su situación puso en perspectiva las dificultades de todos los demás, especialmente porque Gary no guardaba ninguna cólera hacia sus padres y porque parecía relativamente satisfecho con su vida. Lo acogimos como un invitado curioso que estaba a punto de emprender un viaje nuevo y maravilloso.

Alguien le preguntó qué era lo que más echaba de menos y su respuesta

fue sorprendente: "No echo tanto de menos la posibilidad de tener una rela-
ción, ni tampoco el sexo. Lo que verdaderamente echo de menos es sentir que
alguien me tocara. Sí, creo que eso es lo que más echo de menos, sentir los
abrazos y las caricias de alguien".

¿Quién sabe qué mensajes había recibido este hombre para vivir durante tantos años sin contacto íntimo? De muchas maneras, independientemente de las experiencias que tengamos, lo que importa es la manera en que jugamos las cartas que nos tocan. Como lo muestra este relato, el condicionamiento restrictivo no siempre viene acompañado de malas experiencias espectaculares o dramáticas; lo que sucede más a menudo es que nuestro condicionamiento social en torno al sexo es privado y sin manifestación evidente. El problema es que no nos damos cuenta de que las formas en que aprendemos a protegernos del dolor también nos aíslan del placer.

En el caso de Gary, la expresión de su necesidad de contacto íntimo y amoroso era el comienzo de un episodio completamente nuevo en su vida y, afortunadamente, decidió que nunca era tarde. Nuestra necesidad de contacto físico no es una exageración. Sin ese contacto nos sentimos insoportablemente solos y perdemos cierto sentido de seguridad física en la esencia de nuestro ser. A Gary también se le reconoció el haber sido fiel a sus padres y, aunque era un poco triste ver que había esperado tanto tiempo, como no arrastraba ninguna amargura ni lamentación, se ganó el respeto de todos. No obstante, lo que en definitiva le dio la confianza necesaria para explorar su identidad sexual fue su autoaceptación. Es una experiencia liberadora deshacerse de todos los elementos extra a los que no corresponde ningún lugar en la determinación de nuestras necesidades y deseos sexuales. Como lo demuestra la propia experiencia de Gary, nadie nos puede ver como en realidad somos mientras no hayamos empezado a aceptarnos a nosotros mismos.

Una ceremonia de reflexión personal
La charla andante en la naturaleza

La charla andante en la naturaleza es una sencilla ceremonia que nos ayuda a reflexionar sobre la vida. Su propósito es avivar su atención mientras da un paseo a pie, hace unas preguntas y presta atención a sus propias respuestas. Tal vez sea conveniente que tome nota de las preguntas que aparecen a continuación y las lleve en su bolsillo como recordatorio.

Durante la ceremonia de la charla andante en la naturaleza, todo lo que le rodea, con inclusión de las plantas, el viento o cualquier otra cosa que le llame la atención, puede provocar pensamientos y traer recuerdos. Cuando uno está a solas en la naturaleza, su Yo Natural tiene mejores probabilidades de atisbar al otro lado del velo para obtener perspectivas útiles. Solo necesita encontrar un lugar donde pueda estar a solas consigo mismo. Mientras camina, si se cruza con otra persona, fíjese en cómo uno ajusta automáticamente lo que está haciendo o pensando. Cuando vuelva a estar a solas consigo mismo, piense en las personas que le produjeron fuertes impresiones durante su niñez.

> ¿Quiénes fueron sus principales configuradores y ladrones de la imagen sexual?
> ¿Cuáles fueron los mensajes negativos que recibió de las personas más allegadas a usted?
> ¿Cuáles fueron los mensajes positivos que recibió de ellos?
> ¿En qué forma afectan estos mensajes a sus relaciones actuales?

Simplemente permita que cualquier percepción obtenida entre y salga de su conciencia como si estuviera flotando. Para concluir la ceremonia de la charla andante en la naturaleza, dese las gracias por haber dedicado el tiempo necesario a reflexionar de esta manera. Agradezca además a los configuradores de su imagen por ser parte de su vida.

4

Elecciones y preferencias sexuales

Nuestras preferencias sexuales y los tipos de relaciones que formamos reflejan la mejor manera en que nuestra alma puede crecer y aprender. Si bien nuestras parejas íntimas son nuestros mejores maestros, también son nuestros mayores tiranos, y las decisiones que tomamos acerca de quién será el objeto de nuestra sexualidad son las más importantes de nuestras vidas.

QUIÉN HA DE SER EL OBJETO DE NUESTRA SEXUALIDAD

Si colocamos sobre una rueda los distintos tipos de preferencias sexuales, notamos un claro mensaje: cada preferencia sexual es una forma válida de descubrir quiénes somos. Aunque la inmensa mayoría de las personas desean disfrutar de experiencias sexuales con el sexo opuesto, también hay quienes tienen la inclinación natural a sentirse atraídos hacia parejas del mismo sexo.

Oeste

Heterosexualidad

Por un amplio margen, la preferencia más común es el deseo de compartir los sentimientos sexuales con una persona del género opuesto. Como si fueran los dos polos de la carga magnética, la atracción entre dos fuerzas opuestas es lo que los hace unirse. Gravitamos hacia una atracción heterosexual no solo porque podemos aparearnos y tener hijos, sino porque también sentimos esa atracción mutua para poder aprender más sobre nosotros mismos. Esto se debe a que, si bien cada uno de nosotros nace con un género específico, todos tenemos cualidades masculinas y femeninas dentro de nuestros cuerpos físicos y energéticos. Así pues, cuando sentimos atracción hacia alguien del sexo opuesto, queremos aprender algo acerca del aspecto menos dominante de nuestra naturaleza general. Como mujer, siento que una parte de mi ser desea conectarse sexualmente con hombres para poder cultivar mis aptitudes creativas masculinas. Del mismo modo, los hombres se sienten atraídos hacia las mujeres porque esto los ayuda a desarrollar sus aptitudes receptivas femeninas. De este modo, vamos creciendo al ver nuestra imagen reflejada en un espejo.

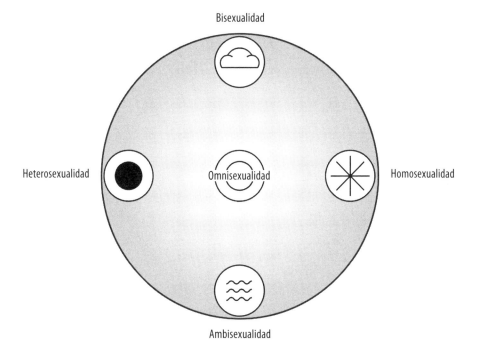

Fig. 4.1. Preferencias sexuales

Este
Homosexualidad

Este tipo de atracción se basa en el deseo de conocernos mediante la exploración de la sexualidad con una persona del mismo género. Existe un consenso de que la preferencia sexual es resultado de una combinación de factores genéticos, biológicos y del entorno. Según el Quodoushka, la persona que opta por explorar las atracciones homosexuales puede tomar este camino incluso desde los tres a los nueve años de edad (o posteriormente). El Quodoushka mantiene que nuestras atracciones sexuales son expresiones de libertad personal. Cuando nos sentimos atraídos hacia una persona del mismo sexo, buscamos aprender mediante un reflejo similar.

En algunas culturas indígenas, la homosexualidad se considera un don. Históricamente, muchos homosexuales han ocupado lugares de gran honor. A los homosexuales se les denomina "reflejos gemelos" porque poseen la capacidad de entender claramente las motivaciones y comportamientos de ambos sexos. Como resultado, muchos son personas excepcionalmente perceptivas, con sensibilidades refinadas, que a menudo desarrollan extraordinarios talentos creativos. Algunas personas nacen con fuertes preferencias homosexuales y optan por compartir la intimidad sexual únicamente con parejas del mismo sexo, mientras que otras deciden explorar las atracciones homosexuales durante períodos breves.

Norte
Bisexualidad

Un hombre o una mujer con preferencia bisexual disfruta la sexualidad tanto con hombres como con mujeres. En algún momento en la vida, casi todo el mundo ha tenido, cuando menos, la fantasía de practicar el sexo con una persona del mismo género. O ha sentido una atracción homosexual y es, por lo tanto, lo que se denomina "bisexual curioso". El simple hecho de tener estos deseos o esta curiosidad no significa que uno sea homosexual. Es más, aunque la mayoría de nosotros tenemos una clara preferencia sexual hacia los hombres o hacia las mujeres, esto puede cambiar en el transcurso de nuestras vidas. Por ejemplo, un chico o una chica que desee empezar por explorar el sexo con alguien del mismo género podría descubrir más adelante que en realidad prefiere al sexo opuesto. Asimismo, una persona que lleve muchos años casada con alguien del sexo opuesto puede llegar a preferir estar con alguien del mismo sexo.

Quienes gravitan hacia ambos sexos pueden pasar por períodos de duda mientras tratan de descifrar sus atracciones sexuales. No es fácil establecer relaciones cuando está en duda la orientación sexual. Por eso las personas bisexuales normalmente exploran distintos tipos de relaciones hasta determinar lo que mejor les acomoda. Cuando nos damos el tiempo necesario para descubrir lo que más deseamos, nos resulta más fácil encontrar alegría y felicidad con nuestras verdaderas preferencias sexuales.

Sur

Ambisexualidad

La persona ambisexual prefiere tener relaciones sexuales con alguien del género opuesto pero, en las circunstancias adecuadas, con la mujer o el hombre adecuados, podría disfrutar de una experiencia homosexual. Asimismo, una persona ambisexual puede ser de preferencia homosexual pero, en la ocasión y con la persona adecuada, podría disfrutar una experiencia con el sexo opuesto. Por lo tanto, el hecho de ser ambisexual significa que uno prefiere *principalmente* tener relaciones sexuales con un solo género, pero en ocasiones podría disfrutar también al sexo opuesto. Ser ambisexual es algo mucho más común de lo que uno se imagina.

Entre todas las preferencias sexuales, la ambisexualidad y la bisexualidad son tal vez las menos comprendidas. Esto quizá se deba a la creencia generalizada de que está mal tener más de una pareja sexual al mismo tiempo. Sin embargo, ¿cuántos matrimonios podrían beneficiarse si trataran de entender y compartir sentimientos acerca de las preferencias sexuales? En muchos casos, cuando una mujer o un hombre experimenta una atracción homosexual, no significa que prefiere una relación de ese tipo. Con la represión de la curiosidad sexual solo conseguimos complicar los sentimientos de vergüenza y culpabilidad y, a la postre, esto nos dificulta más el conocimiento de nuestras verdaderas preferencias. Se dice que, si se nos permitiera explorar en un entorno sin estigmas, la ambisexualidad sería una de las fases naturales de la maduración.

Centro
Omnisexualidad

Ser omnisexual quiere decir que uno siente una conexión sexual con todos los mundos de la Abuela Tierra. Significa que podemos tener experiencias orgásmicas en la naturaleza, por ejemplo, cuando vemos una puesta de sol u observamos las estrellas titilando en el cielo. Significa que tenemos literalmente un estado de placer tan acentuado al hacer cosas como nadar, sentarnos sobre una roca calentada por el sol o andar por la cima de una montaña; que experimentamos una sensación de unicidad con toda la creación.

Si bien todos podemos tener estas experiencias omnisexuales —y, de hecho, nuestro estado natural consiste en vibrar al unísono con la creación— lo cierto es que rara vez logramos mantener este nivel de conciencia. Además, aunque a algunas personas les gustaría decir que son omnisexuales porque han experimentado momentos exquisitos en la naturaleza, eso no significa que puedan obviar la sexualidad humana. La omnisexualidad es también la realización de una conexión sexual y orgásmica con todos los seres humanos.

TIPOS DE RELACIONES

Junto con la necesidad de expresar nuestras preferencias sexuales viene el deseo de escoger el tipo de relación en la que mejor podamos explorar nuestras atracciones. Cada uno de estos tipos de relaciones presenta sus retos y, seamos o no conscientes de ello, escogemos una forma de relación en lugar de otra según las necesidades de evolución de nuestro espíritu.

Oeste (opción 1)
Relación monógama

Los Ancianos Naguales del Sendero de la Medicina Dulce afirman que, si bien una relación monógama podría ser el tipo más satisfactorio, es también el más difícil de mantener. Está claro que la elección de satisfacer nuestras necesidades y deseos con una sola persona requiere un gran nivel de compromiso y madurez. Encontrar a una persona que satisfaga todas nuestras cambiantes necesidades sociales, económicas, intelectuales, emocionales y sexuales a lo largo de toda una vida es un esfuerzo monumental.

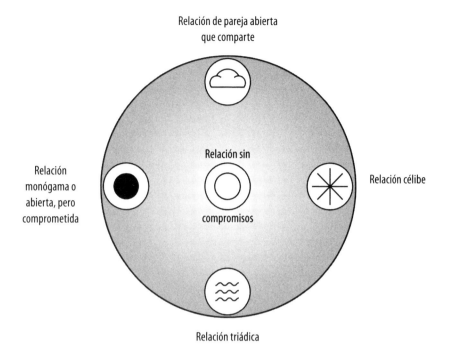

Relación de pareja abierta
que comparte

Relación sin
compromisos

Relación
monógama o
abierta, pero
comprometida

Relación célibe

Relación triádica

Fig. 4.2. Elecciones en materia de relaciones

Muchos consideran que las relaciones monógamas son la piedra angular de una sociedad estable. Especialmente en lo que se refiere a la crianza de niños, la confiabilidad y la estabilidad que se logra mediante la existencia de dos progenitores amorosos y dedicados son la mejor fórmula para la mayoría de las personas. Las relaciones monógamas proporcionan un marco para abrirnos sexualmente y construir nuestros hogares con la persona que más nos ama, nos apoya y cree en nosotros. Además, es sumamente satisfactorio compartir nuestros sueños y derrotas con alguien en quien confiamos plenamente.

No obstante, la promoción de la monogamia como la única opción aceptable hace que muchas personas se sientan inferiores si no logran encontrar a la pareja adecuada con quien tener ese tipo de relación.

Aunque mantenerse leal y totalmente comprometido con una sola persona puede resultar muy gratificante, este no es el único tipo de relación posible. Quienes optan por este tipo de relación tienen que asegurarse de satisfacer las necesidades emocionales, mentales, materiales, espirituales y sexuales en pos del beneficio y el bienestar mutuos.

En distintos momentos en una relación monógama, es común que las parejas atraviesen fases en las que sientan como si hubieran dejado de crecer. Un miembro de la pareja, o ambos, pueden dudar de sus sentimientos de atracción o preguntarse si su compatibilidad será duradera. Cuando la pareja decide mantener una relación monógama, ambos deben respetar el compromiso de apoyarse y presentarse retos mutuamente para poder crecer. Aunque a veces el sacrificio de las libertades personales puede parecer grande, la posibilidad de compartir la compañía duradera de un ser querido es profundamente satisfactoria.

Oeste (opción 2)
Relación abierta, pero comprometida

Es innegable que la monogamia tiene grandes ventajas pero, cuando se limita demasiado el crecimiento individual, es posible considerar otros tipos de relaciones. Una alternativa a la total monogamia consiste en establecer una relación que, aunque comprometida, sea un tanto abierta. En este tipo de acuerdo entre dos, estos deben definir con claridad todas las ventajas y desventajas que se han descrito de la monogamia. Para que la relación sea abierta de forma limitada, en determinados momentos y con determinadas personas, las dos partes deben acordar que una de ellas, o ambas, puede tener encuentros íntimos con otra persona en formas claramente definidas. Por ejemplo, una pareja casada puede decidir invitar a un hombre o a una mujer a participar en una experiencia sexual con ellos, o uno de los miembros de la pareja puede, en ciertas circunstancias, tener relaciones sexuales con otras personas. La clave del éxito en una relación abierta, pero comprometida consiste en asegurarse de que la relación principal tenga una base firme. Tiene que haber un compromiso perdurable de comunicarse con honestidad sobre todas las necesidades y deseos de ambos miembros de la pareja para poder crear acuerdos que funcionen para los dos. (En mi libro *Sexual Agreements [Acuerdos sexuales]* se puede encontrar más orientaciones sobre cómo crear relaciones abiertas en forma exitosa).

Sur
Relación triádica

Este tipo de relación queda en el Sur de la rueda, en el lugar de las emociones, porque la complejidad de la intimidad sexual con otras dos personas suele movilizar más energía que todos los otros tipos de relaciones combinados. La constante intensidad de tres personas que compartan el sexo y los sentimientos íntimos presenta retos excepcionales. Las tríadas requieren una comunicación constante y hay muchas probabilidades de que una de las personas se sienta excluida.

Las relaciones triádicas se forman generalmente con la unión de dos mujeres con un hombre o de dos hombres con una mujer. En muchos casos, una pareja ya establecida decide invitar a otro hombre o mujer a entrar en su relación. En algunos casos, la mujer desea practicar el sexo con dos hombres, en tanto ellos no sienten ningún deseo sexual por el otro hombre. En otros casos, se trata de dos hombres que disfrutan el sexo juntos y la mujer tiene relaciones sexuales con ambos. Hay muchas combinaciones y variaciones según cuáles sean las necesidades y los deseos de cada uno. La experiencia triádica puede ser breve, o puede suceder que las tres personas decidan tener una relación más duradera. Pueden vivir juntos o separados.

Aunque las relaciones triádicas no son comunes, tengo conocimiento de algunas que funcionan y en las que se están criando niños. Este tipo de relación puede ofrecer variedad sexual, apoyo económico e intimidad sostenida. Si hay un entorno estable y confiable, las tres personas pueden combinar sus talentos creativos para crear familias que las apoyen. Aunque las tríadas suelen ser temporales, pueden ofrecer un espacio expansivo en el que cada persona pueda crecer y explorar.

Norte
Relación de pareja abierta que comparte

En contraste con las relaciones triádicas, que generalmente se forman sobre la base de las atracciones sexuales, las relaciones de pareja abierta que comparte suelen crearse cuando dos parejas o más deciden compartir sus recursos. Estas relaciones no siempre se inician únicamente sobre la base de necesidades o deseos emocionales o sexuales. Las consideraciones económicas son a menudo la razón principal para establecer este tipo de relación. Ambas parejas ven la ventaja de compartir recursos para criar niños o para hacer realidad carreras profesionales y negocios.

Igual que en el caso de las relaciones triádicas, las relación de pareja abierta que comparte entrañan complejidades sexuales que crean una dinámica que no siempre es fácil de mantener con éxito. No obstante, conozco varios tipos de relaciones comunales de parejas abiertas que comparten, una forma de relación comunal en que los niños cuentan con la supervisión de muchos adultos preocupados. Aunque puede ser una situación confusa por ser una familia tan distinta a las de otros niños, los chicos que conozco que se crían de esta manera a menudo desarrollan muy buenas destrezas de comunicación. Si bien a veces carecen de la atención concentrada de dos progenitores, valoran mucho la orientación obtenida al tener a cuatro personas responsables volcadas en su crianza.

No todas las relaciones de pareja abierta que comparte implican la crianza de niños. Algunas parejas se unen porque quieren explorar sus atracciones sexuales. Pueden compartir la intimidad por un período breve o largo. En estos casos, cuatro personas pueden disfrutar los placeres de la variedad sexual al mismo tiempo que crean amistades duraderas y hogares donde reina el afecto. Cuando se establecen y mantienen buenos acuerdos, este tipo de relaciones puede proporcionar el espacio y el apoyo necesarios para logros visionarios.

Este

Relación célibe

A veces la mejor opción consiste en mantener una relación con uno mismo. El Quodoushka hace distinción entre el celibato y la abstinencia. Esta última consiste en abstenerse por completo del sexo, sea por elección o por inacción, mientras que el celibato consiste en la elección de "celebrar" nuestra propia sexualidad. El celibato se coloca en el Este de la rueda medicinal porque a veces puede expandir creativamente nuestra visión y pasión por la vida. Es una oportunidad de explorarnos y esto incluye el autoplacer.

Disfrutar de períodos de celibato, de abstenerse del sexo con otros durante períodos breves, puede ser rejuvenecedor y refrescante. No obstante, a menudo somos célibes porque hemos terminado una relación, o porque no queremos practicar el sexo aunque tengamos una relación, o porque no logramos encontrar pareja. Por estas razones, normalmente no nos hace felices ser célibes. Rara vez escogemos conscientemente el celibato para restablecer nuestra energía sexual o para reflexionar sobre nuestro propósito en la vida.

No es una buena elección ser célibes durante demasiado tiempo porque estamos desilusionados o temerosos, o porque perdemos interés en el sexo. Por otra parte, la elección de manifestar nuestra sexualidad como forma de reflexionar más profundamente sobre nuestras vidas puede ser uno de los mejores momentos de nuestra existencia, especialmente si también cultivamos las amistades y el apoyo que necesitamos. Entonces, cuando estemos listos y hayamos adquirido tal vez más sabiduría, podemos seleccionar el tipo de relación en la que más podemos aprender.

Centro

Relación sin compromisos

A cierto nivel, la relación sin compromisos es lo que hoy conocemos como "salir de cita". Significa que estamos buscando una persona adecuada para pasar tiempo juntos y quizás tener actividades sexuales. A veces nos convertimos en personas sin compromisos después de terminar una relación íntima; en otras ocasiones optamos por experimentar con distintas parejas potenciales y no estamos preparados para comprometernos con ninguna de ellas.

Sin embargo, no todas las personas sin compromisos están pasando por una fase temporal de búsqueda de una pareja para el resto de su vida. Es posible que algunas prefieran tener varias parejas sexuales duraderas y con ellas "danzan" libremente durante toda la vida.

Hoy en día, con la disolución de tantos matrimonios, más hombres y mujeres se están convirtiendo en personas sin compromisos en una etapa más avanzada de la vida. Parece ser que cada vez menos personas están dispuestas a seguir durante años y años en relaciones que las hacen infelices. Claramente, una de las razones principales por las que las parejas se separan es porque desean encontrar una mayor satisfacción sexual. Para muchos que buscan compañía en etapas más avanzadas de la vida, las reglas de los noviazgos han cambiado considerablemente. Para empezar, el sexo fuera del matrimonio es más aceptado ahora que en generaciones anteriores y casi nunca se considera un estigma vergonzoso haber tenido varios cónyuges. Lo más importante, la Internet ha cambiado decididamente la forma en que las personas sin compromiso procuran encontrar parejas potenciales.

Por ejemplo, no hace tanto tiempo que muchas parejas hubieran estado renuentes a reconocer que se habían conocido a través de un servicio de citas en línea. En las últimas dos décadas, la Internet ha superado con creces todos los demás métodos que antes se usaban para encontrar pareja. Antiguamente, la forma principal de conocerse en los Estados Unidos era a través de funciones relacionadas con la iglesia. En la actualidad, el número de personas que se conoce a través de Internet supera al conjunto de los que se conocen en bares, grupos sociales y funciones religiosas.

Aunque conocer a alguien en Internet no sea la manera que usted escoja para encontrar pareja, sigue existiendo una constante: ser soltero es realmente una aventura. Independientemente de si este período de exploración es breve o dura años, el deseo de establecer un vínculo íntimo es una fuerte motivación que nos ayuda a sobrellevar los intentos, los rechazos, y también nos proporciona las bellas experiencias que tienen lugar mientras buscamos a una pareja íntima. Sobre todo, es importante que las personas sin compromiso se deshagan de planes preconcebidos del pasado y entren en las nuevas relaciones con intenciones claras.

Estar sin compromiso puede a veces ser un período de soledad y anhelo, o una época de gran crecimiento personal. Si usamos este tiempo para mejorar nuestra persona y experimentar el tipo de intimidad que nos gustaría tener, el cuidado que tengamos durante nuestras aventuras de noviazgo puede conducir a relaciones mucho más satisfactorias y plenas.

Todos los ejercicios, ceremonias y enseñanzas del Quodoushka se pueden utilizar para obtener claridad en cuanto a nuestras relaciones sexuales. Sea cual sea el tipo de preferencia que tengamos o el tipo de relación que mejores resultados nos dé, no cabe duda de que las decisiones sexuales que tomemos se cuentan entre las oportunidades más importantes de nuestras vidas.

DISEÑO DEL SEXO EN SU VIDA

Cuando nuestras elecciones en materia de relaciones son claras, cuando todo funciona y la vida parece una serie de luces verdes, no es tan difícil encontrar oportunidades de practicar el sexo. La verdadera razón por la que no alcanzamos todo nuestro potencial sexual no tiene nada que ver con tener suficiente tiempo ni con conocer a la persona adecuada: es cuestión de usar correctamente nuestras energías internas, en armonía con la naturaleza. El hecho de ir en contra de la forma en que estamos concebidos para funcionar hace que se disipe nuestra esencia y nos hace perder la salud. Las emociones turbulentas y la niebla mental producen agotamiento del cuerpo físico y refrenan el espíritu. Igual que bolas de billar

RECIBIR CON ATENCIÓN
Enseñarnos unos a otros con respeto, honor y dignidad que todos
los objetos, seres y fenómenos nacen de la mujer y no hacer nada
que sea perjudicial para los niños.

**SOSTENER Y
TRANSFORMAR CON
LA INTIMIDAD**
teniendo cuidado de
nuestro espacio físico y
del de otras personas.

**CATALIZAR CON LA
ENERGÍA SEXUAL**
mediante la intimidad
con la pareja.

**DETERMINAR CON
PASIÓN Y LUJURIA**
compartiendo con otros
nuestro fuego, inspiración y
visiones espirituales.

DAR CON TERNURA
nuestra emoción, nuestra energía en
movimiento, libre y fluida, expresada
desde nuestro espacio del corazón.

Fig. 4.3. Coreografía equilibrada de la energía

que se golpean entre sí, un problema conduce a otro hasta que nuestras vidas se vuelven dispersas, apáticas e ineficaces. No hay forma de disfrutar una vida sexual satisfactoria cuando no estamos alineados con las leyes naturales del movimiento de la energía.

El universo aplica el modelo del equilibrio y la armonía en todas partes, incluso en medio del caos aparente. Un tsunami, por ejemplo, tiene desde nuestra perspectiva un aspecto devastador, pero las tormentas intensas, igual que las emociones fuertes, son simplemente expresiones diferentes de energía. Aunque no consigamos definir por completo la armonía, la evidencia de las fuerzas invisibles del "Como es arriba" que generan el orden encuentran su reflejo en los reinos de existencia visibles del "Es abajo". La Tierra gira sobre su eje regularmente alrededor del sol, con lo que se crean la luz y la oscuridad, mientras que los planetas y sus satélites naturales giran también alrededor del sol, del mismo modo que los electrones con carga negativa orbitan en torno al núcleo positivo de los átomos. Las energías contenidas en nuestros cuerpos, con inclusión de las hormonas, la circulación sanguínea y las secreciones sexuales, colaboran entre sí en formas fantásticamente complejas. La armonía es la coreografía interconectada de todos estos sistemas. Aunque nuestros ojos no perciban las fuerzas subyacentes que rigen nuestros cuerpos o el movimiento de la Tierra, definitivamente sabemos lo que significa estar en desequilibrio.

Cada vez que el caos nos desequilibra y perdemos fuerza en nuestras relaciones íntimas, esto se debe a que estamos utilizando incorrectamente los cinco aspectos humanos de nuestras energías emocionales, mentales, físicas, espirituales y sexuales. Esta rueda muestra cómo podemos recuperar el equilibrio en medio de cualquier situación. Puede utilizarse para comprender la interacción dinámica de todas las apariencias en el universo, con inclusión de los mundos interno y externo de la experiencia. A continuación se indica cómo funciona.

LA RUEDA INTERNA Y LA EXTERNA

En su significado abstracto, los elementos que se muestran en la parte interior de la rueda simbolizan todas las sustancias o fenómenos y contienen cualidades que se manifiestan en sus funciones inherentes. En otras palabras, el agua fluye, la tierra nutre la vida, el viento cambia de dirección y el fuego expande. El elemento central, o sea, el vacío, es la fuente original de donde todo proviene y a donde todo se dirige. Los correspondientes aspectos humanos a lo largo del borde exterior de la rueda son las emociones, el cuerpo físico, la mente y las energías espirituales y sexuales.

Estas son las formas correctas de usar nuestras energías internas: como el agua que fluye, fuimos concebidos para dar a través de nuestras emociones. Como los minerales nutrientes de la Tierra, retenemos y transformamos la energía en nuestros cuerpos. Como el viento cambiante, fuimos concebidos para recibir con la mente. El fuego de nuestro espíritu expande y determina. Nuestra energía sexual cataliza todo lo demás en nuestras vidas. Al entender cómo estos elementos están diseñados para funcionar dentro de nosotros, podemos evitar la pérdida innecesaria de vitalidad y corregir los desequilibrios.

Centro: Vacío

Catalizar con la energía sexual

Nuestra energía sexual de la fuerza del alma se relaciona con todas las formas de intimidad, incluido el contacto sensual, la conversación y los esfuerzos creativos, así como las relaciones sexuales y el juego sexual directo. Cuando hacemos el amor y cuando somos creativos, estamos expresando un aspecto de nuestra energía sexual de la fuerza del alma. Catalizar con la energía sexual significa poner nuestra sensibilidad, emoción y pasión orgásmica en cualquier cosa que hagamos.

El Quodoushka coloca la energía sexual de la fuerza del alma en el centro de la rueda porque todo lo que hacemos se ve afectado por la forma en que nos relacionamos con el sexo. Nuestra forma de vestir, los empleos que escogemos, las amistades que formamos, las cosas que compramos, los hogares que creamos son todos, de una manera u otra, reflejos del papel que tiene el sexo en nuestras vidas. No obstante, la mayoría de nosotros organiza su día como si el sexo fuera algo extra, algo que solo hacemos cuando nos sobra el tiempo. Al no tener formas de expresión sexual creativa, es como si en el centro tuviéramos un agujero que le quita fuerza a toda la rueda. Cuando lo ignoramos por mucho tiempo, es como andar con un neumático pinchado. Hay erupciones emocionales y la mente se vuelve agitada e indecisa. El cuerpo se vuelve perezoso y el espíritu se nos hunde. El uso inadecuado de la energía sexual no solamente menoscaba la alegría de la vida, sino que da lugar a perversiones psicológicas y espirituales.

Por otra parte, cuando dependemos desmedidamente del sexo, introducimos una perturbación en la coreografía equilibrada de la energía natural. Ser obsesivos, por ejemplo, al pensar demasiado en por qué no tenemos relaciones sexuales, produce tanta disfunción como relegar el sexo a una posición sin importancia. La búsqueda del equilibrio adecuado y el uso correcto de nuestra energía sexual es una de las enseñanzas primarias del Quodoushka porque, cuando estamos en armonía con la naturaleza, se supone que aceptamos toda la rueda de la experiencia humana.

Esto significa que tenemos que aprender a comunicar honestamente nuestras necesidades y deseos sexuales más profundos. No significa que tenemos que exigir el sexo cada vez que lo deseemos o negárselo a nuestra pareja cada vez que no lo deseemos. Estos serían ejemplos de cómo damos (exigimos) o retenemos la energía sexual en lugar de catalizar nuestra fuerza vital con la comunicación honesta de corazón a corazón.

Hay muchas formas en que podemos vigorizar nuestras vidas mediante la expresión de nuestra pasión sensual y orgásmica. No obstante, las posibilidades de expresión creativa no bastan para satisfacer la necesidad humana de sexo. Para estar en armonía con la rueda de la Creación, necesitamos compartir nuestra creatividad y tener vías auténticas de recarga y liberación de energía sexual.

Sur: Emociones
Dar con ternura

Cuando estamos en equilibrio y armonía, lo más natural es que demos con ternura. Pero en realidad, la mayor parte del tiempo, hacemos cualquier cosa menos esto. En lugar de ello, cuando damos, queremos algo a cambio. Damos, pero luego resentimos haber dado. Damos creyendo que no queremos nada pero entonces, si no nos gusta cómo nos tratan, decimos: "Le di muchísimo, pero no recibo respeto".

Se ha dicho que el acto de dar termina con ese propio acto. Cuando un árbol nos da un fruto, no se queda esperando a que le demos agua. Dar con ternura significa dar sin ninguna expectativa. Pero, ¿cómo lograrlo?

Las emociones se sitúan en el sur de la rueda con el elemento del agua, porque funcionan como distintos tipos de lluvia, rocío, hielo, vapores, mares, tormentas de verano y cascadas. Las muchas formas que asume el agua se corresponden con la forma en que, en cuestión de segundos, cambiamos de sentirnos felices a ansiosos, tristes, emocionados o enojados. Al igual que el agua, que asume la forma de su contenedor, las emociones cambian constantemente según cuál sea nuestra situación.

Nuestras emociones están diseñadas para ser fluidas como el agua y, a lo largo de un solo día, pasamos naturalmente de una emoción a la otra. No siempre podemos ser alegres, del mismo modo que tampoco podemos quedarnos estancados en la envidia, el odio o el deseo de venganza. Pero el sube y baja excesivo de los cambios de estado de ánimo, el miedo, la ira, la tristeza y la depresión, es lo que nos hace perder enormes cantidades de energía a lo largo de la vida. Hay que preguntarse: "¿somos como un barco batido entre las aguas con cada subida y cada descenso de nuestros estados de ánimo, o podemos acceder a la esencia más profunda del agua para recuperar nuestro equilibrio? ¿Cómo podemos permitir que todos nuestro espectro de emociones se mueva sin que nos aplaste?" La respuesta está en dar con ternura.

Incluso la ira y las irritaciones se pueden expresar con consideración por los sentimientos de la otra persona. Los ataques de ira y el resentimiento acumulado son debilitantes y se pueden evitar si expresamos más a menudo nuestras emociones. En lugar de dejarlos por dentro hasta que se estancan, o permitir que los celos y los agravios por cosas que otras personas hayan hecho nos mantengan perpetuamente descentrados, el secreto de una vida equilibrada consiste en buscar nuevas vías para dar. Esto no significa que debemos quejarnos con cualquiera que nos escuche, pues eso solo serviría para crearnos un hervidero de sentimientos que a la postre se convertirán en un montón de emociones amargas, congestionadas y caducadas. Cuando hacemos esto, significa que nos quedamos estancados en nuestros sentimientos de que tenemos razón y de que el otro está equivocado. Olvidamos así como dar con ternura, especialmente en lo que se refiere al sexo.

Una coreografía del desequilibrio:
Elizabeth y Matthew

Un día, mientras Elizabeth y Matthew hacían el amor, este apartó la cabeza en medio de un abrazo y dijo que no le gustaba la forma en que ella lo besaba. En ese momento, esto hirió a Elizabeth en sus sentimientos, pero no pudo decir nada (retener con la mente). En lugar de dar con ternura y decir honestamente que se sentía herida, Elizabeth evitó los besos por completo (determinar con el cuerpo). A su novio se le olvidó el comentario que había hecho, pero entonces empezó a quejarse de la falta de interés de ella (determinar con la mente). Lo que vino después fue una intensa explosión de críticas inconexas, todas provocadas por el comentario de Matthew acerca de la forma de besar de ella.

La mayor parte del tiempo, la ruptura de una coreografía equilibrada comienza con los pequeños resentimientos emocionales que acumulamos por dentro y, como lo ilustra este relato, se extiende rápidamente al resto de la rueda. En lugar de recibir con la mente, nos aferramos mentalmente a los comentarios negativos. En lugar de abrirnos a la intimidad sexual, determinamos cerrar físicamente nuestros cuerpos. Si no damos paso a los sentimientos sexuales, nuestro espíritu se hunde más aun, y no logramos encontrar la manera de catalizar o cambiar la situación con la comunicación de corazón a corazón.

A menudo, cuando los desequilibrios se multiplican y no podemos encontrar su fuente, la mejor forma de comenzar es encontrar una manera de dar. La clave de dar con ternura consiste en ser honestos, primero con nosotros mismos y luego con los demás. La honestidad hace que se esfumen los resentimientos emocionales y nos da el tiempo necesario para volver a equilibrar en torno a la rueda nuestras mentes, cuerpos y espíritus. Si bien poner fin a todo tipo de conflicto entre dos personas pudiera ser una meta inalcanzable, la práctica de dar con nuestras emociones es una forma muy eficaz de restablecer la armonía, especialmente cuando tomamos en serio esta idea en nuestros intercambios sexuales íntimos.

Norte: Mente
Recibir con atención

Continúa la historia

Elizabeth no podía olvidar aquel comentario, y se la cobró a Matthew negándole el sexo. Por mucho que él tratara de decirle cosas agradables, lo que le había dicho antes se le había quedado grabado en el cerebro.

Esto es un ejemplo de cómo somos incapaces de recuperar la armonía porque estamos reteniendo y determinando con la mente en lugar de recibir con atención. De cierta manera, la mente está diseñada para funcionar como una cámara, que va tomando instantáneas de todo lo que sucede en torno a nosotros. Cuando estamos operando en armonía con la naturaleza, el cerebro tiene la tarea de recibir todas las imágenes que encontramos. El problema es que recibimos distracciones constantes y no sabemos qué hacer con la avalancha de información. El estrés mental es resultado de las sobredosis de información y de tener que descifrar y juzgar la incesante corriente de datos que recibimos. En lugar de recibir con atención los mensajes a los que necesitamos prestar atención, tratamos de procesar mucho más de lo que realmente necesitamos.

No obstante, no siempre es posible ni correcto tratar de reducir el influjo de información. A veces tenemos que interesarnos en desastres que ocurren en el otro extremo del mundo y preocuparnos por cosas que ocurren más allá de nuestras propias puertas. Ahora que las tecnologías hacen que sea más fácil inundar nuestras mentes en forma innecesaria, también nos ayudan a darnos cuenta de que incluso nuestras elecciones más personales afectan a personas a quienes nunca veremos. El desafío consiste en recibir con atención. El verdadero problema subyacente del estrés mental no es el volumen de información que absorbemos, sino la forma en que malgastamos nuestra capacidad mental con pensamientos falsos. Toma un mínimo de esfuerzo percibir neutralmente una situación y dejarla ir como si fuera una nube que pasa flotando. Lo que nos empantana es aferrarnos a ciertas ideas y aplicar a lo que está sucediendo un filtro de interpretaciones inconexas. En lugar de dejar que los pensamientos vayan y vengan, fijamos el cerebro en lo que estamos inventando.

De hecho, rara vez vemos con claridad a las personas o situaciones y consumimos nuestra energía al proyectar lo que creemos que está sucediendo. Los budistas llaman a esto "poner cabeza sobre cabeza". El relato de dos monjes célibes que iban de peregrinación es una bella forma de ilustrar la tendencia a llenar la mente con pretensiones y proyecciones. Había una vez, dos monjes iban a cruzar un río cuando vieron a una hermosa dama en aprietos porque no podía cruzar la corriente. Uno de los monjes la cargó inmediatamente, la llevó hasta el otro lado y continuó su camino. El otro lo seguía, molesto por su diálogo interno. Al fin, le dijo al otro monje: "¿Por qué cargaste a esa mujer? Sabes que está estrictamente prohibido tocar a las mujeres". Con perfecta calma mental, el monje respondió: "Yo la dejé hace una hora. ¿Por qué tú todavía la llevas sobre tus hombros?"

La sexualidad es el aspecto de nuestras vidas en que es más traicionera la tendencia a predeterminar los resultados y colocar proyecciones sobre lo que está sucediendo. No podemos sentir ni escuchar a nuestras parejas porque ya los hemos visto miles de veces. Reaccionamos a nuestro diálogo interno y ya sabemos lo que dirán o harán. Mientras no dejemos de lado las proyecciones falsas y las preconcepciones mentales, solo seguiremos viendo lo que queremos ver y oyendo lo que queremos oír. La clave para despejar la mente está en sosegarse y prestar atención a lo que realmente está sucediendo. En especial, como amantes, siempre existe la oportunidad de hacer una pausa, agradecer y recibir con una mente espontánea y afectuosa.

Este: Espíritu
Determinar con pasión y lujuria

La historia continúa

Después de reconocer con honestidad lo mucho que le había herido lo que su amante le había dicho hacía tanto tiempo, Elizabeth al fin se dio cuenta de que hasta que no lo perdonara por su crítica imprudente, no podría llegar a expresar plenamente su amor. Matthew no sabía que ella le ocultaba esos sentimientos y no tenía la menor idea de por qué Elizabeth rechazaba el sexo con él. Matthew pensó que ella no lo consideraba suficientemente atractivo. Al final, los dos se dieron cuenta de que estaban inventando cosas que no eran ciertas. Su conversación terminó con tiernas muestras de afecto y les abrió el camino a muchos lindos encuentros sexuales en el presente y en el futuro.

En este relato, hasta que Elizabeth y Matthew no se deshicieron de sus apegos al pasado, no pudieron ir más allá de los límites de sus mentes calculadoras. No obstante, no siempre es fácil llegar a este punto. Si no debemos usar las mentes para determinar lo que queremos y lo que no queremos, ¿cómo podemos decidir qué hacer? La respuesta es que debemos determinar con nuestro espíritu.

¿Qué es el espíritu? Puede manifestarse como una energía interna que nos insta, a veces contra todo razonamiento, a seguir adelante a pesar de los incontables reveses. En otras ocasiones, nuestro espíritu presiente el peligro y nos hace desistir de hacer algo. En realidad, aunque le llamemos corazonada, instinto o intuición, a menudo usamos el espíritu para determinar adónde ir, a quién acercarnos, cuándo actuar y qué evitar. El espíritu es la energía que lleva a un hombre a salvar a un niño de un carro que está a punto de reventar en llamas. No piensa en su propia seguridad, sino que hace lo que tiene que hacer. Ese es el fuego de nuestro espíritu, que determina con pasión y lujuria por la vida.

La energía del espíritu es lo que nos impide robar al prójimo. Es la fuerza interna que nos lleva a aprender cosas nuevas y explorar territorio desconocido. Es lo que nos lleva a conocer a un nuevo amante después de una ruptura devastadora. Es también la parte de nosotros que sabe que somos completamente responsables de cada una de nuestras palabras, pensamientos y acciones. Cada vez que decimos "sí" al sexo, y lo hacemos de corazón, estamos guiándonos por la voz interior del espíritu.

Sin embargo, a menudo no hacemos caso a lo que nuestro espíritu parece decirnos. Igual que el fuego, nuestro espíritu puede saltar, expandirse y crecer impredeciblemente. Puede sentirse como una calidez interna pues, cuando sabemos que algo nos ayudará a aprender, nuestro espíritu es el que responde, atraído como una polilla a la luz. Del mismo modo que las emociones fuertes o las suposiciones mentales nos desequilibran, nuestras determinaciones espirituales no siempre son correctas. El entusiasmo exagerado y la dependencia excesiva de señales que interpretamos como correctas pueden crear infortunio. Podemos malinterpretar el espíritu al entusiasmarnos demasiado por una posibilidad y luego no darnos cuenta del momento en que cambian las circunstancias. Tener un espíritu demasiado fogoso es tan peligroso como ser apáticos. La forma más común en que usamos incorrectamente el espíritu es cuando dudamos de nuestro conocimiento intuitivo. Una persona carismática puede tratar de convencernos de que es un gran sanador pero, cuando pasamos por alto acciones deshonestas y egoístas, creyendo que estamos escuchando al espíritu, lo que en realidad estamos haciendo es ignorar las señales del engaño. En casos como este, estamos recibiendo en lugar de determinar con nuestro espíritu. Tenemos una clara sensación de que algo no está bien, pero de todas formas hacemos el juego.

Cuando nuestro espíritu es débil, nada parece interesarnos realmente y nos aburrimos con facilidad. Incluso el sexo parece un fastidio. Típicamente, lo último que quisiéramos hacer es derretirnos en los brazos de otra persona. La forma de fortalecer nuestro espíritu y reactivar las llamas de nuestra pasión consiste en volcarnos sobre alguna actividad, hacer algo creativo y dar al prójimo. Entonces nuestro espíritu puede decir que "sí" más a menudo a las oportunidades sexuales.

Oeste: *Cuerpo físico*

Sostener y transformar con la intimidad

Tarde o temprano, todos los desequilibrios de nuestra coreografía se manifiestan en el cuerpo físico. El cuerpo y, por lo tanto, la salud, son el barómetro más preciso de si estamos perturbando el curso natural del movimiento de la energía. Por eso las Abuelas de la Tradición de la Medicina Dulce dicen: "Lo físico es". Del mismo modo en que la Tierra recibe la luz solar y luego irradia calor, cuando funcionamos en armonía con la naturaleza, retenemos, guardamos y luego transformamos la nutrición que recibimos. La clave está en retener y transformar la energía con la intimidad. Esto significa que tenemos que *escuchar* a lo que realmente nutre al cuerpo físico.

Aunque la mayoría de nosotros sabemos que la buena alimentación, el ejercicio sistemático y el descanso adecuado son las formas principales en que mantenemos y restablecemos la salud, a menudo pasamos por alto nuestras necesidades sexuales. En lugar de valorar el sexo como un requisito físico esencial, a menudo lo tratamos como un extra y lo colocamos en la estantería de lo que dejamos para luego. Además, en lugar de concentrarnos en formas de satisfacer nuestras necesidades básicas de sexo e intimidad, agotamos el cuerpo y tratamos de encontrar otras compensaciones.

Nuestra coreografía general está torcida hasta el punto en que hemos perdido el contacto con lo que realmente necesitamos para mantener la salud. Típicamente, queremos demasiados estímulos y guardamos muy poco sustento. Las emociones fuertes y las ansias mentales nos impiden saber si realmente tenemos hambre o cuánto sexo necesitamos. Normalmente nos damos cuenta de que tenemos un gran desequilibrio cuando pasa algo muy malo. Las limitaciones impuestas artificialmente por el tiempo, y la forma en que asumimos nuestras innumerables obligaciones, producen una constante corriente de estrés que subyace toda enfermedad física.

Por ejemplo, si una mujer presenta un trastorno en su energía emocional, digamos, la ansiedad extrema, esta puede manifestarse en forma de problemas de la menstruación. La mujer puede presentar calambres, jaquecas o ciclos irregulares. En casos extremos, la gente no se percata de la presencia de enormes tumores en sus cuerpos. En lugar de aprender a captar las sutiles señales de desequilibrio que nos envía el cuerpo, dependemos más de la orientación de otros que de nuestra propia conciencia y, de este modo, perpetuamos los problemas de salud sin darnos cuenta de que estamos pisando precariamente un terreno poco firme.

Cuando nuestra coreografía general está desorganizada, llevar una vida estable y sana se considera menos importante que alcanzar la fama, acumular posesiones o cosechar logros. Pero podemos perdernos y sufrir infortunios incluso en medio de un gran éxito. La única razón por la que requerimos formas de restaurar la armonía con nuestra naturaleza original es que nosotros mismos violamos el equilibrio natural de la red de energía del cuerpo. Desatender el uso adecuado de nuestra energía emocional, mental, física, espiritual y sexual conduce al envejecimiento rápido y a la falta de alegría. La cura consiste en establecer una adecuada coreografía de la energía en la que nos aseguremos de dar con ternura, sostener y transformar con la intimidad, recibir con atención, determinar con pasión y lujuria y catalizar nuestras vidas con una expresión sexual a través de la comunicación abierta de corazón a corazón.

CONVERTIRSE EN UN SER HUMANO EQUILIBRADO

Principios de la conciencia adquirida, potencial, evolutiva y creacional

El propósito de convertirnos en seres humanos equilibrados nos hace pasar por las fases de la conciencia adquirida, potencial y evolutiva. Mientras no hayamos escogido entre lo que hemos acumulado de otras personas y expresemos en mayor medida nuestra naturalidad con hombres y mujeres, nunca descubriremos la belleza de evolucionar hasta alcanzar nuestro pleno potencial femenino y masculino.

Conciencia adquirida: El hombre y la mujer

Cuando operamos a partir de la conciencia adquirida, nuestras relaciones se basan más bien en la pugna por posiciones de poder para poder afirmar el

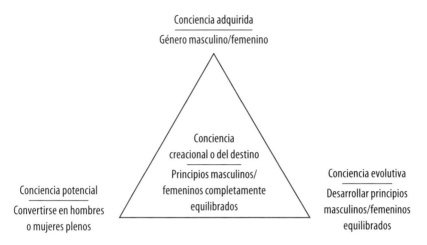

Fig. 4.4. *La evolución de la conciencia*

control físico, económico o psicológico. Dedicamos gran parte de nuestro tiempo a luchar por la satisfacción de nuestras necesidades, carencias y deseos. Sea que asumamos el papel dominante, o que nos dobleguemos o nos rebelemos ante las limitaciones, nuestras vidas están marcadas por un tono subyacente de inquietud y falta de felicidad. Cuando operamos a partir de la conciencia adquirida, nos aferramos a las identidades que hemos ido conformando como hombres y mujeres.

Dentro de los confines de la conciencia adquirida, que incluye todas las formas en que aprendimos a enfrentar situaciones y sobrevivir en reacción ante otros, libramos batallas interminables para demostrar quién tiene la razón. El hombre machista trata de dominar a la esposa sumisa, o la mujer emprendedora trata de reafirmar su independencia. Esto también puede suceder a la inversa, cuando el hombre es el sumiso y la esposa lo domina. Independientemente de quién sea el que ocupa la posición de poder, incluso cuando tratamos de conectar sexualmente con otra persona, cuando nos oponemos al otro con nuestra conciencia adquirida como hombres y mujeres, nuestros propósitos separados hacen que sea imposible establecer vínculos que resulten mutuamente satisfactorios. Los orgasmos se convierten en un acto egoísta hasta el punto en que cada uno está más interesado en lo que puede obtener que en lo que puede dar. En la lucha por evolucionar, los agravios relacionados con la confianza se expresan en forma de quejas y críticas que nos abruman el pensamiento.

A este nivel de conciencia, a los hombres se les llama "sembradores" porque lo único que les interesa es dejar sus "simientes" dondequiera que puedan. Las simientes o semillas representan tanto el semen físico como las palabras y acciones. En esta fase, los hombres no quieren asumir la responsabilidad de las simientes irresponsables, incompletas o inconscientes que dejan caer, y les molesta sentirse atrapados. En esta fase más egoísta de la conciencia, los hombres luchan con su sexualidad. Se vuelven poco sensibles y se lanzan por uno de dos caminos: la búsqueda insaciable de experiencias sexuales o el retraimiento general. En su prisa por conseguir lo que desean, no pueden prever las consecuencias de sus acciones. Cuando un hombre queda atrapado en el estado de conciencia adquirida, se deja llevar, alternativamente, por deseos excesivos o por la firme negación de sus sentimientos sexuales.

A este nivel de conciencia, las mujeres reciben el apelativo de "portadoras de óvulos" porque son demasiado obedientes y no se ocupan adecuadamente de lo que consiguen. En su calidad de portadoras de óvulos, se encargan de concebir o llevar cosas por dentro mientras estas van tomando forma. Esto se refiere a potencialidades, trátese de niños, hogares, profesiones o ideas. Al operar en el marco de expectativas sociales y comerciales adquiridas, las mujeres terminan por resentir la carga que han aceptado llevar. A nivel de la sexualidad, en esta etapa las mujeres luchan por expresar su pasión sexual. Pueden tener destellos de libre expresión, pero entonces se llenan de culpabilidad y esto las hace evitar el sexo. Las mujeres que operan dentro de los aspectos limitados de su conciencia adquirida carecen de claridad y están confundidas e inseguras en cuanto a lo que desean.

A este nivel de conciencia, las mujeres anhelan establecer lazos en las relaciones. Buscan tener novios, hijos y hogares como formas de seguridad que les permitan sentirse validadas, pero no se ocupan adecuadamente de lo que traen al mundo. En otras palabras, se aferran excesivamente a las relaciones, los objetos materiales o los niños, pero entonces se sienten abrumadas y terminan por culpar de su situación a las condiciones externas. Cualquier mujer puede ser "portadora de óvulos" y cualquier hombre puede ser "sembrador" cada vez que actúan sin asumir la responsabilidad de sus palabras o sus acciones.

Conviene tener presente que estas fases de la conciencia no tienen mucho que ver con la edad física de la persona y no se desenvuelven como un recorrido cuesta arriba en dirección recta y sin interrupciones. La realidad es que a veces tenemos momentos de conciencia regidos por la sabiduría, la bondad o la abnegación y, acto seguido, ocasionalmente tenemos momentos de gran egoísmo.

Conciencia potencial: Plenitud masculina y femenina

Los momentos de conciencia potencial tienen lugar cuando nos cansamos o nos aburrimos de la situación reinante y algo tiene que cambiar. Cuando empiezan a desaparecer la pasión, el entusiasmo o el sexo fenomenal, es que comienza la verdadera labor de la conciencia. Durante las transiciones de la conciencia adquirida a la conciencia potencial, las motivaciones y deseos tenían en su lugar las decisiones profesionales, las relaciones y las familias, dejan de funcionar de la manera en que lo hacían. Esto se debe a que, cuando estamos tratando de alcanzar nuestros plenos potenciales masculino y femenino, ya no nos interesan los antiguos moldes y papeles que hemos creado. De hecho, la progresión hacia la conciencia potencial siempre incluye el desmoronamiento de algo; en algunos casos, se siente como la pérdida de todo. Cuando estamos transitando entre la conciencia adquirida y la conciencia potencial, a menudo necesitamos fuertes conmociones que nos empujen a crecer. Al sentirnos más cómodos con nuestros potenciales masculino y femenino, seguimos haciendo cambios de conciencia graduales y empezamos a aprender a través del placer.

Las fases iniciales de la conciencia potencial están marcadas por períodos de frustración e insatisfacción sexual. Si nos resistimos a descubrir nuestros potenciales masculino y femenino porque nos aferramos a las necesidades, carencias y apegos antiguos, el resultado es que nos desconectamos de los sentimientos sexuales o arremetemos contra otros en ataques de ira. Sabemos que queremos liberarnos de lo antiguo, pero aún no sabemos lo que realmente deseamos o necesitamos. Lo que antes queríamos conseguir a toda costa ya no nos interesa, pero las nuevas motivaciones no están en absoluto claras. Todavía recaemos en nuestra conciencia adquirida, en la que reinan la deshonestidad, las traiciones, la falta de interés y una especie de distanciamiento sexual sobre el que es difícil comunicarse.

El ingreso en el territorio de la conciencia potencial puede ser muy desorientador. El cambio en los sentimientos íntimos puede ser gradual o repentino pero, en cualquier caso, rara vez dejamos atrás fácilmente las cosas que deseábamos como hombres y mujeres parciales. No obstante, en la conciencia potencial, aunque intentemos barrer bajo la alfombra nuestros nuevos deseos para aferrarnos a las relaciones o las posesiones, tarde o temprano aflora la necesidad de experimentar un tipo de conciencia distinto.

El paso a la conciencia masculina/femenina puede manifestarse en forma de depresión, intentos desesperados de encontrar pareja, divorcio o períodos prolongados de tedio y apatía. Curiosamente, también puede suceder en la cima de grandes logros. En algún momento, cuando estamos completamente hartos dentro de las limitaciones de nuestra conciencia adquirida, las cosas al fin alcanzan una masa crítica. Aunque la imagen no sea agradable desde la perspectiva de la obtención de la conciencia personal, es como un polluelo que se abre paso a través de su cascarón y está a punto de aprender a andar por un nuevo mundo. Si bien está claro que esto puede suceder más de una vez en una vida, a continuación se presenta un ejemplo del aspecto que puede tomar esta fase de nuestras vidas.

El movimiento de la conciencia adquirida (hombre/mujer) a la conciencia potencial (masculina/femenina)

Paul se estaba recuperando de un divorcio duro, prolongado y amargo. Tras perder unas cuantas batallas, tomó el camino de "dejar que ella se quedara con todo", porque decidió que su cordura valía más que sus posesiones materiales o su ego. Al cabo de varios años en esta batalla, las cosas llegaron a un nivel de locura en que su hijo entabló una demanda contra su madre por haberle robado sus fondos para estudios universitarios y ganó el pleito. Durante un período de separación, Paul empezó a explorar su potencial masculino, haciendo cosas que nunca antes había hecho. Se mudó a un apartamento, aprendió a cocinar, cambió la estructura de su negocio y, al mismo tiempo, buscó un mayor acercamiento a sus hijos. Una vez resueltas las cuestiones financieras, empezó a salir con otras mujeres y diseñó los planos para construir la casa de sus sueños.

Visto desde la otra cara de esta moneda, la ex esposa de Paul, Shelly, también estaba dejando atrás su conciencia adquirida y explorando su potencial femenino. Estaba francamente harta de la preocupación de Paul con su trabajo y, con el paso de los años, empezó a sentirse aburrida de su forma de vivir. Mientras él viajaba, ella permanecía en casa. Mientras él conocía a todo tipo de personas interesantes, ella cenaba a solas. Shelly era quien organizaba los días feriados para la familia, mantenía la casa y se ocupaba de los niños. Después de poner a un lado sus propios intereses durante casi veinte años, había llegado al hastío. Valga decir que el sexo con su esposo no era una perspectiva que le interesara mucho y hubo muchas ocasiones en que pensó en cómo sería estar con otro.

Una vez terminadas las batallas del divorcio, Shelly fue abandonando los enredos financieros y empezó a desarrollar sus destrezas profesionales. Hizo nuevas amistades, empezó a jugar golf, terminó sus estudios universitarios y empezó a explorar otras opciones como mujer soltera. Aunque en sus transiciones reinaba a veces la soledad y su futuro era incierto, su renovado sentido de la independencia hacía que todo hubiera valido la pena.

Si bien este cambio de la conciencia adquirida a la conciencia potencial puede tomar muchos años, a la larga las luchas y la desesperanza quedan atrás y son sustituidas por nuevas interrogantes. ¿Qué me gustaría hacer realmente? ¿Qué deseo en el plano sexual? ¿Qué quiero en una relación? Estos son los tipos de preguntas que escuchamos cuando nuestra nueva conciencia potencial femenina y masculina va configurándose más allá del molde de la conciencia adquirida.

Ahora el hombre empieza a preocuparse por las consecuencias de sus concepciones, en lugar de ser simplemente alguien que persigue todo tipo de ideas, siembra semillas y practica el sexo sin conciencia. Al abrirse camino su conciencia potencial masculina, el hombre busca un mayor sentido en lo que hace. Sus batallas se hacen menos cruentas y empieza a desear experiencias sexuales más satisfactorias en lo emocional. En el caso de la mujer que se abre a su potencial femenino, en lugar de ser un receptáculo que lleva la semilla de otro, cobra mayor conciencia de las acciones que tiene que emprender para que su receptividad rinda fruto. Mediante la exploración de la feminidad plena, sus óvulos se convierten en algo más que posibilidades abrumadoras que no se hacen realidad. Empiezan a manifestarse en concepciones claras y conscientes. En lo sexual, desea expandirse más allá de sus límites y siente curiosidad por probar nuevas experiencias.

El movimiento hacia la conciencia evolutiva
El desarrollo de principios masculinos y femeninos equilibrados

A medida que la conciencia potencial se convierte en conciencia evolutiva, habrá alternaciones entre andanadas emocionales y cambios bruscos de estado de ánimo mezclados con períodos de paz y calma. La transición hacia la conciencia evolutiva, que puede tomar toda una vida, puede reconocerse por la reducción de las tensiones y las batallas y la mayor solidez de los ciclos de claridad, vitalidad y alegría. Al principio, los estados de conciencia hiperclaros parecen surgir por accidente. Durante los momentos cumbre, por ejemplo, estar presente en un nacimiento o un fallecimiento, o tener un orgasmo supremo, nuestra conciencia se abre en explosiones de espontaneidad receptiva.

Durante la exploración de nuestros potenciales femenino y masculino, empezamos a considerar más cuidadosamente los efectos de nuestras acciones y nos volvemos más sensibles a las necesidades de otros. A la postre, al recibir destellos de la conciencia evolutiva, las batallas por el control y el poder quedan sustituidas por grandes sentimientos de placer cuando notamos actitudes sorprendentes en nosotros mismos y en otros. A medida que los hombres se vuelven más intuitivos y las mujeres, más instintivas, contamos unos con otros, con una mayor apreciación de nuestras diferencias. Estas son señales de un equilibrio masculino y femenino más armonioso. Al ir experimentando más momentos de conciencia evolutiva, tenemos menos reacciones estresantes, nos sentimos menos apegados a las posesiones y la vida tiene mucho más humor. Las cosas que parecían catastróficas, inalcanzables o completamente imposibles de cambiar se convierten en desafíos interesantes. Los papeles y posiciones inflexibles con los que antes luchábamos y sufríamos son más flexibles. Se hacen plausibles nuevas formas de relacionarnos. En lugar de tener que valernos de drásticos cambios externos, a menudo podemos cambiar completamente el curso de las situaciones mediante el cambio de nuestras actitudes internas. Al explorar los potenciales de nuestro género, las antiguas limitaciones evolucionan hasta convertirse en ventajas. Analizaremos esto con mayor detalle en capítulos posteriores acerca de las diferencias instintivas entre lo masculino y lo femenino.

Mientras vamos desarrollando principios de conciencia femeninos y masculinos más balanceados, todo lo relacionado con el sexo también cambia significativamente. Nuestros esfuerzos por alcanzar posiciones de dominio o igualdad se desvanecen a medida que los celos van desapareciendo, el placer nos llega con mayor facilidad y nuestras diferencias sexuales se convierten en fuente de atracción. Cuando hacemos el amor dentro de la armonía dinámica del equilibrio entre los principios femenino y masculino, aportamos toda nuestra conciencia potencial femenina y masculina. De hecho, mientras más plenamente desarrollemos los aspectos femenino y masculino, más capaces seremos de expresar intensidad pasional. Ni buscamos ni evitamos las oportunidades y empezamos a obtener gran energía de nuestros encuentros sexuales. A medida que las expectativas, el carácter posesivo y el egoísmo pierden su atractivo, nos volvemos amantes mucho más creativos.

La entrada en la conciencia evolutiva es la fase de la evolución humana que el Quodoushka denomina "paso de la conciencia del karma a la del dharma". Durante las fases de la conciencia kármica, evolucionamos más lentamente y tenemos que aprender una y otra vez, cometiendo innumerables errores. Dentro de la conciencia de la percepción dhármica, en lugar de necesitar aprender repitiendo los errores, aprendemos más rápidamente por medio de las oportunidades. Por ejemplo, cuando perdemos un empleo o a un amante, lo que hace que se desplome una pieza importante de nuestra identidad, vemos la situación como una oportunidad de evolucionar.

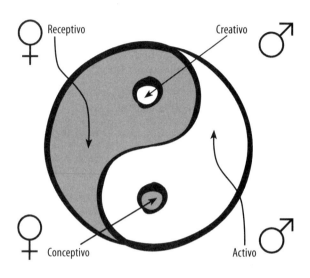

Fig. 4.5. Diferencias entre la energía y los principios femenino/masculino

El principio femenino:

Receptivo—Creativo—Conceptivo

Ser receptivos significa que primero tenemos que estar lo suficientemente abiertos como para concebir, imaginar o prever algo. Ser conceptivos significa que damos tiempo a que una idea, un niño o un concepto crezcan internamente. Ser creativos significa mantenernos abiertos a distintas opciones y que solo hacemos lo que sea necesario y adecuado. Mantenernos creativos en nuestras acciones es el yang (acción) dentro del yin (receptividad).

Hay una gran diferencia entre descubrir nuestro potencial femenino y activar un principio femenino plenamente equilibrado. En el marco de la conciencia potencial femenina, significa que uno es solamente receptivo y no creativo. En la conciencia potencial, uno empieza algo, pero luego pierde la paciencia. Es como si, mientras espera que las plantas crezcan, saliera en plena noche para tirar de ellas unas pulgadas y luego se sorprendiera de que todas las plantas murieran a la mañana siguiente. En el plano sexual, significa que uno está abierto al principio, pero reacciona negativamente cuando algo no sale de la manera que uno desea. Tal vez se comunique con mayor honestidad, pero cuando su pareja no reacciona de la manera deseada, uno se retrae y se pregunta qué ha salido mal.

Hay que tener presente que no hay atajos en cuanto al tiempo que toma explorar y probar lo que da resultado en nuestra conciencia femenina potencial. Durante la fase de conciencia evolutiva, el desarrollo equilibrado de nuestro principio femenino requiere la sabiduría y la paciencia que se obtienen al experimentar las cosas por nosotros mismos. Cuando nos volvemos completamente equilibrados en lo que se denomina destino o conciencia creacional, el ansia de seguridad y control queda sustituida por la intuición espontánea. Desarrollamos la aptitud de hacer discernimientos adecuados y actuamos con un mínimo de esfuerzo y un máximo de eficiencia. ¿Cómo se manifiesta esto en el plano sexual? En que ningún encuentro íntimo se repita de la misma manera, sino que cada encuentro se desenvuelva fluidamente hasta conformar una experiencia completamente excepcional. Aunque tendremos orgasmos intensos más a menudo, sabemos cómo convertir momentos ordinarios en momentos extraordinarios.

EL PRINCIPIO MASCULINO: ACTIVO—CREATIVO—CONCEPTIVO

Cuando uno opera en el marco del principio masculino, empieza con una acción y luego se mantiene comprometido creativamente y conectado con lo que empezó a hacer. Se mantiene abierto y flexible a lo largo de todo el proceso para poder asumir la responsabilidad de lo que venga como resultado de sus acciones. Si opera en el potencial de la conciencia masculina, aún está explorando los resultados de sus acciones. Por ejemplo, cuando uno está inmerso en hacer algo, sigue adelante sin percatarse de que hay algún problema. Luego, cuando todo sale mal, espera que otros le expliquen qué fue lo que pasó. En el plano sexual, puede ser que esté en medio del acto sexual, pero no se da cuenta de que su pareja no está tan interesada en lo que está haciendo. En todo caso, si se percata de algo, se lo calla. Después, no logra darse cuenta de cuándo "se replegó" y se siente decepcionado porque no la pasó tan bien. Estaba más concentrado en el potencial de lo que estaba tratando de crear que en darse cuenta de lo que estaba pasando en realidad.

Cuando operamos con equilibrio en el principio masculino de la conciencia, la experiencia es muy distinta. Digamos que sucede lo mismo y que uno no la ha pasado muy bien al hacer el amor. En el marco del principio masculino de la conciencia, incluso si ha dejado pasar el momento inicial en que se desconectó de su amante, al menos se recupera rápidamente y es capaz de hablar de ello. En lugar de ignorar o encubrir un "error", tal vez diga: "Hubo un momento en que me distraje pensando en el trabajo. ¿Te diste cuenta de eso?" O quizás se haya puesto un atuendo sensual y haya tratado de iniciar el sexo, pero su pareja está demasiado atareada para darse cuenta de esto. En lugar de retraerse y hacer mohines, decide preparar la cena mientras se va quitando su nuevo atuendo en forma seductiva. De esta manera, al mantener la creatividad en el flujo de la acción espontánea, una situación potencialmente perturbadora se convierte en una oportunidad de alcanzar una intimidad aun mayor.

El principio de conciencia masculina equilibrada significa que uno ha emprendido una acción, que se ha mantenido flexible y receptivo y que luego se ha responsabilizado de las consecuencias. Mantenernos en un estado mental conceptivo en nuestras acciones es el principio yin dentro del yang. Una vez más, es importante recordar que los principios masculino y femenino no se limitan al género; todos estamos hechos de la misma combinación de energías femenina y masculina.

Conciencia creacional (o destino)

Cuando transitamos de la conciencia adquirida a la potencial y a la evolutiva, pasamos de ser mujeres a ser plenamente femeninas. Al evolucionar, somos capaces de retener más principios de conciencia femenina equilibrada. Del mismo modo, evolucionamos de ser hombre a ser plenamente masculinos, hasta que somos capaces de vivir dentro de los principios de conciencia masculina equilibrados. La conciencia creacional es el punto en nuestra madurez en que somos capaces de incorporar el principio de conciencia femenino receptivo y el principio masculino activo, que nos llevan más allá del género y nos hacen entrar en nuestro carácter mágico y misterioso como seres humanos plenamente equilibrados. Nuestro carácter mágico y misterioso es la parte de nuestro ser que es consciente de su destino de vivir de conformidad con la sabiduría espontánea del Yo Natural. El propósito ulterior del Quodoushka consiste en duplicar dentro de nosotros el matrimonio sagrado de las energías creacionales femenina y masculina denominadas WahKahn y SsKwan. Nuestro destino es descubrir y convertirnos en seres humanos plenamente receptivos-creativos y activos-conceptivos.

◎ Ceremonia sexual del árbol en flor
Desarrollo de la conciencia en armonía con la naturaleza

En esta ceremonia uno debe buscar un árbol en un lugar seguro y tranquilo y dedicar el tiempo necesario a la reflexión personal. Explorará problemas subyacentes que causan desequilibrios en su coreografía y que le impiden experimentar su potencial femenino y masculino.

Necesitará encontrar un lugar cómodo con un árbol contra el que pueda sentarse, donde pueda estar a solas para hacerse las preguntas que aparecen a continuación. Responda cada pregunta y contemple sus respuestas. Tómese su tiempo y saboree sus reflexiones, deles vueltas en la mente hasta que el dulce sabor de la comprensión le llene la conciencia. Tal vez sea conveniente que anote sus pensamientos en un diario.

Cuando los "enemigos" de la duda, la inseguridad, el miedo, la represión, la culpabilidad y la vergüenza entran en nuestra conciencia, tienen el efecto de perturbar nuestro equilibrio natural y mantenernos atrapados en las limitaciones de la conciencia adquirida. Responder con honestidad estas preguntas nos lleva a la conciencia potencial masculina/femenina.

Lo que necesitará: Un árbol en un lugar tranquilo y aislado. Un diario y un bolígrafo. Una pizca de tabaco o de alguna hierba natural. También deberá tener una lista de las preguntas que se hará. Siempre es buena idea decirle a algún amigo dónde estará. La ceremonia puede tomar media hora o mucho más, depende de usted.

Para empezar: Cuando encuentre un árbol adecuado, dé tres vueltas al árbol en el sentido de las manecillas del reloj. Esto es para crear un ambiente especial y ayudarlo a entrar en un estado de ánimo reflexivo. Los árboles y las plantas quedan en el Sur de las ruedas y, de este modo, nos ayudan a equilibrar nuestras emociones.

Qué hacer: Siéntese con la espalda hacia el árbol, una vez en cada dirección. Por ejemplo, cuando haga las preguntas del Sur, tendrá la espalda contra el árbol y mirará en dirección al Sur.

Sur: Dudas sexuales emocionales

Las dudas nos impiden expresar las necesidades y deseos sexuales. Al dudar constantemente si somos suficientemente atractivos o deseables, o si merecemos el placer, buscamos formas de encajar con cualquier persona que nos apoye. Cada vez que ponemos en duda si somos deseados, es que anhelamos aprobación emocional, tratando de compensar algo que creemos que nos falta.

- ¿Cómo y cuándo dudo de mí y me retraigo sexualmente porque tengo miedo del rechazo?
- ¿Cómo utilizo mi sexualidad en formas manipulativas para ganarme la simpatía o el amor de otros?
- ¿Cómo utilizo la sexualidad para mantenerme en control?

Norte: Inseguridad sexual mental

Esta es la dirección en la que operamos desde las formas de conciencia adquirida que no nos ayudan. Debido a que carecemos de conocimientos útiles, buscamos credenciales y nos metemos en relaciones y situaciones que ponen en peligro nuestros principios y suprimen nuestros sentimientos naturales. La inseguridad nos insta a buscar constantemente el reconocimiento de otros. Esto es lo que nos lleva a adaptarnos a las reglas y leyes de otros en lugar de descubrir las nuestras.

- ¿Qué me produce más inseguridad en cuanto a mi vida sexual?

• ¿De qué o de quién dependo para sentirme atractivo sexualmente?

• ¿Cómo y cuándo me retraigo cuando no recibo reconocimiento?

Oeste: Temores sexuales físicos

Los mayores temores que nos acosan son la soledad, la vejez, la enfermedad y la muerte. Cuando tratamos de encontrar seguridad física sobre la base de estos temores, dependemos de relaciones o de nuestro mundo económico para encontrar la seguridad necesaria que nos permita pertenecer. Cuando descuidamos nuestra salud, añadimos leña a estos temores y no podemos acceder a nuestros recursos internos.

• ¿Cuáles son mis mayores temores sexuales?

• ¿En qué formas no estoy asumiendo la responsabilidad de mi salud física?

• ¿En qué formas utilizo mi falta de energía para evadir una conexión íntima?

Este: Represión sexual espiritual

En nuestra necesidad de recibir aceptación espiritual o "salvarnos", nos afiliamos a grupos y religiones que nos hacen sentirnos conectados a algo que nos trascienda. Creamos situaciones ilusorias al aceptar opiniones que reprimen nuestra verdadera naturaleza, debilitan nuestra determinación espiritual y limitan nuestra aptitud para expresar la pasión sexual.

• ¿Qué me impide tener la libertad de ser más sexual?

• ¿Qué me hace sentir inquieto, insatisfecho o sexualmente desesperanzado?

• ¿Cuáles de mis palabras, sentimientos o acciones me impiden expresar el placer sexual?

Centro: Culpabilidad y vergüenza sexual

Cuando buscamos nuestra identidad fuera de nosotros y necesitamos que otros nos vean como seres perfectos en nuestra función de padres, esposos, esposas o amantes, creamos una moralidad y una ética rígidas.

Cuando la moral y la ética que usamos para guiar nuestras elecciones sexuales se crean a partir de la culpabilidad o la vergüenza por nuestro Yo Natural, bloqueamos el acceso a nuestra receptividad y creatividad. Perdemos el adecuado equilibrio y alineación y no podemos catalizar con pasión y lujuria por la vida.

- ¿Hay en mi vida sexual algo que me haga sentir culpable o avergonzado?
- ¿Qué parte de mi identidad sexual debo mantener oculta?
- ¿De qué manera culpo a otros por sabotear mis oportunidades sexuales?

Para completar la ceremonia: después de responder las preguntas, dedique unos minutos a escribir una promesa o una resolución personal de hacer algo distinto en cada dirección.

Al abandonar un lugar, siempre es bueno dejarlo mejor que cuando llegamos, por lo que le ruego que se asegure de eliminar cualquier rastro de su presencia allí. Durante esta ceremonia también se acostumbra dejar una pequeña muestra de agradecimiento por la oportunidad de realizar la ceremonia en un lugar bello. Puede ser una hebra de cabello o, para ser más tradicional, puede dejar junto al árbol una pizca de tabaco o de una hierba natural.

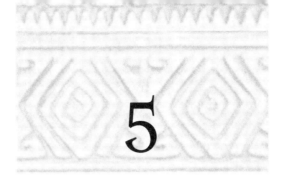

5

LAS FLECHAS LUMINOSAS Y OSCURAS DEL SEXO

Cuando uno empieza a investigar, se percata, por un lado, de que cada vez que hay algún tipo de dolor —el dolor de la agresión, el duelo, la pérdida, la irritación, el resentimiento, los celos, la indigestión, el dolor físico— si realmente lo examina, podrá darse cuenta por sí mismo de que, detrás del dolor, siempre hay algo a lo que estamos apegados. Siempre hay algo a lo que nos aferramos.

PEMA CHODRUN

LAS SIETE FLECHAS OSCURAS

Algo sucede que le hace ponerse tenso. El hábito de lanzar flechas oscuras comienza con un impulso, un gancho casi imperceptible que nos hace cerrarnos instintivamente. Su pareja rechaza un beso. De momento su rostro está abierto y relajado pero, de pronto, pone tensa la mandíbula. Mira hacia el techo y le da de lado. ¿Qué está pasando? De pronto encuentra que quiere evitar el contacto con su amante. Por alguna razón, se retrae con un "No" a secas. Cuando uno se deja controlar por reacciones automáticas como estas, el sexo con profundo placer y pasión se convierte en algo poco común y poco probable.

Puede suceder cien veces al día. Su cuerpo presenta una tensión conocida. Una vez que empieza a notar esta tendencia, siente que siempre ha sucedido lo mismo. El Quodoushka llama a esto la flecha oscura del apego. Se dice que andamos por la vida con una aljaba con veintiuna flechas, que son las distintas formas en que podemos responder a cualquier situación. Cuando algo nos hace ponernos tensos, echamos mano a una flecha oscura y nos enganchamos tan rápidamente que tal parece que no hay opción. Antes de que nos demos cuenta, la negatividad nos inunda y nos arrasa.

La mayor parte del tiempo no nos acordamos siquiera de qué fue lo que activó la tensión involuntaria y normalmente ni nos damos cuenta de que estamos tensos. Entonces reaccionamos tratando de deshacernos de la sensación de incomodidad. Ahí es cuando nos percatamos de que estamos acorralados por la flecha oscura del apego.

Una vez que agarramos esta flecha oscura, no tenemos remedio. En menos de un milisegundo nos cerramos y revolvemos el nido interno de la duda, el desdén o la irritación, que nos hace recurrir a palabras y acciones venenosas. ¿Recuerda las películas en que los arqueros lanzan nubes de flechas tan densas que oscurecen el cielo? Ese es el efecto. Incluso si quiere pararlo, no lo logra. No es posible parar porque uno está aferrado al patrón destructivo que le resulta tan conocido.

Aunque sabemos que lanzar flechas oscuras con la boca y la mente solo empeora las cosas, no somos capaces de retener esas flechas. Pero la idea no es deshacerse de ellas. De hecho, odiar nuestra propia negatividad simplemente cambia la dirección de las flechas y nos dificulta más la salida del agujero. La única manera de cambiar el rumbo es reconocer la tensión inicial y aprender a ver lo rápido que esa tensión se convierte en dependencias, juicios, comparaciones y expectativas.

A veces uno se percata inmediatamente de lo que está pasando; otras veces solo lo nota después que está en un pozo oscuro y profundo. No importa en qué momento se desarrolla ese hábito. Lo que importa es que uno apriete el botón de Pausa tan pronto pueda y eche mano a la primera flecha luminosa de la conciencia.

Cómo funcionan las flechas oscuras:
La anatomía de las discusiones

Su amante le hace un comentario crítico en la mañana. Usted trata de no hacerle caso y de concentrarse en sus asuntos del día, pero no puede olvidar lo dicho. Apenas se da cuenta de que está distante o de que sus reacciones habituales están en ebullición pero, incluso si se da cuenta, le importa poco. O se llena de resentimiento por dentro y la ofensa se repite, o arremete automáticamente contra su amante en forma desafiante.

Dentro de cada apego hay algo que queremos. Puede ser tan sencillo como querer una disculpa después del insulto. Aunque quizás usted realmente quiera volver a conectarse con su pareja, no se lo puede pedir. Así que, cuando lo golpea el insulto, usted reprime automáticamente sus sentimientos, hasta que al final salen, pero distorsionados. Así es como un apego se convierte en una dependencia. A medida que empeora la situación, deja de ser algo que queremos y se convierte en algo que necesitamos.

Cuando estamos atrapados en la rutina de nuestras dependencias, quedamos en posiciones de necesidades conflictivas. Cosas tan insignificantes como la forma de fregar los platos, dejar calcetines tirados en el suelo, dejar demasiadas luces encendidas o discutir sobre quién fue el que tuvo el último orgasmo se convierten en leña para el fuego de la irritación. Cada vez que lanzamos una flecha de dependencia, necesitamos que el otro o la otra mantenga su posición, incluso si esta es destructiva. Entonces empeoramos las cosas con la tercera flecha oscura del juicio.

El juicio extiende la tensión y la convierte en separación. Este es el momento de las discusiones en que se olvida la ofensa original y lo que empezó como un altercado se convierte en una batalla campal. Usted piensa que no puede soportar la situación. En este momento los papeles harto conocidos se han solidificado. Independientemente de si usted toma la posición del perseguidor, la víctima o el rescatador, el juicio insiste en que su posición es correcta y la de su pareja no lo es.

Después, asoma la cabeza la flecha oscura de la comparación. Empezamos a rememorar episodios del pasado, o a hacer que otros se pongan de nuestro lado. Alargamos esta situación por horas o días y entonces empezamos a lanzar las flechas oscuras de la expectativa, o sea, quejas como: "¿Por qué siempre me criticas tanto?" o "¿Por qué siempre te alejas?" Todas estas emociones son en realidad reacciones habituales del pasado. Al cabo de un tiempo, nos embarga una especie de insensibilidad, con el sentimiento de "Esto nunca va a acabar" o "No hay salida". Las expectativas son también exigencias que, de una u otra manera, nos dicen: "Deberías hacer lo que yo quiero". A medida que aumentan las tensiones y la separación, y que las flechas oscuras vuelan con todas sus fuerzas, intentamos usar nuestras mejores tácticas para conseguir el control. Nos parece enloquecedor, pero el problema aún no ha terminado.

La máscara de la autocompasión

Este fardo de negatividad se fusiona en lo que se conoce como síndrome del niño ñoño, herido y abandonado. El proceso recibe el nombre de "círculo de los zorros" porque nos estamos poniendo en la misma situación de un perro que se persigue su propia cola, y lo hacemos una y otra vez. Las mismas discusiones se repiten sin importar cuántas veces las hayamos tenido. Los rechazos, el enfurruñamiento y las exigencias infantiles están a la espera de que apretemos el gatillo. Las flechas oscuras se complican hasta convertirse en un sentido de derecho propio indulgente y narcisista que se llama "máscara de la autocompasión". El niño ñoño, herido y abandonado quiere aprobación, reconocimiento, seguridad y aceptación. Creemos que ya hemos dejado atrás estas necesidades, pero en realidad apenas hemos pulido un poco nuestros hábitos.

La máscara de la autoimportancia

Este es el momento en que entran en acción las próximas flechas oscuras. No nos gusta parecer ñoños y no nos gusta reconocer que no podemos controlar nuestros arrebatos emocionales. Por eso encubrimos nuestra autocompasión con otra flecha oscura: la sagaz máscara de la autoimportancia. Cada vez que nos mostramos arrogantes o celosos, o que actuamos como mártires moralizantes, nos estamos ocultando detrás de la máscara de la autoimportancia. Incluso cuando conseguimos lo que queremos, no hay escapatoria. Lo único que logramos es activar más apegos, lo que entonces nos obliga a proteger lo que tenemos. Por debajo de todas estas máscaras seguimos estando inquietos, tensos y preocupados. Nos sentimos derrotados por los tiranos de la vida —la relación, el empleo o el gobierno— y creemos que de algún modo estos factores son responsables de nuestro trance. Con todo, seguimos fingiendo que estamos bien, por lo menos hasta que nos suceda alguna otra cosa. Es un síndrome devastador.

LAS SIETE FLECHAS LUMINOSAS

Aunque estos patrones pueden dar la sensación de que están programados indeleblemente en nuestros cerebros y nuestros cuerpos, y casi cualquier cosa puede darnos un tirón de la cadena cuando tenemos un mal día, en realidad no estamos programados para usar las flechas oscuras eternamente. Es de veras posible controlar nuestros impulsos habituales y hacer algo distinto.

Como la observación es más fácil en situaciones menos peliagudas, volvamos atrás y veamos un caso más sencillo: algo sucede, uno recibe un insulto de pronto en la mañana. Se percata de que está poniéndose tenso y siente que está a punto de reaccionar pero, en lugar de tratar de zafarse, se deja llevar más por el sentimiento de tensión. En este instante está tomando la primera flecha luminosa de la conciencia. Tan pronto desvía la atención para percatarse de su propia tensión, esto le hace quitar el dedo del gatillo. Es una opción deliberada que se asemeja a decirse. "Hmm, me siento un poco tenso. Qué interesante". Al apretar el botón de "Pausa" de la conciencia, uno vuelve al momento presente. En este punto, no hay que hacer nada excepto percatarse de su propio ser.

¡Felicitaciones! Acaba de abrir la puerta para que el resto de las flechas luminosas puedan entrar. La autoconciencia conduce al autorreconocimiento y la autoaceptación. Estas son las flechas de la autoestima. Le dan el espacio necesario para aceptar toda la situación y darse cuenta de que, al menos, no se dejó llevar por otra reacción. Empieza a percatarse de que lo dicho no tenía nada que ver con usted. Parece como un movimiento de Tai Chi en el que, en lugar de poner la cara frente a un puño, se mueve ligeramente hacia un lado y observa cómo el puño le pasa rozando. Si nos deshacemos del impulso de retraernos, arreglar un problema, defendernos o atacar, podemos sencillamente apreciar la situación tal como es. Lo que está pasando es neutral; lo que importa es la manera en que respondemos.

En un buen día como este, cuando logramos evitar las pequeñas calamidades que pueden convertirse en desastres, observar lo que está sucediendo se convierte en algo entretenido e incluso placentero. El hecho de darnos cuenta de lo que estamos haciendo y evitar la discordia da inicio a una nueva trayectoria de flechas luminosas. Si podemos permitirnos el autoplacer, incluso ante la discordia, especialmente si podemos abrirnos en el plano sexual, obtenemos percepciones de la esencia de los deseos de nuestro amante y atraemos la flecha del amor propio. Estos son los momentos en que obviamos la batalla, decidimos espontáneamente hacer el amor y recibimos los dones mágicos de los orgasmos elevados.

Autorrealización

Cuando podemos buscar en nuestra aljaba de posibilidades sin el recurso habitual de echar mano de las flechas oscuras, esto recibe el nombre de "entrar en la libertad del guerrero". Al aprender a responder a cada situación según los matices de las condiciones actuales, descubrimos la flecha de la autorrealización. No significa que de pronto uno vivirá feliz por el resto de su vida al ver hechos realidad la mujer, la casa, o el hombre de sus sueños. Con esta flecha luminosa, las relaciones, el sexo, la intimidad, las destrezas mundanas y muchas cosas que antes parecían fuera de nuestro alcance empiezan a suceder con más facilidad.

No obstante, cuando las cosas empiezan a salir a nuestro gusto, nos sentimos eufóricos y tenemos la tendencia a pensar que "hemos llegado". El hecho de desarrollar la aptitud de hacer realidad las cosas con facilidad produce inevitablemente una corriente de confianza, junto con sentimientos engreídos de invencibilidad. Este es el momento en que más se necesita la flecha luminosa de la autoconciencia. Como se dice en *El arte de la guerra,* de Sun Tsu, a menudo sucede que la derrota está muy cerca de nosotros en el momento de la victoria; o, como dicen otros, "El orgullo precede a la caída". También aquí, en el clímax del sexo magnífico, después de lograr cosas fantásticas, es cuando más vulnerables estamos ante la derrota. Cada vez que empezamos a hacer realidad nuestros sueños y deseos con mayor facilidad, es hora de tomar grandes precauciones porque tenemos muy cerca nuevos apegos.

Resulta que lo que estamos haciendo realidad no es la riqueza ni el buen sexo, sino una conciencia más relajada y desapegada. Digamos que se le cumple un sueño esperado durante mucho tiempo y conoce al fin al hombre o la mujer de sus sueños. La autorrealización lo mantiene en el precipicio de la conciencia en el que usted se da cuenta de que, para mantener estos preciosos dones, se requiere gran cuidado y atención.

Impecabilidad

Al pasar a la libertad del guerrero, echamos mano de la flecha luminosa de la impecabilidad. Al fin prestamos menos atención a las ávidas ambiciones de nuestro yo inferior y podemos escuchar el llamado de nuestro yo superior para que evolucionemos. Es distinto a tratar de ser perfecto. Comportarse con impecabilidad significa que hemos actuado absolutamente en la mejor forma que podemos. Un campeón olímpico puede perder de forma impecable, siempre que se haya aplicado por completo en el día en cuestión.

Al comenzar a lanzar flechas luminosas al mundo, no es que las pérdidas o los conflictos desaparezcan ni que nos mantengamos permanentemente en calma. Lo que cambia es que vemos con más claridad nuestras limitaciones y dones. Ser impecable es cuestión de un refinamiento continuo mientras vamos buscando la forma en que verdaderamente podemos servir a otros. Al dejar atrás rencillas y agravios sobre las cosas que ocurren, cultivamos la compasión hacia los defectos propios y los de otros. Ser un guerrero impecable significa además asumir la responsabilidad y dar la cara, tanto por nuestras trasgresiones como por nuestros triunfos.

Las siete flechas del arcoiris

Las flechas del arcoiris son los dones espontáneos del crecimiento espiritual que a menudo nos llegan en formas impredecibles e inesperadas.

Lo que hacemos importa menos que la forma en que lidiamos con las situaciones. Sin excepción, cada vez que escogemos una flecha luminosa en lugar de una oscura, ponemos en marcha una corriente de pensamientos magnéticos. Aunque rara vez vemos el arco del retorno ni conocemos las consecuencias exactas de nuestras acciones, mientras más flechas luminosas lancemos al mundo, más iluminación, percepción, confianza, inocencia, sabiduría y comunicación honesta recibiremos. Con las flechas luminosas cargadas en el arco del yo, se hace posible la unión sexual espontánea, espiritual y profundamente satisfactoria. Además, nuestras relaciones se convierten en un terreno rico y fértil para el desarrollo del apoyo mutuo, ayudándonos de todas las formas posibles a hacer realidad nuestro destino en el mundo. La séptima flecha del arcoiris trae los dones de la abundancia, la prosperidad y la verdadera riqueza de la alegría del alma.

LAS FLECHAS LUMINOSAS Y OSCURAS

Las siete flechas oscuras	Las siete flechas luminosas	Las siete flechas del arcoiris flechas oscuras
Círculo de los Zorros Círculo del karma relacionado con el efecto de nuestro Shideh (Yo Inferior)	Danza del Coyote Círculo del dharma relacionado con la causa, escuchar a nuestro Hokkshideh (Yo Superior)	Paseo del Lobo Círculo de la transformación los dones del empoderamiento mutuo
Apegos	Autoconciencia	Iluminación
Dependencias	Autoaceptación	Introspección
Juicios	Autorreconocimiento	Confianza e inocencia
Comparaciones	Autoplacer	Sabiduría, equilibrio y alineación

Expectativas	Amor propio	Comunicación de corazón a corazón
Máscara de autocompasión	Impecabilidad	Equilibrio masculino-femenino
Máscara de autoimportancia	Autorrealización	Abundancia y prosperidad

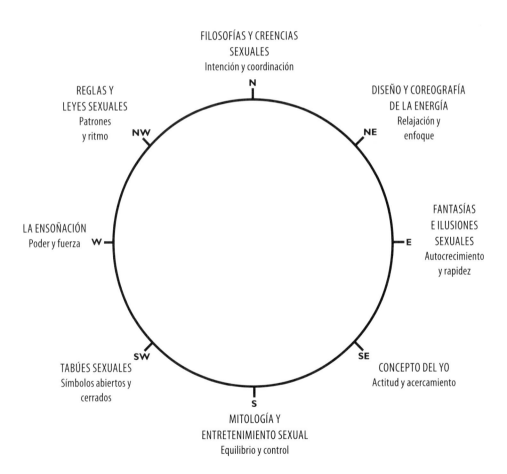

Fig. 5.1. Círculo de las doncellas estelares

EL CÍRCULO SEXUAL
DE LA PRIMERA ESTRELLA

Según la leyenda, esta rueda se deriva de observaciones hechas por las Doncellas Estelares o las hermanas de las Pléyades, de las que se dice que, al ver la locura humana desde una estrella distante, crearon la rueda para describir todo el espectro del comportamiento humano en la Tierra. Independientemente de si estamos dispuestos a creer que unas sabias doncellas estelares poseen semejante perspectiva global, lo cierto es que la rueda nos muestra cómo aprovechar los lados oscuros y a menudo ocultos de nuestra naturaleza sexual para hacer que las circunstancias desafortunadas tengan resultados más luminosos.

Sur

Mitología y entretenimiento sexual

Todos creamos mitos acerca de lo que nos sucede como niños. Decimos a los demás que en la niñez recibimos demasiado cariño, o demasiado poco, que nunca nos enseñaron ni nos hablaron del sexo, o cómo se nos coartaron nuestras primeras exploraciones sexuales. Si nuestros padres se ocupaban amorosamente de nosotros veintitrés horas al día, esa otra hora en la que no estaban es la que más recordamos. La atención que no recibimos de nuestras madres y padres se convierte en el tema subyacente de nuestros mitos, mientras que los momentos de afecto genuino suelen quedar apartados en lugares recónditos de nuestra memoria.

Quedan entretejidas en nuestros relatos oscuros las distintas maneras en que se nos reprendía, se nos reprimía, se nos abandonaba, se nos abochornaba y no se nos amaba. Es como si guardáramos en nuestros cuerpos las heridas de la niñez y las convirtiéramos en "grabaciones de dolor" que nos producen quemaduras en la psiquis. Desde el momento en que nos sentimos defraudados o heridos, volvemos a echar mano de esas grabaciones y las reproducimos en nuestras vidas sexuales adultas. Si nuestra pareja nos amenaza con dejarnos, reaccionamos como si fuera nuestro padre que nos vuelve a abandonar. Pedimos permiso, nos rebelamos, nos volvemos malhumorados, nos sentimos controlados y criticados y tratamos de atraer atención, pero lo hacemos en las formas antiguas, más dolorosas.

Tal vez usted se pregunte, si nuestras mitologías oscuras son tan dolorosas, ¿por qué las repetimos una y otra vez y perdemos el tiempo con semejantes dramas que nos dejan insatisfechos? La respuesta está en que esas mitologías son lo que conocemos. Hacemos nuestros conocidos relatos de abandono o menosprecio porque estamos acostumbrados a ellos y estamos convencidos de que lo que nos sucedió a nosotros es imposible de cambiar. Nuestro pasado nos da razones para evitar la intimidad y utilizamos nuestra mitología para tratar de protegernos de mayores daños. El problema está en que la repetición de los relatos antiguos impide que surjan relatos nuevos. Si bien es cierto que es difícil borrar las trágicas grabaciones de dolor basadas en serios abusos físicos y emocionales, es posible perdonar incluso los traumas más graves y revisar nuestros relatos. Además de tomar en nuestras manos la flecha de la conciencia, la reflexión sobre nuestra mitología oscura proyecta luz sobre nuestros relatos de víctima y los invierte para sacarles provecho.

Si pudiera resumir el lado oscuro de su niñez como si fuera una película, ¿cuál sería el título?

El relato de Sheryl:
"Las chicas buenas no hacen esas cosas"

Fue una experiencia en particular que tuve a los dieciséis años. Mi primer novio consiguió averiguar dónde yo vivía. No le había dicho el número de la casa, pero sí el nombre de la calle. Cuando determinó cuál era mi casa y tocó a la puerta y me dijo "Hola", me sentí impresionada. Me parecía increíble que él me encontrara tan atractiva que de hecho quisiera averiguar dónde vivía y venir a verme. Nuestra relación empezó una noche en que salimos a pasear y luego volvimos a mi casa. Él estaba de pie, recostado contra su carro, y nos abrazamos hasta sentir que salían estrellas de nuestros cuerpos. Mi madre me vio desde la ventana del estudio. Cuando entré en la casa, mi madre me dijo: "¿Sabes qué? Deberías prestar atención a lo que haces. Las chicas buenas no hacen esas cosas".

Esto me sorprendió. Me produjo confusión y, supongo, también cierta sensación de culpabilidad. Algo había hecho mal, pero no sabía exactamente lo que era. Supuse que sería el momento de las chispas sexuales en que los cuerpos se tocan y la corriente del placer te recorre todo el cuerpo. El mensaje que recibió mi cerebro de dieciséis años fue: "Si vuelvo a hacer esto, tengo que asegurarme de que no me vea nadie, sobre todo mi madre". Pero era una sensación maravillosa y yo no quería renunciar a ella. A partir de entonces, debí tener mucho cuidado sobre mi forma de mostrar pasión. Aunque en ese momento no lo sabía, estaba creando un relato que utilicé muchas veces como adulta.

Independientemente de si las magulladuras que recibe nuestro Yo Natural son más suaves o más traumáticas, los relatos como este sientan las bases de la forma en que actuaremos posteriormente como adultos. ¿Nos producen timidez las muestras de afecto? ¿Titubeamos a la hora de iniciar los juegos sexuales? ¿Somos cautelosos o reprimidos, o tenemos miedo al rechazo? ¿O somos excesivamente osados e insensibles?

REESCRIBIR SU RELATO:
"LAS CHICAS BUENAS SABEN DISFRUTAR"

Una vez que le haya dado nombre a su relato oscuro, pruebe a reescribir su historia, colocándose en el papel del héroe o la heroína. Para encontrar el título luminoso de su película, trate de recordar pequeñas victorias y momentos de valor que experimentó en su niñez. Busque momentos en que triunfó y fue amado. Es importante dar nombre primero a su título oscuro, porque este contiene los matices y las formas de activar las emociones negativas que usted pone en juego una y otra vez. Otros títulos oscuros podrían ser: "Soy duro porque soy así", "Siempre quedo en segundo lugar" o "No tengo dos dedos de frente". Usted sabrá que ha encontrado el título oscuro de su película cuando, al decirlo, resurgen las dudas, temores e inseguridades que sintió en su niñez. El título luminoso tendría que infundir esperanza, confianza e inspiración. Puede utilizarse como mantra para liberarse de la culpabilidad o la vergüenza y lo ayuda a ver lo que está sucediendo desde un ángulo distinto.

Dar la vuelta a relatos negativos puede suponer un cambio radical en el devenir de sus relaciones. "No tengo dos dedos de frente" puede convertirse en "Sé que soy brillante". En el caso de Sheryl, "Las chicas buenas no hacen esas cosas" se convirtió en "Las chicas buenas saben disfrutar". Este potente mensaje interior de autoaceptación y autoestima proviene de la eliminación gradual de antiguas emociones arraigadas y la creación de experiencias en las que "es bueno disfrutar".

He aquí lo más interesante en cuanto a los relatos basados en las grabaciones de dolor. Dentro de las lastimaduras, heridas y confusiones que experimentamos en nuestra juventud se ocultan también las gemas de la victoria. Aunque no podamos cambiar la "realidad" de lo que nos sucedió, en lugar de reproducir inconscientemente nuestro relato y rebelarnos contra él, siempre podemos cambiar nuestra actitud sobre lo sucedido. La realidad es que nuestros padres y hermanos, o cualquier persona que nos haya herido, no se daban cuenta del efecto de sus acciones y actuaron de la mejor manera que pudieron en ese momento.

Nuestras curiosidades y exploraciones fantásticas en el mundo de los sentimientos sexuales a menudo son obstruidas por alguien que nos dice que somos malos o que estamos equivocados. La pregunta es, ¿qué mensajes entretejeremos en nuestras vidas y llevaremos a nuestras tumbas? En el relato de Sheryl, fíjese en que también hay una parte en que la protagonista dice: "Era una sensación maravillosa y yo no quería renunciar a ella". En todo lo que sucede también están incorporadas las semillas de nuestra fuerza y determinación de crecer y aprender. Si usted pudiera dar la vuelta a su relato oscuro, ¿cuál sería el título de su película luminosa?

Suroeste

Los tabúes sexuales: símbolos abiertos y cerrados

Cualquier objeto, fenómeno, persona o suceso que entre en nuestra conciencia se llama símbolo del sueño, porque adjudicamos un significado a cualquier cosa que encontramos en nuestros sueños o ensoñaciones. Un símbolo abierto es algo que interpretamos positivamente y un símbolo cerrado es algo que nos produce curiosidad pero no lo hemos probado.

Nuestras vidas sexuales están típicamente llenas de símbolos abiertos y cerrados. Por ejemplo, quizás tengamos curiosidad por saber qué tal sería tener un encuentro sexual con alguien del mismo sexo, pero el tabú es demasiado fuerte. Tal vez nos guste besar, pero rehuimos el sexo anal. Puede ser que nos fascine el lado oscuro del sexo pero nunca hemos dejado que nos venden los ojos. Quizás uno de sus símbolos cerrados se relacione con la idea de visitar un club de parejas liberales (o swingers' club), pues lo que le viene a la mente es una escena grosera y ordinaria. No obstante, estos clubes le aparecen en la pantalla de su radar una y otra vez y le llaman la atención. ¿Cómo sería andar por un lugar donde es evidente que todo el mundo está abiertamente interesado en el sexo?

El club de parejas liberales

Desde hace años he oído hablar de ellos pero, cada vez que se planteaba el tema, me encerraba en mí mismo, pensando que era algo muy malo. Diríase que, mientras más trataba de no pensar en los clubes de parejas liberales (o swingers' clubs), más a menudo surgía el tema en las conversaciones. Parecía que todo el mundo hablaba de ellos y casi todos lo habían experimentado menos yo. Al fin, me dejé llevar por la curiosidad y decidí ir con un amigo, solo para mirar.

Por supuesto, cuando cruzamos el umbral y pasamos al club con su escasa iluminación, tenía el aspecto que me había imaginado, con sus butacas de cuero rojo, alfombra roja y las puertas cubiertas de cortinas de terciopelo del mismo color. Se veían personas pasar hacia cuartos en los laterales y hacia las puertas traseras. Sentía fascinación, pero no me atrevía a ir a ver lo que hacían. Estuve a punto de salir corriendo, pero decidí quedarme y tomar un trago con mi amigo. Ninguno de los programas de televisión que había visto daban una idea adecuada de cómo era aquello. Tenía la sensación de que todo el que pasaba, fuese hombre o mujer, me echaba una mirada. Tuve que ir al baño, pero de ningún modo me atrevía a ir solo, por lo que me quedé en el bar. Sé que mucha gente anda en esto, pero a mí me parecía abrumador. Justo cuando estaba pensando en esto, vino una señora y se sentó junto a mí. Nuestra conversación resultó muy interesante, porque en realidad ella también se sentía nerviosa de estar allí. Mi amigo se metió en uno de aquellos cuartos del fondo mientras observábamos a la gente desde el bar. Hicimos bromas sobre lo que mi amigo estaría haciendo. Fue el mejor encuentro casual que he tenido en mi vida, y me parece increíble que haya sucedido esa noche.

Desde entonces no he vuelto a un swingers' club. Me hizo darme cuenta de que prefiero una velada íntima y acogedora con alguien que conozca. Cuando encuentre a esa persona, quizás iré con ella a explorar juntos un club de esos. Es más, creo que sería muy divertido, ahora que no me aterra tanto.

Don

Cuando tenemos una fuerte impresión acerca de algo que consideramos tabú, invertimos mucha energía en mantener el tema aislado, usualmente más de lo que nos tomaría descubrir algo a ese respecto. Cuando los tabúes se evitan demasiado, pueden adquirir un carácter pervertido y destructivo. A veces, lo que realmente se esconde detrás de un símbolo cerrado que nos negamos a mirar es el temor de que en realidad nos guste lo que se oculta tras la puerta. Por supuesto, hay cosas que nos pueden parecer excesivas, como ir desnudos a revisar el buzón o practicar el sexo mientras nos lanzamos en paracaídas. Al mismo tiempo, tal vez haya cosas que usted siempre ha querido hacer pero que nunca encontró el valor necesario para hacerlo.

Convertir el miedo en pasión: El sexo oral

No sé por qué, pero nunca me interesó el sexo oral. No tenía ningún problema con recibirlo pero, por alguna razón, no quería hacérselo a mi pareja. Llegó a convertirse en un problema, porque sabía que a mi novia le gustaba pero, cuando me lo pedía, yo simplemente no podía hacerlo. Creí que heriría sus sentimientos si le decía que en realidad no lo disfrutaba mucho.

Por último, un día decidí que tenía que hablar sobre lo que sentía. Le dije a mi novia que ella me gustaba mucho y que no tenía idea de qué era lo que me quitaba la motivación, ni por qué evitaba hacerle el sexo oral. Hablar fue un gran alivio y su reacción me tomó completamente por sorpresa. Lo asumió como una especie de proyecto y sugirió que miráramos un par de videos con muchas escenas de sexo oral. Nunca pensé en la posibilidad de ver películas pornográficas para mejorar mi vida sexual, pero estaba abierto a cualquier cosa que funcionara. A pesar de mis temores, realmente quería complacer a mi novia.

Creo que lo que me hizo cambiar fue ver a dos mujeres haciéndose mutuamente el sexo oral. Empecé a excitarme mientras lo veíamos. Mi novia me puso las manos en la cabeza y la llevó hacia sus muslos abiertos. Primero solo me pidió que mirara, que observara y apreciara su hermosa vagina. Eso fue todo. Al principio no hubo nada más. Lo hicimos varias veces más, cada vez acercándonos más y excitándonos más. Una vez me hizo que la bañara y la secara con una toalla. Creo que la paciencia que tuvo conmigo me excitó tanto que al fin realmente quise probar y acariciarle con mi boca. Desde entonces, he llegado a apreciar lo bella que es y el sexo oral se ha convertido en una de mis formas favoritas de llevarla al orgasmo. No sé qué me daba tanto miedo, pero estoy contento de que hayamos hecho el esfuerzo de superar mis temores.

STEPHAN

Abrir un símbolo cerrado no tiene que ser un salto imprudente a lo desconocido. A veces es mejor dar pasos pequeños y cuidadosos hasta que podamos enfrentar nuestros símbolos cerrados. Siempre es importante protegerse y nunca hay una buena razón para ponerse en ningún tipo de peligro. No obstante, hay ocasiones en que enfrentar directamente sus mayores temores y dar un salto espontáneo a algo desconocido le ayuda a romper las barreras ilusorias. ¿Recuerda momentos que le excitaron el corazón, como pasearse por un salón de baile con la esperanza de que alguien quisiera bailar con usted? ¿O cuando hizo el amor por primera vez? Adentrarnos de vez en cuando en lo desconocido nos permite acceder a algunas de las experiencias más estimulantes y memorables de nuestras vidas.

El lado oscuro de abrir símbolos cerrados consiste en usar el sexo como una fábrica de emociones fuertes al tratar de satisfacer nuestra sed de gratificación instantánea y anhelar constantemente nuevas aventuras. Aunque la variedad y la aventura pueden ser interesantes fuentes de placer, también pueden perder rápidamente su atractivo. Nos podemos volver adictos a la dopamina que se genera por la novedad. La clave de traer exitosamente nuevas experiencias a su vida sexual consiste en usarlas en forma moderada, como sazonador en lugar de como plato principal. Si encuentra que está atascado, este puede ser un buen momento para hacer algo que nunca antes haya hecho. Para algunas personas, puede dar resultado ir a una tienda de artículos sexuales y comprar un vibrador anal, o hacer el sexo en un ascensor o en el carro. Si esto no funciona para usted, trate simplemente de ser quien tome la iniciativa en el sexo si no es usted quien lo hace normalmente. Hay un enorme potencial de pasión, placer y conocimiento detrás de cualquier símbolo cerrado que abramos con cuidado.

Oeste

La ensoñación

El Oeste de la rueda es el lugar de la muerte, el cambio, la transformación y la renovación. Es la parte de nuestras vidas en que dejamos las cosas para el futuro como si fuéramos a vivir para siempre. Los budistas dicen que la oportunidad de nacer en un cuerpo humano puede compararse con una tortuga que nada en un océano en cuya superficie flota una cámara de neumático. Las probabilidades de nacer a través del vientre de una mujer son como las probabilidades de que la tortuga, al llegar a la superficie, saque casualmente la cabeza por el centro de la cámara.

El lado oscuro de la ensoñación es cuando vamos por la vida como si nada, olvidando lo valioso que es nuestro cuerpo y sus verdaderas necesidades. Nos quedamos atrapados en rutinas y horarios y evitamos las oportunidades de una profunda intimidad sexual. Los franceses llaman al orgasmo *petite mort,* o "pequeña muerte". Abrirnos sexualmente y entregarnos al orgasmo es una profunda experiencia de dejar ir en la que enfrentamos cara a cara nuestra propia mortalidad y sentimos la transitoriedad de la vida.

En las enseñanzas chamánicas, se dice que tenemos que despertar de la ensoñación aprendiendo a hacer de la muerte un aliado. Esto significa despertar de nuestro sopor con la conciencia de que podemos morir en cualquier momento. Si alguna vez ha tenido una experiencia cercana a la muerte en la que ha visto momentos de su vida pasar frente a sus ojos, tiene entonces una idea de cómo la posibilidad de morir le puede dar una sacudida y hacerlo apreciar la vida. Cuando tratamos nuestras uniones sexuales como oportunidades de celebrar la belleza de estar vivos, podemos entonces poner adecuadamente en perspectiva todas las inseguridades que tenemos sobre nuestros cuerpos físicos, por ejemplo, nuestra apariencia, peso o capacidad de funcionar sexualmente.

El relato de Karen: El cambio de vida

Cuando era joven, era más bien delgada y podía bajar de peso cada vez que quisiera. Entonces llegué a un punto en que empecé a aumentar de peso sin parar y me era prácticamente imposible adelgazar. Sé por qué le llaman "el cambio de vida", porque muchas cosas han cambiado. Empecé a sentir más complejos en relación con mi cuerpo. Problemas que tuve de jovencita, que pensaba que ya había resuelto, volvieron a abrumarme con fuerzas redobladas. Por una parte, me estaba poniendo más vieja pero, al mismo tiempo, las emociones de adolescente bullían dentro de mí como abejas irritadas.

Cuando me empezaron los primeros síntomas de la menopausia, muchas cosas me eran desconocidas. Aún me sentía joven por dentro y a veces tenía unos deseos sexuales que quería satisfacer inmediatamente. Pero tuve mucho cuidado de no acercarme siquiera a ningún hombre porque mi apariencia exterior no reflejaba la forma en que me sentía por dentro. Había una parte de mí, la confianza, que había quedado relegada porque yo no quería hacer frente a ningún tipo de rechazo. Me sentí desalentada y resignada. Tuve que pasar por muchas transiciones para recuperar esa parte sensual de mi ser. Fue muy difícil.

Gradualmente, algo empezó a cambiar. Al reflexionar sobre lo más profundo de mi ser, tuve que hacer frente a mis temores y mis monstruos internos. Tuve que enfrentar el hecho de que mi cuerpo estaba cambiando y que debía encontrar la determinación necesaria para cambiar mi forma de comer, de hacer ejercicios y de descansar. Empecé a tener un nuevo sentido de cómo cuidar de mi cuerpo. Durante ese tiempo, me di cuenta de que mis emociones reprimidas me estaban haciendo sentirme congestionada y atascada. En un momento determinado, al enfrentar con honestidad mis resentimientos y dejarlos ir, llegué incluso a volver a menstruar durante varios meses. Fue una sensación increíble, como un río que hubiera roto una represa.

Desde entonces, he sido muy cuidadosa con mis emociones y mi estilo de vida. Sé que el hecho de tener sentimientos negativos acerca de mi cuerpo me quita el deseo sexual. Aunque no pueda volver atrás el reloj, estoy decidida a dejar que mi ninfa interior, esa parte joven de mi ser, se manifieste más a menudo. La sensualidad es una gran parte de mi ser y por nada del mundo voy a renunciar a eso. En medio de todos estos cambios, voy dándome cuenta de que actualmente mis deseos sexuales son distintos a los de antes. De cierto modo, tengo una actitud más sabia y quizás más serena en cuanto al sexo, pero soy capaz de ver la luz al final del túnel. Es algo emocionante. Lo que puedo decir es que ahora, tan pronto me entra el más mínimo deseo sexual, hago algo al respecto. Procuro apreciar debidamente los sentimientos sexuales que aún tengo y, cada vez que puedo, trato de buscar una conexión. La reducción de mi inseguridad y mis resentimientos ha hecho que enfrentar los cambios desconocidos de la vida se convierta en una aventura desafiante pero extraordinaria.

Noroeste

Reglas y leyes sexuales

Muchas de las reglas y leyes que tenemos en torno a la sexualidad son para que respetemos la privacidad del prójimo y no usemos nuestra energía sexual en formas perniciosas. Definitivamente es necesario y beneficioso proteger la inmunidad de los niños y mantener reglas claras en cuanto al consentimiento mutuo. No obstante, muchas reglas sociales nos impiden expresar nuestros sentimientos sexuales naturales y nos acorralan en formas excesivamente limitadoras. No es que alguien nos haya impuesto estas reglas, sino más bien que todo nuestro condicionamiento forma un recipiente invisible dentro del cual nos sentimos seguros. La labor de determinar cuáles son las reglas y leyes que contribuyen al despertar de nuestro Yo Natural es lo que el Quodoushka denomina "recordar nuestra imagen sagrada".

Superar nuestras limitaciones

Uno tiene que ser capaz de mirar el cajón en que está metido e identificar claramente de qué está hecho. ¿Puede mover los límites que le impone el cajón? ¿Es flexible, o es rígido como el acero? De sus reglas y leyes, ¿cuáles son beneficiosas y cuáles no lo son? ¿Qué sucede si usted desea iniciar el sexo? ¿Cuáles normas internas tiene usted que le hacen estar demasiado protegido y cuáles lo ayudan a crecer y a aprender con el placer?

De una forma u otra, los divorcios son un intento de salirnos del cajón en el que estamos metidos. Llega un momento en que ya no cabemos allí. Surge entonces la pregunta: ¿va a construir otro cajón al saltar a una nueva relación? Durante mi primer matrimonio, hubo un período en el que cada vez que iba a una reunión familiar tenía que dar excusas porque mi esposo no había venido conmigo. Desde mi niñez, fui interiorizando reglas que decían que cuando uno está casado, la familia tiene que reunirse en las ocasiones especiales, sobre todo en los días festivos. Llegó un momento en que dejé de esquivar los insultos de mis suegros y sus familiares y de dar excusas por mi marido. Empecé a disfrutar ir sola. Cuando empecé en mi segundo matrimonio, establecí algunas reglas nuevas que me han dado buen resultado durante más de quince años. Una de ellas es que mi esposo y yo somos dos seres humanos independientes que tenemos nuestros propios intereses individuales. Nos encanta hacer muchas cosas juntos, pero hay algunas que cada uno hace por su cuenta. Creo que esta regla nos permite mantener la cordura y la independencia. Hay muchas cosas que quisiera estudiar y aprender, y es fantástico tener la libertad y el apoyo necesarios para hacerlas. Ensanchar el cajón de reglas que funcionan para mí no solo me ha dado espacio para explorar quién soy, sino que me llena de confianza y aporta nuevas energías a nuestra vida sexual.

LAURA

Norte

Filosofías y creencias sexuales

Nuestras vidas sexuales están repletas de creencias que limitan las oportunidades de establecer una conexión íntima. A menudo, las creencias sexuales están enraizadas en los relatos de nuestra juventud. Por ejemplo, el relato de haber sido abandonados por nuestros padres da pie a percepciones de que "los hombres siempre se van" o "los hombres tienen miedo a comprometerse", y el relato de sentirnos excesivamente protegidos por nuestras madres da pie a la opinión de que "las mujeres son controladoras". El problema con estas y otras creencias limitadoras, como la de "ya no quedan hombres buenos" o "las mujeres me rechazan porque. . .", es que al final terminan haciéndose realidad, como profecías autocumplidas.

Como tenemos la tendencia a rodearnos de personas que piensan como nosotros, es fácil quedarnos atrapados únicamente en la percepción de lo que ya creemos. Si nos hacemos de amigos que están convencidos de que "la pasión sexual siempre termina por perderse" o que "el sexo es muy riesgoso en estos tiempos", reforzamos nuestras suposiciones y nos persuadimos mutuamente de que son ciertas. Una manera de modificar el pensamiento falso consiste en crear amistades con personas que tengan formas empoderadoras, inspiradoras y diversas de ver las cosas.

Otra forma sería explorar la posibilidad de un encuentro sexual, adoptando intencionalmente otro punto de vista. Por ejemplo, tratar de hacer el amor con la creencia de que "las mujeres son misteriosas" o que "los hombres son increíblemente sensibles" y ver qué tipos de experiencias sexuales empiezan a ocurrir. Abrirse a la idea de que "con la edad, uno va conociendo sensaciones de placer más sutiles" producirá un cambio en la trayectoria de sus experiencias íntimas. La expresión de estos tipos de creencias favorecedoras es la forma más eficaz de sostener relaciones interesantes y apasionadas.

El viaje de William al Tíbet: Creencias entre las sábanas

Vengo de una familia de padres muy trabajadores, que me criaron en la creencia de que el éxito se obtiene con el esfuerzo. Cuando fui al Tíbet, me quedé en una cabaña grande donde varias familias vivían bajo el mismo techo. Tenían tan pocos bienes materiales, que al principio me resultaba chocante. Todos trabajaban mucho y estaban muy concentrados, pero había algo distinto en su forma de trabajar.

Lo que más me impresionó fue la forma en que se hablaban con tanta facilidad. No podía entender lo que se decían, pero el tono de sus voces y la manera en que hacían pausas para mirarse a los ojos era lo que me mostraba que algo estaba pasando. Mi concepto del trabajo era que uno dejaba fuera los sentimientos y se metía en su propio mundo. Pero ellos parecían conectarse con cierta intimidad en cualquier cosa que estuvieran haciendo.

No me había dado cuenta de hasta qué punto había influido en mí pasar esos días con ellos hasta que estuve en la cama con mi esposa una semana después. Recordé las voces melódicas de mis anfitriones y empecé a hablarle a mi esposa en el mismo tono mientras hacíamos el amor. De alguna manera, me tomé en serio aquella forma fácil y a la vez concentrada de ellos y empecé a acariciar a mi mujer de esa manera. A ella definitivamente le gustó. Para mí, era como si me hubiera desprendido de mil creencias que tenía sobre el acto de hacer el amor. No me había dado cuenta de que veía el sexo como mismo veía el trabajo, en el que había que ser metódico e intenso. No podía creer que un cambio tan sencillo, el simple hecho de relajarme un poco más, pudiera ayudarme a proporcionar a mi esposa tanto cariño y placer.

Noreste
Diseño y coreografía de la energía

A la postre, las pequeñas elecciones que vamos haciendo, de retraernos o de compartir la intimidad, son lo que constituye la realidad de nuestras vidas sexuales y nuestras decisiones sobre cuán a menudo tener relaciones sexuales se basan en lo que realmente nos importa. ¿Está usted demasiado ocupado como para dar o recibir placer? ¿Están los niños por el medio? ¿Pasa más tiempo discutiendo que disfrutando la intimidad? ¿La comida, las compras, la conversación, el trabajo, la lectura, la televisión, o cualquier otra cosa, le impiden tener tiempo para el sexo? Al final de la jornada, por muy importante que digamos que es el sexo, la forma en que diseñamos nuestras vidas es la que refleja exactamente nuestras verdaderas prioridades.

Las frustraciones sexuales recurrentes, la insatisfacción frecuente, la soledad y el agotamiento son señales de que uno no está alineado con los ritmos naturales del deseo. La excusa universal de "estar muy cansado" para buscar el placer siempre es resultado de una coreografía equivocada y caótica de la energía. Es equivocada porque, en lugar de utilizar la intimidad sexual para darnos la energía necesaria para todo lo demás, la relegamos al último lugar. En lugar de dejar que el sexo tome precedencia sobre otras cosas y hacer lo que sea necesario para disfrutarlo, cometemos el error de creer que es demasiado difícil.

Pero la creación de un estilo de vida equilibrado no tiene por qué ser difícil. Una vida sexual satisfactoria comienza con la eliminación del desorden y la decisión de alinear sus elecciones emocionales, mentales, físicas y espirituales con sus verdaderas prioridades. En otras palabras, si uno considera que la intimidad sexual es de importancia vital, tiene que hacer elecciones y tomar decisiones en su vida cotidiana que contribuyan a tener experiencias sexuales más íntimas.

Utilice las preguntas que aparecen a continuación para determinar lo que le impide llegar a mejores elecciones y decisiones sexuales. Cuando haya respondido a las preguntas, se llevará una mejor idea de cómo tener experiencias sexuales más satisfactorias en forma regular.

Una ceremonia personal para aclararse las prioridades
Crear un acuerdo entre el yo y el espíritu

Emocional
¿De qué manera mis emociones me impiden disfrutar el sexo y la intimidad?
¿Qué puedo hacer para calmar mis emociones?

Mental
¿De qué manera permito que el estrés y la tensión mental interfieran en mis deseos sexuales?
¿Qué actividades me calman la mente?

Físico
¿De qué manera dejo que mi salud física me impida disfrutar de un encuentro sexual íntimo?
¿Cuáles son las tres cosas que me puedo comprometer a hacer para mejorar mi salud?

Espiritual

¿De qué manera mis sentimientos de desesperanza o tedio limitan mis expresiones sexuales?

¿Qué es lo que más disfruto hacer?

¿Qué me puedo comprometer a hacer que me fortalezca el espíritu?

Sexual

¿Cuáles son mis verdaderas necesidades sexuales?

¿Cuán a menudo me gustaría tener sexo si fuera posible?

¿Cuáles son tres cosas que puedo hacer para tener una mayor intimidad sexual?

Tener en cuenta estas preguntas y hacer nuevos acuerdos consigo mismo y con otros le da una mejor idea de la importancia que tiene para usted la intimidad sexual.

Este

Fantasías e ilusiones sexuales

Sus fantasías secretas le revelan algo acerca de lo que necesita su espíritu para sentirse más extravertido y vivo. Por ejemplo, si necesita más pasión y fuerza, quizás conciba la posibilidad de dejarse seducir por alguien dominante. Si desea más contacto físico, puede soñar con sentirse estimulado sensualmente por varios amantes a la vez. Si se imagina a usted mismo como un dios o diosa sexual que se regodean en el gozo carnal, esto puede significar que anhela un amor profundo. La realización de sus fantasías, utilizada de esta manera, sacia el hambre de su espíritu por experimentar estados placenteros de unión feliz.

Puede ser fantástico hacer algo que siempre ha deseado realizar en el plano sexual pero, si se obsesiona con una imagen particular de una persona o de una escena emocionante, sus fantasías lo hacen perderse en un mundo ilusorio. Al apartarse mentalmente de su pareja, se deja excitar más por las apariencias que por el cálido cuerpo que tiene a su lado. También puede terminar en el lado oscuro cuando lo que antes era un regalo emocionante se convierte en lo único que lo excita. Cada vez que uno hace fijación con fetiches o se vuelve demasiado extremo, crea situaciones que hacen daño al espíritu. La clave de disfrutar sus fantasías de forma beneficiosa consiste en recordar que rara vez resultan de la manera que uno se imaginó. El secreto de hacerlas realidad radica en mantenerse abierto a la forma en que pueda manifestarse y buscar oportunidades de expresar sus deseos internos.

Kimberly en la playa

Siempre tuve la fantasía de hacer el amor en la naturaleza, de estar en un lugar completamente abierto, sin un alma a la vista, sintiendo el soplo del viento contra todo mi cuerpo. Durante años utilicé esta fantasía para conciliar el sueño y, como me imaginaba que mi amante me hacía el amor penetrándome en forma profunda y apasionada, siempre alcanzaba un magnífico orgasmo antes de quedarme dormida.

No estaba buscando esto pero, cuando surgió la oportunidad, la aproveché. Un amigo me invitó a una casa en la playa que había alquilado en Maine. Una noche íbamos caminando por la orilla del mar, oyendo el romper de las olas sobre nuestros pies. Íbamos rememorando los buenos tiempos cuando, de repente, él me tomó en sus brazos y empezó a besarme apasionadamente. Todo sucedió de una manera muy natural: nos acurrucamos sobre la arena y tiramos la ropa un lado. El calor de nuestros cuerpos hacía que el frío del viento nocturno nos produjera una fantástica sensación. Teníamos los cuerpos cubiertos de arena y agua, y no me importaba. Aullé y gemí con sonidos de amor como nunca había oído antes. Hasta el día de hoy, pienso en esa noche como uno de los recuerdos más maravillosos de toda mi vida.

Triple fantasía en San Francisco

Yo tenía la fantasía de estar con dos mujeres al mismo tiempo. La forma en que al fin sucedió fue mejor de lo que yo hubiera planeado. Estaba pasando unos días en un balneario cerca de San Francisco, donde dos chicas que conocí en una fiesta de degustación de vinos me invitaron a su casa. Encendimos la chimenea, tomamos una botella de vino añejo y nos pasamos la noche conversando. Se estaba haciendo tarde cuando una de las mujeres se me acercó y se sentó en mi regazo. Me abrió la cremallera de los pantalones mientras su amiga observaba. No voy a entrar en detalles sobre todo lo que ocurrió, pero sí diré que las cosas llegaron a un punto en que no sabía dónde empezaba o terminaba mi cuerpo ni qué manos estaban haciendo qué cosas. No sabía que era capaz de eyacular tantas veces. Lo mejor de todo fue verlas besarse apasionadamente junto a la chimenea y acariciándose, llenas de puro placer. A veces, una fantasía ocurre una sola vez en la vida, pero ciertamente espero que esta vuelva a suceder.

PETER

Sureste

Concepto del Yo

Nuestra actitud y nuestro enfoque en la vida, junto con la forma en que lanzamos las flechas luminosas y las flechas oscuras, establece nuestro concepto del yo. Creamos continuamente nuestro concepto del Yo, según la forma en que hacemos nuestro extraordinario viaje alrededor del círculo de la primera estrella.

Nuestras experiencias en cada dirección determinan la forma en que vemos el mundo. El hecho de reescribir su relato y abrir símbolos cerrados le permite distanciarse del pasado y le da más oportunidades de tener encuentros sexuales mágicos. La adopción de una imagen corporal más positiva le ayuda a ponerse en contacto con su necesidad y deseo de expresión sexual. La ampliación de su cajón de normas comienza al expresar creencias sexuales que le den resultado. Tener una coreografía cotidiana más equilibrada le dará la energía necesaria para ser creativo y le hará estar listo para aventuras íntimas sensuales y espontáneas.

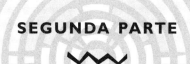

SEGUNDA PARTE

El lenguaje, la anatomía
y los orgasmos

6

Un lenguaje natural para el sexo ·

El lenguaje conforma nuestra manera de pensar y las palabras que utilizamos portan mensajes sobre nuestra manera de sentir. Imagínese por un momento si a una adolescente se le enseñara que sus labios genitales externos (si es que se le mencionara alguna vez) se llaman "alas de mariposa" en lugar de denominarlos *labia majora*. ¿Y qué tal si a los jóvenes se les dijera que son portadores de joyas sagradas y semillas preciosas, en lugar de testículos y semen?

Cuando se nos presenta el mundo del sexo y los genitales, oímos palabras como *cuerpo esponjoso, uretra, escroto, próstata, labio, cuello uterino* y *trompas de Falopio*. Si bien la mayoría de estos términos casi nunca se usan en la alcoba, además de que efectivamente cumplen su propósito, también es cierto que no son nada inspiradores. Los tecnicismos que usamos para enseñar a los niños y entrenar a los médicos eliminan deliberadamente gran parte de la belleza y la riqueza y complejidad del sexo. Nuestra jerga científica, derivada principalmente del latín, neutraliza el tema y nos mantiene a una distancia prudencial de tener ningún sentimiento remotamente sexual cuando utilizamos estos términos. Las palabras más comunes que usamos, como *vagina* o *pene,* aunque cumplen su función, no son muy poéticas y transmiten el distanciamiento desapasionado que los occidentales tienen hacia el sexo.

Algunos de los términos recientes, establecidos en los años cincuenta, que se utilizan para describir las distintas partes de nuestra anatomía sexual

114

vienen de los nombres de los científicos que "descubrieron" su existencia o formularon hipótesis al respecto, como las glándulas de Bartholin o el punto de Gräfenberg, que ahora se conoce comúnmente como "punto G". Nuestro lenguaje sexual a menudo revela la brecha que tenemos los occidentales entre nuestros cuerpos y la naturaleza. Aunque los nombres del Quodoushka no sean tan específicos ni precisos, son adecuados, sencillos y agradables al oído. Sobre todo, transmiten un mensaje totalmente distinto sobre el sexo. Son inherentemente reverentes y, como tales, nos enseñan a reconocer que nosotros mismos, la Madre Vida y nuestra sexualidad somos sagrados.

Por ejemplo, es difícil decir la palabra *tupuli* sin que se nos esboce una sonrisa en los labios antes de terminar de pronunciarla. Se refiere a la vagina. En tanto, *tipili*, que invoca la imagen de un tipi, o carpa india erecta, es el término que se refiere al pene. Otros nombres son "valle del placer" (perineo), "cabeza de la cobra" (clítoris), "serpiente sagrada" (pene) y "caverna trasera" (ano). Aunque es muy difícil imaginarse a un profesor de Harvard o a un ginecólogo que digan, "Vamos a examinar la cabeza de la cobra" o "a revisar su caverna trasera", estos nombres distintos traen maravillosas evocaciones sobre el sexo. El uso de animales e imágenes de la naturaleza para describir nuestra anatomía sexual da vida al lenguaje y refleja percepciones inherentemente sutiles, intrincadas, y a veces poéticas, que son provocadoras y claras.

El lenguaje del Quodoushka sugiere además que los creadores de estas enseñanzas eran extraordinariamente astutos en cuanto a su comprensión de la sexualidad humana, con una capacidad de observación penetrante muy similar a la de los pueblos aborígenes en relación con los cambios en los animales, las plantas y la Tierra. Sea cual sea la terminología que usamos para referirnos a nuestros genitales, resulta refrescante y favorecedor tener palabras que describan nuestras zonas erógenas en forma positiva y cariñosa. Tal vez la especificidad de los términos occidentales, junto con los términos del Quodoushka, que se basan más en la naturaleza, podrían sentar las bases para convertirnos en amantes más conscientes y afectuosos. Y quizás si empezamos a usar estas palabras en nuestras conversaciones más privadas, o para enseñar a los niños, podremos restablecer una impresión de magia y misterio en nuestras vidas sexuales.

ZONAS ERÓGENAS MASCULINAS

Hay un aspecto en que los hombres son exactamente iguales a las mujeres: es muy erótico para ellos que les acaricien las orejas, los labios, la nuca, el interior de los muslos, o incluso la parte de atrás de la rodilla. Aunque a la mayoría de los hombres no les hace falta un largo juego amoroso para excitarse, muchos lo disfrutan. No obstante, una de las diferencias principales entre las zonas erógenas masculinas y femeninas, es que a los hombres les gusta que se les preste atención a sus tipilis cuanto antes. El pene es, por un amplio margen, la zona erógena más sensible del cuerpo masculino.

El tronco del pene: La serpiente sagrada

Cada hombre, según su tipo anatómico, prefiere ciertos tipos de presión, rapidez y movimientos en el tronco en las distintas fases de su excitación. El momento en que se dan estas caricias es muy importante y la mayoría de los hombres tienen una forma muy específica en que les gusta llegar al clímax.

Aunque en su mayoría los hombres no tienen ningún problema en pedirle a su pareja que vaya más rápido o más despacio, es probable que no sean demasiado claros en cuanto a lo que los lleva a los estados más elevados de excitación. Es un error suponer que cualquier tipo de caricia

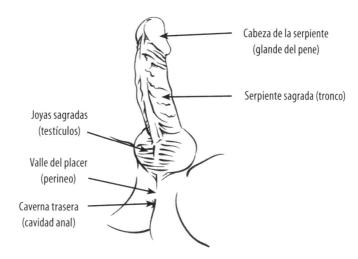

*Fig. 6.1. El tipili, o serpiente sagrada, también conocido
como órgano sexual conceptivo del hombre, o pene*

en el tronco del pene le dará satisfacción. La parte divertida de convertirse en una amante más sensible y cariñosa consiste en descubrir lo que mejor funciona para el hombre. Explorar las preferencias del hombre y aprender a darse cuenta de cuando está a punto de eyacular, así como saber exactamente el tipo de caricia que desea después, son las mejores maneras en que le puede mostrar su afecto genuino.

El glande del pene: La cabeza de la serpiente

Al final del tipili hay varias zonas altamente receptivas. La cresta que bordea la parte inferior de la cabeza recibe el nombre de corona. Justo debajo de este anillo hay un punto en forma de V que se llama frenillo. Para muchos hombres, esta membrana, que es similar a la que se encuentra por debajo de la lengua, es el lugar que produce un placer más intenso en todo el tipili. Para otros, el propio glande o cabeza de la serpiente es la parte más sensible. En el caso de los hombres incircuncisos, el prepucio y la piel expuesta por debajo de este son altamente sensibles. Otra zona erógena que a veces se pasa por alto es en torno a la apertura por donde sale su preeyaculación, en la punta del tipili. A todos los hombres les gusta que les acaricien estas áreas de distintas maneras en distintos momentos durante las distintas fases de su excitación.

Los testículos: Esferas sagradas de la vida, portadores de la simiente o joyas sagradas

La piel del escroto (que cubre los testículos) también es sensible al contacto y las caricias suaves. Las joyas sagradas del escroto pueden dar una sensación cosquilleante. Algunos hombres disfrutan todo tipo de besos y caricias en esta zona, pero no a todos les gusta. En algunos casos, especialmente después de la eyaculación, los testículos están demasiado sensibles a cualquier tipo de contacto.

El perineo: Valle sagrado del placer

Los hombres también se pueden excitar si se les acaricia suavemente el perineo (el área de tejido suave que queda entre los testículos y el ano). La próstata es otra zona erógena masculina que se puede estimular por medio de una firme presión sobre el perineo o a través del ano. Algunos hombres no saben que el valle sagrado del placer es una zona erótica, por lo que, una vez más, es importante determinar qué tipo de presión les gusta en esa zona. Pruebe a acariciar suavemente su valle sagrado cuando el hombre esté a punto de llegar al clímax, y vea cómo reacciona.

Cavidad anal: Caverna trasera

Véase más adelante la descripción de la cavidad anal de hombres y mujeres.

ZONAS ERÓGENAS FEMENINAS

Observar la interacción entre las zonas erógenas de una mujer es una experiencia increíble. Cuando la mujer se va excitando, la polilla sagrada y la mariposa sagrada revolotean y la serpiente voladora alza la cabeza en el bosque hasta que se hincha de sangre. La entrada hace guiños mientras su caverna sagrada late y se agranda a la espera. A su pareja le corresponde actuar ante las señales de deleite que recibe y hacer que su cuerpo cante de placer. ¿Hay algo más bello que esto? Si uno espera pacientemente su respuesta, aunque nunca encuentre una fórmula precisa, el cuerpo de la mujer le irá diciendo lo que espera que su pareja vaya descubriendo. Puede ser algo tan sencillo como verla arquear la nuca, observar la oscilación de sus senos o percatarse de que sus muslos se separan levemente como sutil indicación de que desea que la bese allí.

La clave de ser un gran amante consiste en prestar atención a la forma en que su pareja responde ante la interacción entre cada una de sus zonas de placer. Si bien es cierto que las mujeres tienen distintos deseos durante sus ciclos y normalmente no les gusta hacer lo mismo una y otra vez, hay varios lugares importantes con los que se debería familiarizar bien. Aunque cualquier parte del cuerpo femenino puede ser muy sensible al contacto, estas son las zonas erógenas donde debemos concentrarnos. Además, como verá en el próximo capítulo, la posición de estas zonas de placer es distinta en cada uno de los nueve tipos de anatomía genital femenina.

La vagina: El tupuli sagrado

Podría decirse que toda la vulva es una zona erógena, porque el contacto sensual en cualquier parte del interior o los alrededores del tupuli, cuando

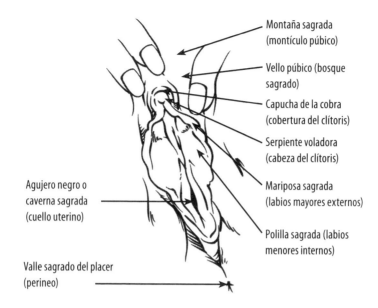

Montaña sagrada (montículo púbico)

Vello púbico (bosque sagrado)

Capucha de la cobra (cobertura del clítoris)

Serpiente voladora (cabeza del clítoris)

Mariposa sagrada (labios mayores externos)

Polilla sagrada (labios menores internos)

Agujero negro o caverna sagrada (cuello uterino)

Valle sagrado del placer (perineo)

Fig. 6.2. El tupuli, o serpiente alada y emplumada, también conocido como órgano sexual creativo femenino, o vulva (vagina)

se aplica con gran delicadeza, en el momento adecuado y con la debida atención a lo que le gusta a la mujer, la va excitando gradualmente hasta alcanzar exquisitos estados de deleite. Siempre se debe tener en cuenta que, incluso cuando uno conoce todas las características de la anatomía sexual de una mujer y está familiarizado con su vagina, es sabio mantenerse constantemente al tanto de los movimientos de su cuerpo, escuchar los sonidos que produce y preguntarle lo que prefiere.

La entrada a la caverna sagrada

La entrada a la caverna no es una parte anatómica específica, sino que se refiere al área elástica y llena de terminales nerviosas que se encuentra en la entrada de la vagina. Dentro de la propia apertura vaginal, hay una banda interna de tejido muscular sensible. Este anillo de músculos, que se extiende por dos o tres centímetros hacia dentro del túnel vaginal, es particularmente sensible para muchas mujeres y merece gran atención.

La serpiente voladora: La cabeza del clítoris

Casi todo el mundo piensa que el clítoris no es más que el punto de la vagina que se puede ver entre los labios genitales de una mujer. Sin embargo, en realidad el clítoris, o serpiente voladora, se prolonga internamente y se ramifica en dos alas que se extienden hacia dentro de la vagina, a lo largo del montículo púbico (la montaña sagrada). Como las "alas" internas también contienen muchos nervios sensibles, toda esta área es altamente receptiva al excitarse. Estas dos alas crean un tronco al unirse para formar la "cabeza" o glande del clítoris. La punta del clítoris es una zona erótica sensible que produce un intenso placer a la mayoría de las mujeres. En el Quodoushka, recibe el nombre de "cabeza de la cobra"[1].

Las serpientes voladoras de algunas mujeres están cubiertas por una gruesa capucha de piel que funciona de forma similar al prepucio del pene. Otras tienen una fina capucha o están expuestas por completo. El tamaño de la serpiente voladora y la posición de la capucha también varían con cada tipo de anatomía femenina (véase el capítulo 8), por lo que distintas mujeres prefieren distintos tipos de estimulación. Generalmente, dado que las mujeres de capucha más fina tienen más expuesto el clítoris, son más sensibles y por lo tanto prefieren una leve presión, mientras que las de capucha más gruesa suelen preferir una estimulación más fuerte.

El punto G: Activador secreto del fuego

El punto G no es una invención moderna. Los taoístas chinos antiguos se refieren a este maravilloso centro de placer como "las cuerdas del laúd" y el Quodoushka lo denomina el activador secreto del fuego de la serpiente o, en términos más sencillos, el activador secreto del fuego. Estos dos nombres reflejan algo que el término *punto G* no transmite adecuadamente: esta área dentro del túnel vaginal, que se encuentra a distintas profundidades a lo largo de la pared superior dentro de la esponja uretral, no es un punto específico. Es una red de vasos sanguíneos y nervios interconectados. El tejido de esta área es similar al de la próstata y al frenillo que está por debajo del borde del tipili masculino. Cuando la mujer se excita, esta zona se llena de sangre y el activador secreto del fuego se expande.

Los científicos aún están debatiendo si lo que comúnmente se ha

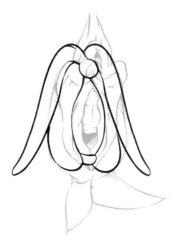

Fig. 6.3. La serpiente voladora (toda la región del clítoris)

dado en llamar punto G existe como órgano diferenciado. Alguno sexólogos afirman que hay una próstata femenina que se encuentra cerca de la entrada de la vagina y que esa glándula es responsable de la copiosa cantidad de fluido que algunas mujeres producen al recibir distintos tipos de estimulación. Independientemente de lo que en el futuro se descubra con estas fascinantes investigaciones, es innegable que hay un área de gran placer que se encuentra a lo largo de la pared superior del túnel vaginal. Aunque los sexólogos y científicos no se pongan de acuerdo sobre el propósito de la eyaculación femenina, a medida que las mujeres se familiaricen más con sus activadores del fuego, pueden experimentar orgasmos más intensos, un aumento significativo de las secreciones sexuales y un gran placer con la exploración de esta zona erógena[2].

CÓMO ENCONTRAR EL ACTIVADOR DEL FUEGO (PUNTO G)

Como amantes, en lugar de buscar un punto estacionario que se pueda activar o desactivar como si fuera un interruptor, es sabio considerar el activador secreto del fuego como una zona de placer en expansión y contracción. Todas las mujeres tienen a lo largo de la pared superior de su vagina un área que es muy sensible, aunque algunas son más conscientes de esto que otras. No obstante, antes de aplicar presión directa en este punto, lo mejor es disfrutar de un juego amoroso extendido, despertando gradualmente sus sensaciones al tocar su rostro, su vientre, cuello y muslos antes de concentrarse en los labios internos y externos de su tupuli. Si el activador del fuego se toca prematuramente, o si se le aplica demasiada presión antes de que la sangre haya hinchado la zona, muchas mujeres sentirán molestia en lugar de placer. Tenga presente que la excitación de la mujer es la que hace que el nexo de terminales nerviosas converja en un lugar donde encontrará su activador secreto del fuego.

Cuando la mujer está lista, si uno le acaricia suavemente la pared superior de su tupuli con uno o dos dedos como si la instara a acercarse, se dará cuenta de que hay una parte que tiene una textura distinta. Asegúrense de estar los dos en posiciones cómodas para que puedan explorar esto sin prisa. Al excitarse más la mujer, su pareja debería sentir un área que es levemente más áspera que el tejido circundante. Algunos la describen como si fuera la lengua de un gato, aunque no tan áspera. No hay por qué encontrar un punto exacto, así que no se preocupe si no está seguro. Una vez que la mujer empiece a relajarse al sentir las sensaciones, su pareja puede aumentar la presión y la rapidez sobre su activador del fuego. A algunas mujeres les gusta sentir mucha presión o movimientos muy rápidos en ese punto, por lo que cada uno debe determinar lo que mejor resultado da en cada caso. Algunas sienten deseos de orinar cuando reciben placer de esta manera, pero si la pareja sigue explorando las sensaciones, este reflejo irá desapareciendo[4].

Según su tipo de anatomía sexual, el activador del fuego puede encontrarse muy cerca de la apertura de la entrada de la vagina, a medio camino hacia atrás, o puede estar más allá del alcance del dedo. En la mujer cierva (que se explica con más detalle en el próximo capítulo), el activador del fuego se ubica aproximadamente un cuarto de pulgada (0,63 cm) hacia dentro de la apertura; mientras que en la mujer danzante quizás su pareja no pueda alcanzar esta zona erótica ni siquiera extendiendo los dedos hasta el final de su caverna. En la mayoría de los otros tipos de anatomía, el activador del fuego se encuentra a medio camino sobre la pared superior de su tupuli.

El cuello uterino: El agujero negro sagrado

El cuello del útero se sitúa en el extremo exterior del útero, en la parte más profunda del tupuli de una mujer. Actualmente hay libros excelentes que ofrecen orientación sobre cómo ver el cuello uterino con un espejo, si tiene esa curiosidad.

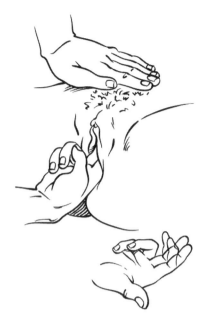

Fig. 6.4. Encontrar el activador secreto del fuego (área del punto G)[3]

Durante la penetración, algunas mujeres disfrutan del contacto repetido, sea con un dedo o con el tipili, a lo largo o por debajo del borde del Agujero Negro Sagrado. Para muchas, las caricias y la penetración del cuello uterino durante la excitación intensa es extremadamente placentera. Las caricias prolongadas y amorosas en esta zona pueden inducir estados de elevado éxtasis y placer. No obstante, es necesario asegurarse de que haya una abundante lubricación, porque esta parte se puede lastimar con gran facilidad. Algunas mujeres dicen que la estimulación alrededor del cuello uterino puede ser a veces moderadamente incómoda y a veces dolorosa. El cambio de posición, el uso de más lubricación, la suavidad y el asegurarse de que la mujer esté suficientemente excitada son buenas formas de descubrir la belleza del Agujero Negro.

En el caso de este y cualquier otro tipo de exploración sexual, es muy importante ser excepcionalmente limpios. Dado que las bacterias pueden multiplicarse fácilmente en cualquiera de estas zonas erógenas tanto en los hombres como en las mujeres, hay que insistir una y otra vez en lo importante que es para su salud usar condones cuando corresponda y practicar el sexo seguro.

En el Quodoushka se considera igualmente erótica cada una de estas zonas erógenas, incluida la entrada a la caverna sagrada (la apertura), la serpiente voladora (el clítoris), el activador secreto del fuego (el área del punto G) y el Agujero Negro (el cuello del útero), por lo que no se establece entre ellas ninguna jerarquía para alcanzar el orgasmo. En otras palabras, un orgasmo uterino (en el que todas las paredes internas del túnel vaginal se estimulan y se sienten "llenas") produce un placer tan intenso como un orgasmo que se concentre principalmente en la zona del clítoris (véase el capítulo 10, "Los nueve tipos de expresión orgásmica").

El perineo:
El valle sagrado del placer

Entre la apertura vaginal y la anal se encuentra un tramo carnoso de suave tejido. Una leve caricia de esta zona con movimientos circulares hace que la excitación de la mujer aumente y la haga acercarse más al clímax. La mayoría de las mujeres no alcanzan el clímax como resultado de la exclusiva estimulación del perineo pero, cuando esto se combina con la estimulación del clítoris, se alcanza el orgasmo con mayor facilidad. Si bien esta zona es estimulante en la mujer, es particularmente excitante en el hombre. Cuando una mujer aprieta su dedo en medio del valle sagrado del placer justo antes y durante la eyaculación de su pareja, esto le puede producir múltiples clímax.

La cavidad anal:
La caverna trasera

Aunque técnicamente el ano no es parte de la estructura de la vagina (ni del pene), lo cierto es que debe incluirse como una de las zonas erógenas. Esto se aplica en gran medida a los hombres también. Muchos dicen que el sexo anal aumenta la intensidad de sus orgasmos. Igual que con otros juegos eróticos, no se recomienda la concentración excesiva en el sexo anal. Se considera más bien como una zona erótica ocasional y altamente placentera que puede intensificar mucho los orgasmos cuando uno está de ánimo para ello.

Para penetrar adecuadamente en la caverna trasera, hay que seguir ciertas reglas; la primera de ellas es nunca ser muy brusco. La ruptura de los tejidos internos o circundantes al ano puede dar lugar a graves problemas de salud y abre la puerta a infecciones y enfermedades. La limpieza es importantísima. Nunca se debe entrar en la vagina ni tocarla después de haber penetrado el ano. La norma elemental es: lavarse por completo, incluso si para ello hay que interrumpir el juego sensual. Los riesgos son demasiados para hacer excepciones.

Otra pauta importante que contribuye al placer en la exploración de la caverna trasera consiste en concentrarse en la inserción propiamente dicha. En otras palabras, concentrarse en los movimientos de penetración y luego sacar el pene con suavidad. No salga completamente de la caverna trasera para luego seguir penetrando y saliendo con movimientos rápidos. Al concentrarse en los movimientos de penetración y salir con más suavidad, se evita cualquier tipo de rupturas o rasgaduras por dentro de las paredes del túnel anal.

Si se tiene el cuidado de limpiar la zona con agua tibia y un jabón suave tanto antes como después del acto, si se usa el tipo adecuado de movimiento de penetración y se garantiza que haya abundante lubricación, el sexo anal puede convertirse en una experiencia extremadamente placentera para hombres y mujeres. Aunque algunas personas pueden alcanzar el orgasmo exclusivamente a través de la estimulación de la caverna trasera, la mayoría puede disfrutar que se le estimule simultáneamente el tupuli o el tipili. Excitar los genitales al mismo tiempo con sus manos puede producirle orgasmos particularmente intensos.

7

Nuestra anatomía genital

Se dice que para poder conocer a otra persona debemos empezar por conocernos a nosotros mismos. Sin embargo, cuando se trata de nuestras partes más privadas, muchos nos pasamos la vida sin llegar a conocer a fondo nuestra propia anatomía sexual. Aunque hayamos disfrutado de muchos orgasmos prodigiosos, poseemos una escasa comprensión de las diferencias entre los distintos tipos de vaginas y penes y suponemos que son más o menos similares. Cuando aprendemos sobre los distintos tipos de anatomía genital, cambia por completo nuestra perspectiva en lo que a penes o vaginas se refiere. Si bien definitivamente es posible vivir sin saber más que lo elemental en materia de genitales, cuando uno llega a conocer su tipo de anatomía, se le abre por delante un nuevo mundo de deleite sexual.

Cientos de años atrás, los Ancianos del Cabello Trenzado descubrieron que los hombres y mujeres pueden clasificarse en nueve tipos distintos de anatomía sexual, que describen el efecto que dicha anatomía ejerce sobre el placer sexual. Aspectos tales como el tiempo que nos toma alcanzar el orgasmo, cuán lubricados nos sentimos, cuánto eyaculamos, qué sabor tenemos y si nos gusta más el acto oral que el coito, están muy influenciados por la posición de las distintas zonas erógenas por dentro y por fuera de nuestros genitales. Lo mismo en hombres que en mujeres, la anatomía genital nos da una buena idea de por qué disfrutamos cier-

126

tos tipos de estimulaciones más que otras. Sorprendentemente, el tipo de anatomía sexual que poseemos influye incluso en detalles como la mejor forma de atraer a otras personas y de iniciar encuentros sexuales.

A partir de la observación de miles de genitales durante más de veinticinco años, los instructores de Quodoushka han logrado determinar las diferencias dentro de cada uno de los nueve tipos de anatomía genital masculina y femenina. Médicos y ginecólogos que han participado en entrenamientos de Quodoushka han quedado fascinados por las clasificaciones de los genitales que figuran a continuación y dicen que no hay nada parecido en el modelo médico occidental. Existen, sin embargo, otros sistemas sexuales ancestrales, incluidas las enseñanzas hinduistas y taoístas sobre anatomía, que hablan de distintos tipos de genitales. Aunque emplean términos distintos a los del Quodoushka, esas clasificaciones se han creado para ayudar a la gente a desarrollar sus habilidades en el arte del amor sensual.

EL SENTIDO GENITAL DEL YO

Para entender mejor la importancia del papel que desempeña el tipo de anatomía sexual en nuestras expresiones sexuales, es importante darse cuenta de que todo lo que nos rodea lo percibimos a través del prisma de nuestro género. El Quodoushka llama "sentido genital del yo" a la orientación fundamental de género en relación con la vida. "¿Es chica o chico?" es lo primero que preguntan los padres. Ya se sabe que, durante el desarrollo del cuerpo en el vientre, tanto los fetos masculinos como los femeninos se tocan sus genitales por largos períodos, lo que da a entender que las sensaciones que se originan en sus genitales son más fuertes que cualquier otra.

Según la perspectiva chamánica, cada espíritu humano escoge a sus padres y su género antes del nacimiento. En el momento de la concepción, cuando los futuros padres hacen el amor, se libera una gran energía. La iluminación y la energía de este acto sexual es lo que atrae al espíritu del niño para que entre en la existencia física a través de un vientre en particular. Incluso en las inseminaciones in vitro, el óvulo y el semen están cargados de energía orgásmica. El espíritu tiene su peso y, por lo tanto, cuando el espíritu del niño entra en el vientre en algún momento del segundo trimestre del embarazo, la madre experimenta el correspondiente aumento de peso. Escogemos nuestro género mucho antes de desarrollar nuestra identidad cultural, o dentro del contexto de una familia, y la percepción de todo lo que nos rodea pasa por el prisma de nuestra orientación de género. Los incontables mensajes que acumulamos acerca de nuestra sexualidad —tanto positivos como negativos— se absorben en nuestros cuerpos. Así pues, cuando un niño recibe una bofetada por producirse placer con sus genitales, o se le impone el condicionamiento de sentir vergüenza por sus propias sensaciones sexuales, esto crea grandes confusiones en la esencia de su sentido genital del yo. Aunque actualmente nuestra sociedad está superando los límites del significado del género y algunas personas son capaces de vivir con mayor felicidad al cambiar la apariencia física y emocional de su género, la forma en que nos sentimos en relación con nuestros genitales determina la manera en que experimentamos el placer y acumulamos conocimientos a lo largo de todas nuestras vidas.

SUPERAR LA VERGÜENZA GENITAL DE LAS MUJERES

Esta necesidad de restablecer una conexión natural con la esencia de nuestra sexualidad es una de las razones de que las ruedas de anatomía sexual tengan quizás el mayor poder de sanación en todo el Quodoushka. Cuando un hombre o una mujer tiene en privado dudas, temores e inseguridades sobre sus genitales, esto limita la energía que tiene a su disposición para cualquier otra cosa en la vida. Pese a la abundancia de información relacionada con el sexo tanto en libros como en Internet, donde hay innumerables imágenes y descripciones de las distintas partes y técnicas, no es común que entendamos cómo sanar las heridas del sentido genital del yo —o sea, lo que sentimos en cuanto a nuestros propios genitales.

Las mujeres rara vez buscan la oportunidad de observar cuidadosamente o conocer sus propias vulvas y, por lo tanto, muchas no tienen una fuerte conexión con sus propios sentimientos sexuales. Pocas tienen la ocasión o la inclinación de hablar con otras sobre este tema y la mayoría de ellas nunca han visto muchas otras vaginas. Todo esto crea un entorno perfecto para que prolifere la vergüenza dentro del sentido genital del yo de la mujer. Incluso mujeres que disfrutan mucho el sexo a veces son presa de la autocrítica o de la vergüenza en cuanto a la apariencia de sus vaginas. Algunas se convencen de que sus labios genitales son demasiado grandes, demasiado carnosos o de una coloración no adecuada. Otras se preocupan de que demasiado autoplacer o los partos les hayan cambiado de algún modo el tamaño o la forma de la vagina. Si bien los partos y la edad efectivamente producen cambios en la forma y la apariencia de la vagina, nuestro tipo de anatomía sexual sigue siendo el mismo. El autoplacer no altera la forma de los labios genitales.

Cuando una mujer siente vergüenza en relación con su vagina, esto le limita enormemente su capacidad de disfrutar el sexo. La aversión de una mujer hacia su propio tupuli no solo le reduce el deseo, sino que los juicios, temores y sentimientos negativos infundados que se acumulan en su sentido genital del yo pueden de hecho llegar a producirle quistes, tumoraciones dañinas y otras dolencias. El motivo principal para conocer bien nuestra anatomía sexual es restituir nuestro sentido sexual del yo y devolvernos los sentimientos de belleza y orgullo sobre nuestros cuerpos. Las enseñanzas siguientes acerca de la anatomía femenina permiten disipar los prejuicios acerca del aspecto que "se supone" deben tener las vaginas de las mujeres. Para muchos, es una revelación saber que hay tales diferencias en la anatomía femenina. Cuando una mujer reconoce el carácter excepcional de su propia anatomía genital, puede deshacerse de conceptos errados innecesarios y empezar a apreciar la magia especial de su sagrado tupuli.

La mayoría de las imágenes mediáticas de genitales distorsionan de formas sutilmente negativas las percepciones de la gente sobre sí mismas. Según las representaciones más comunes de los genitales en revistas y películas sexuales, las mujeres tendrían vaginas menudas y los hombres, penes enormes. La realidad es que la mayoría de nosotros no nos parecemos mucho a lo que vemos en las películas. Del mismo modo en que determinamos la belleza basándonos en lo que los medios consideran atractivo, las mujeres a menudo critican sus propios genitales sin darse cuenta de que la forma de sus órganos responde a cierto tipo de anatomía sexual.

Por ejemplo, cuando una mujer se entera de que es una "mujer búfala" (con labios genitales que sobresalen en pliegues carnosos y ondulantes), algo empieza a suceder. Años de preguntas, dudas y vergüenza acumulada se esfuman. A esto pronto lo sigue el alivio, la autoceptación y la autoestima, especialmente cuando se entera de las maravillosas cualidades que posee una mujer búfala. Una ginecóloga que participó recientemente en sesiones de Quodoushka mostró los distintos tipos de tupuli a algunas de sus clientas que estaban pensando en la posibilidad de someterse a cirugía plástica porque no les gustaba el aspecto de sus vaginas. Después de recibir estas enseñanzas y ver la belleza de cada uno de los tipos de vagina, encontró una forma completamente distinta de hablar con las clientas que quisieran modificar la apariencia de sus tupulis.

Cuando he contado con la autorización de los padres, también he presentado a muchas jóvenes estas enseñanzas de anatomía sexual. Les ha encantado la idea de ser una mujer loba, gata o zorra, o una mujer danzante, y todas han querido saber qué tipo eran. Cuando se les dijo, era evidente cuán especiales se sentían. Inmediatamente interiorizaron las características del animal correspondiente y empezaron a correr de un lado para otro como gatas o ciervas. Entre aquellas risas y juegos, se adueñaba de ellas un sentido secreto de la alegría, que seguramente luego hallaba una manera de expresarse en sus vidas amorosas. Resultaba maravilloso que las madres y las hijas conocieran más sobre sus anatomías.

La transmisión de enseñanzas sobre la anatomía sexual es una experiencia increíblemente favorecedora para que las mujeres aprendan sobre las cualidades especiales de sus vaginas. Cuando a una joven se le presentan adecuadamente estas enseñanzas, desarrolla el respeto por su propio cuerpo y su propia sexualidad y esto le da la confianza necesaria para escoger lo correcto para ella.

SUPERAR LA INSEGURIDAD DE LOS HOMBRES CON RESPECTO A SUS GENITALES

Aprender sobre los nueve tipos distintos de anatomía genital también es una experiencia profundamente reparadora para los hombres. Dado que sus genitales están expuestos, los hombres típicamente se los miran y tocan con mucha más frecuencia de lo que lo hacen las mujeres. Con todo, la mayoría de los hombres tienen sentimientos contradictorios con respecto a sus penes. A veces se sienten orgullosos y, a veces, un tanto inadecuados. Al compararse con otros hombres, a menudo piensan que su pene es demasiado pequeño o, en algunos casos, pueden llegar a pensar que es excesivamente grande.

Aunque los hombres pueden fijarse en los genitales de otros hombres en los baños o taquillas de gimnasios, no quieren dar la impresión de que están demasiado interesados, por lo que desarrollan una habilidad especial para echar vistazos rápidos y furtivos. Además, como rara vez ven a otros hombres excitados, pasan por alto la gran diferencia de tamaño que existe entre un pene erecto y un pene fláccido. Las comparaciones que hacen los hombres con sus propios genitales no solo son inexactas, sino que su tendencia a la autocrítica pone en entredicho su capacidad sexual. Las mujeres que creen que los hombres están relativamente contentos con sus penes se sorprenderían de lo tímidos e inadecuados que suelen sentirse en relación con sus genitales. Muchos hombres consideran que el tamaño de su pene es el factor principal para poder satisfacer plenamente a una mujer, mientras que en realidad el tamaño del pene solo desempeña un papel parcial en el placer sexual. Lograr que un hombre supere sus sentimientos de imperfección o carencia es fundamental para que pueda mantener el sentido de potencia en el núcleo de su Yo sexual.

Una nota de un hombre oso

Cuando oí decir que yo era un hombre oso, me encantó la idea. Creo que, en el plano psíquico, esto me hacía sentirme más sobrado, como si de algún modo pudiera así "llenar" mejor a mi pareja. Como la mayoría de los hombres, antes fantaseaba con tener un pene enorme como un hombre caballo y, cuando me duchaba en el gimnasio con mis amigos, creo que yo era uno de los menos dotados. Pero ahora me doy cuenta de que la longitud del pene no es tan importante como el grosor. Creo que muchos hombres se preocupan más de la cuenta sobre lo que piensan los otros hombres y les afecta mucho en su ego el tamaño de sus penes, pero eso no es lo que realmente importa. Cuando llega el momento de la verdad, me gusta ser un hombre oso. De hecho, ahora que miro al pasado, creo que muchas chicas se sentían atraídas a mí porque les gustaba mi naturalidad. Desde entonces he leído distintas cosas acerca de la sexualidad y sé que hay ciertas posiciones que son mejores para mí. He aprendido a moverme en distintas direcciones y a utilizar distintos movimientos cuando penetro a mi amante. Sé que puedo satisfacerla completamente siempre que le dé todo lo que tengo. En eso se incluye tener más conciencia de lo que a ella le gusta en lugar de pensar solo en mí. Creo que todo es cuestión de aprender a usar lo que uno tiene.

JIM

Cuando un hombre entiende su anatomía, puede aprender a sacar ventaja de sus mejores características. El hecho de sentirse a gusto con su pene influye en casi todo lo demás que haga. Cuando un hombre se acepta tal como es y descubre que hay varios factores aparte del tamaño del órgano sexual que lo pueden hacer un buen amante, puede desarrollar sus técnicas sexuales en formas mucho más satisfactorias. Lo más importante es que debe ir más allá de su propia gratificación y utilizar sus habilidades naturales para aumentar la calidad de sus destrezas en el amor.

El Quodoushka enseña que cada tipo de anatomía tiene sus propias ventajas. Después de ver tantos genitales de hombre y mujer a lo largo de los años, he llegado a darme cuenta de que, si bien hay distintas categorías, cada órgano sexual es único. Además, es importante tener presente que nuestra anatomía no es más que el punto de partida de nuestro potencial erótico. Cuando uno aprende las preferencias y tendencias específicas de su tipología genital, eso no significa que esté limitado a experimentar los atributos de una sola dirección de la rueda. En realidad, con la práctica, cualquier persona puede cultivar las habilidades sexuales de cualquier punto de la rueda para liberar su naturaleza erótica.

¿TIENE MI PAREJA
LA ANATOMÍA "ADECUADA"?

Antes de empezar a describir los distintos atributos físicos y características emocionales de cada tipo, conviene aclarar que no hay combinaciones perfectas. Los hombres ciervos o los hombres caballos, por ejemplo, no están limitados a mantener relaciones con ningún tipo de mujer en particular y, aunque puede haber ciertas preferencias, cualquier tipo de hombre puede aprender a estar con cualquier tipo de mujer.

Anatomía genital femenina

El tupuli sagrado: Cómo la anatomía
influye en el placer sexual de la mujer

La forma en que una mujer experimenta el placer tiene que ver en gran medida con su anatomía. Esto se debe a que la forma en que están situados los centros de excitación erótica de la mujer es la que determina la manera en que ella prefiere que la estimulen. La clave para aumentar el disfrute del sexo de una mujer radica en conocer más detalles sobre las características externas e internas de su tupuli. Al familiarizarse con los matices de la anatomía genital de una mujer, su amante obtiene valiosos indicios sobre la manera de llevarla con regularidad a alcanzar los más elevados estados de placer. El lector descubrirá cómo puede "jugar" con cada parte de la anatomía sexual de su pareja para hacer que dichas partes canten a coro. Al principio, mientras se está familiarizando con los detalles, puede que parezcan lugares independientes pero, con la práctica, verá cómo los labios, el clítoris, la apertura y el activador del fuego (zona del punto G) están conectados entre sí.

El hecho de dedicar el tiempo necesario a averiguar cuál es el tipo de anatomía de su pareja le da una manera de explorar los tipos de presión, rapidez y tiempo que ella prefiere. También se llevará una mejor idea de cuándo cambiar sus caricias y sus tiempos si hay algo que no le da resultado. No obstante, recuerde que no existen fórmulas establecidas y que uno siempre tiene que prestar gran atención a lo que la mujer desea en cada momento. La mejor manera de aumentar su sensibilidad y habilidad como amante consiste en mantener la curiosidad, hacer preguntas, escuchar opiniones y estar abierto al cambio.

El tipo de anatomía genital de una mujer le indicará la ubicación aproximada de su activador del fuego: o sea, más cerca de la apertura o mucho más atrás. Le dará indicios sobre la profundidad de su caverna, lo que explicará por qué a ella le gustan más unas posiciones que otras. También le dará una perspectiva del tiempo que le toma alcanzar el orgasmo y de las formas en que le gusta que su pareja aborde el juego sexual. Como muchas mujeres no conocen bien su propia anatomía sexual, puede resultarles difícil expresar lo que necesitan. Desafortunadamente, algunas mujeres creen que algo anda mal si no sienten mucho placer con la penetración. Quizás se pregunten por qué no se sienten bien lubricadas o les preocupe el hecho de que tardan demasiado en llegar al clímax. Al comprender la anatomía de la pareja, se da respuesta a estas y muchas otras interrogantes sobre los estilos de seducción que nos resultan más naturales.

Aunque entendemos que todos somos distintos en el plano sexual, lo que no conocemos es la forma en que nuestras características anatómicas influyen en lo que nos gusta y lo que no nos gusta. Como deducirá de las descripciones siguientes, las características físicas de la anatomía genital de una mujer cierva, por ejemplo, hacen que esta prefiera ciertos tipos de excitación más que otros. Además, su comportamiento sexual es muy distinto al de una mujer oveja y al de todos los otros tipos. La mujer cierva es rápida y mágicamente seductora, mientras que la mujer oveja posee un carácter dulce y emocional. La posibilidad de determinar cuál es su tipo de hombre o mujer es una aventura fascinante y le proporcionará durante muchos años perspectivas duraderas sobre su vida amorosa.

Tipos de anatomía
genital femenina

CÓMO DETERMINAR LA ANATOMÍA
GENITAL DE UNA MUJER

Esperamos que se divierta con la lectura de las distintas descripciones de cada tipo de mujer para ver cuál le parece que es el suyo. Para determinar su tipo de anatomía, quizás sería conveniente que usted misma empezara por observar en un espejo las características físicas de su tupuli. También puede ser interesante consultar las siguientes descripciones e ilustraciones mientras se mira en el espejo junto a su amante.

Algunas de las características físicas utilizadas para determinar el tipo de genitales de una mujer no se pueden ver con facilidad, independientemente de si las observa por su propia cuenta o acompañada de su amante. Por eso deberá considerar tanto las características internas como externas del tupuli.

Características físicas de los genitales femeninos

Para identificar la anatomía sexual de una mujer, hay que empezar por mirar las siguientes partes externas:

- el tamaño y la configuración de los labios internos y externos
- la distancia entre el clítoris y la apertura vaginal
- la forma de la capucha que cubre el clítoris
- el tamaño y forma general de toda la vulva

Internamente, trate de determinar:

- la profundidad y ancho de la caverna vaginal (la profundidad promedio es de unas tres pulgadas y media [unos 9 cm] en estado relajado; algunas son un tanto más cortas o más largas, y todas se expanden al excitarse)
- la ubicación del activador del fuego o zona del punto G (véase, en el capítulo 6, la sección "Cómo encontrar el activador del fuego" y la figura 6.4)

Otras cualidades que difieren entre los distintos tipos de anatomía femenina son:

- el sabor en general de las secreciones femeninas (todas las secreciones varían según el estado de salud y el punto en que se encuentre la mujer

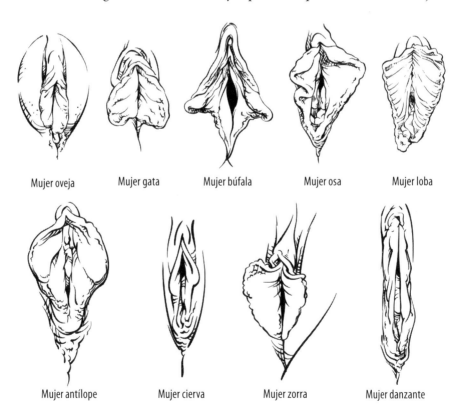

Mujer oveja   Mujer gata   Mujer búfala   Mujer osa   Mujer loba

Mujer antílope   Mujer cierva   Mujer zorra   Mujer danzante

Fig. 8.1. Los nueve tipos de anatomía femenina

en su ciclo menstrual; los sabores descritos para cada tipo se refieren a las secreciones sexuales de una mujer en buen estado de salud)

- el tiempo promedio que toma alcanzar el orgasmo
- la cantidad típica de lubricación

Cómo determinar su tipo

Si desea explorar por su propia cuenta cuál es su tipo, observe, explore y disfrute aprender más sobre sí mismo mientras lee sobre los temperamentos sexuales que van con cada tipo anatómico distinto. Uno de los factores que le ayudará a determinar su tipo de anatomía genital es la distancia entre el clítoris y la apertura vaginal. (La distancia se mide con los dedos de la propia mujer, colocados uno junto al otro, por debajo de la cabeza del clítoris. De este modo, en el caso de la mujer cierva, la distancia solo sería del ancho de un dedo, mientras que en la mujer danzante podría alcanzar el ancho de cuatro dedos). Trate entonces de determinar dónde está el activador del fuego de la zona del punto G. Por lo general, si la cabeza del clítoris, la apertura vaginal y el activador del fuego se encuentran cercanos entre sí, la penetración podrá estimular estas tres zonas erógenas simultáneamente. Si el activador del fuego, la apertura vaginal y el clítoris están más separados, la penetración por sí sola no logrará estimular simultáneamente estas zonas de placer. Así pues, como verá en las descripciones de cada tipo, se pueden añadir otras formas de juego sensuales para aumentar considerablemente el placer de la mujer.

Al identificar cuál es su tipo, quizás encuentre que posee todas las características físicas de determinada dirección, pero no tiene todas las otras cualidades. Digamos, por ejemplo, que las descripciones físicas parecen indicar que usted es una mujer loba, pero que en realidad no le gusta producir sonidos como se describe. Esto significa que tiene la proclividad y la capacidad natural de dar rienda suelta a su voz mientras hace el amor. Al volverse más abierta y estar más a gusto con su sexualidad, se irán manifestando los rasgos naturales inherentes de su tipo de anatomía genital. Si bien es posible que incluso una mujer loba (o cualquier otro tipo de anatomía) a veces prefiera expresar silenciosamente sus sonidos coitales, cuando identifique su tipo de anatomía, puede usar las descripciones aquí expuestas para descubrir ciertos detalles que quisiera resaltar en sí misma como amante.

LAS VARIEDADES DE ANATOMÍA GENITAL FEMENINA Y LAS DIRECCIONES NO CARDINALES

Cada una de las direcciones no cardinales (Sureste, Suroeste, Noroeste y Noreste) posee una combinación de aspectos anatómicos internos y externos de las dos direcciones adyacentes. Por ejemplo, una mujer antílope (Noreste) tendrá algunas cualidades de mujer loba (Norte) y algunas de mujer cierva (Este). Los tipos en las direcciones no cardinales también tiene algunos de los comportamientos y temperamentos sexuales de las direcciones adyacentes. Esto significa que los orgasmos de una mujer osa del Noroeste se verán acentuados tanto por conexiones físicas (Oeste) como por la fantasía y la estimulación mental (Norte). No obstante, los tipos no cardinales no son únicamente combinaciones de los atributos de los puntos adyacentes. Tienen también las características especiales del animal que ocupa esa dirección. Así pues, una mujer gata (del Sureste) posee ciertas características de las direcciones del Sur

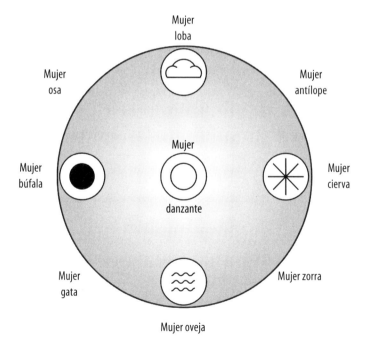

Fig. 8.2. Variedades de tipos de anatomía genital femenina

(oveja) y del Oeste (búfala), además del comportamiento especial asociado a los gatos.

Ni los tipos masculinos ni los femeninos pueden estar formados por la combinación de dos tipos que ocupen lugares opuestos en la rueda. Así pues, no es posible ser al mismo tiempo mujer loba y mujer oveja, ni cierva y búfala. Del mismo modo, un hombre no puede ser hombre caballo y coyote, ni ciervo y oso. Solamente las cuatro direcciones cardinales (Norte, Sur, Este y Oeste) y las dos direcciones adyacentes se utilizan para determinar los tipos no cardinales. La única excepción la constituye la dirección del Centro. Es posible ser una mujer danzante oveja (Centro y Sur) o una mujer danzante loba (Centro y Norte) y así, sucesivamente. El hombre también puede ser un hombre danzante caballo o un hombre danzante coyote, etc.

SUR

Mujeres ovejas

Las mujeres ovejas como amantes

Las ovejas modernas han evolucionado con el contacto humano a lo largo de miles de generaciones. Son criaturas sociales que se mantienen cerca entre sí en busca de protección mientras pastan. Por la misma razón, las mujeres ovejas son personas gregarias y de gran corazón que encuentran fuerzas en establecer vínculos en grupos sociales muy compactos. Aunque su comportamiento suele ser dulce y afable, pueden mostrar su firme determinación ante cualquier perturbación, temor o amenaza.

Las ovejas se ponen agitadas si no tienen el rebaño a la vista. Poseen un instinto innato de seguir siempre al grupo. Aunque no sea una buena idea, a veces rebaños enteros han terminado al fondo de un precipicio por seguir a su líder. Pero también advierten inmediatamente del peligro a otras ovejas y siempre están pendientes de la situación del resto del rebaño.

Como amantes, las mujeres ovejas son de carácter suave, obediente y cariñoso, pero también son capaces de proteger sin titubear a los que aman. Estas mujeres tienen la capacidad natural de sintonizarse con los sentimientos de otros y, como su manera de proceder suele ser indirecta y gentil, tienen una forma inusitadamente convincente de influir en los hombres

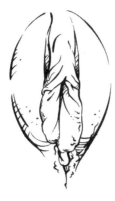

Fig. 8.3. Mujer oveja

con su dulzura. Su "poder suave" puede contrarrestar exitosamente acciones excesivamente agresivas o precipitadas. Tienden a inspirar las emociones más tiernas en su pareja durante el sexo, pero cuidado, pues cuando el corazón de una mujer oveja se agita, esto la hace despertar como una intensa tormenta.

Dado que tienen la tendencia a ser seguidoras, las mujeres ovejas necesitan aprender a sentirse más cómodas como líderes y a la hora de tomar decisiones independientes sobre lo que desean. Sus intensas emociones las pueden abrumar y confundir y fácilmente pueden perder de vista la importancia de sus propias necesidades y deseos sexuales. Cuando las mujeres ovejas logran un equilibrio en su sensibilidad emocional y se preocupan de proporcionarse tanto placer como el que proporcionan a otros, se convierten en amantes excepcionalmente cariñosas.

Por naturaleza, las mujeres ovejas están tan sintonizadas con las emociones, que constantemente retan a sus amantes a expresar sus sentimientos. Es común que busquen conexiones de corazón más profundas e íntimas, especialmente durante el sexo. El orgasmo de la mujer oveja llega a un intenso clímax cuando su pareja le ofrece tiernas caricias y palabras amorosas en el momento preciso. Si su pareja la estimula de esta manera y procura que ella se sienta completamente segura y confiada, la fuerza sexual de la mujer oveja es como las cataratas del Niágara. Los sonidos que produce durante los orgasmos reciben el nombre de "gritos del corazón".

Características distintivas de las mujeres ovejas

Uno de los rasgos distintivos de la anatomía genital de la mujer oveja es la larga capucha parecida a un túnel que cubre su clítoris. Otra característica es la forma abultada y a veces redondeada de su vulva, que a menudo tiene una coloración rosada muy visible. A las mujeres ovejas les suelen gustar fuertes caricias o besos del túnel encapuchado que cubre su clítoris y, por lo tanto, disfrutan mucho del sexo oral. Sus secreciones tienen un sabor particularmente dulce y, como su caverna interior es bastante profunda, también les agrada el coito extendido y apasionado.

A lo largo de los años, en conversaciones con muchas mujeres ovejas, hemos encontrado que tienen la tendencia a llorar con mucha facilidad, a veces con el más mínimo motivo. Dado que se encuentran en el Sur de la rueda, reaccionan de una manera emocional al hacer el amor, muchas veces con una risa jubilosa o incluso con lágrimas. Además, como el Sur se vincula con el agua, casi siempre tienen abundantes secreciones sexuales, incluso si no están excitadas. Algunas dicen sentir vergüenza por este motivo. Sin embargo, cuando las mujeres ovejas aceptan su fluidez natural, llegan a apreciar la dulce humedad de sus singulares tupulis.

Resumen de las mujeres ovejas

Dirección en la rueda: Sur, lugar de las emociones, el agua y la tierna generosidad

Distancia entre el clítoris y la apertura vaginal: De dos a tres dedos (junte sus dedos horizontalmente justo por debajo del clítoris; en el caso de la mujer oveja, debe haber espacio para dos o tres dedos entre el clítoris y la entrada de su caverna)

Forma o tamaño de la capucha: Un túnel largo y liso que cubre por completo el clítoris

Labios internos (Polilla): Labios genitales más bien finos (pero más gruesos y grandes que los de una mujer cierva)

Tamaño de la caverna: Más bien profunda, de cinco a siete pulgadas (12 a 17 cm)

Ubicación del activador del fuego (zona del punto G): Más bien profunda, por la mitad de la vagina o más atrás

Lubricación: Abundante

Temperatura: Muy fría

Sabor: Dulce

Tiempo típico para llegar al orgasmo: De quince a veinte minutos como promedio

Tipos de estimulación: Disfruta de un largo juego amoroso y sexo oral, besos profundos, manipulación intensa de los costados del tronco del clítoris y movimientos hacia adelante y hacia atrás, le gusta el roce sobre el montículo púbico, es muy emocional y necesita una conexión de corazón para experimentar sus orgasmos a plenitud.

Tipos de orgasmo: Oleadas implosivas y explosivas. El orgasmo implosivo produce una ola orgásmica que va hacia adentro, lo que a menudo hace que el cuerpo se contraiga y alcance una posición fetal. El orgasmo explosivo produce una ola orgásmica que va hacia fuera y a menudo hace que la espalda, la cabeza y los brazos se arqueen y se extiendan hacia fuera.

Posiciones preferidas para el coito: La mujer encima, estilo perrito con la espalda en arco y las piernas a cada lado de las de su amante

Tipos preferidos de anatomía masculina: Le gustan los hombres coyotes porque disfruta el roce (también disfruta de otros tipos de hombres)

Comportamiento sexual: Gregaria, acogedora, centrada en el corazón, sensible e intensamente cariñosa

SUROESTE

Mujeres gatas

Las mujeres gatas como amantes

Los gatos son de los mejores cazadores del planeta. No obstante, tan solo por el hecho de que han sido domesticados durante generaciones y a menudo viven durante muchos años en armonía con los seres humanos, sería errado tomar esto como indicación de que sean totalmente dóciles.

Quien haya observado a un gato doméstico perseguir y capturar a un pájaro o a un ratón, habrá comprobado claramente que no ha perdido sus habilidades instintivas de feroz cazador[1].

Como amantes, las mujeres gatas puede proyectar una imagen no menos fascinante y maravillosa. Aunque son grandes luchadoras, también son innegablemente bellas, afectuosas y suaves. Al igual que algunos gatos que son tan ligeros y ágiles que uno no les puede quitar la vista de encima, las mujeres gatas son verdaderas exhibicionistas, aunque al principio puedan parecer recatadas y tímidas. No es que no les guste todo tipo de alardes, sino que en determinados momentos de tierna intimidad, cuando se sienten totalmente seguras, despliegan toda su belleza con una especie de orgullo sofisticado y majestuoso.

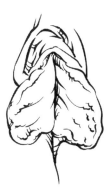

Fig. 8.4. Mujer gata

Cuando se han decidido a ir detrás de algo o de alguien que desean, las mujeres gatas no titubean. Cuando aplican este carácter decidido a su sexualidad y aprenden a reconocer a plenitud su naturaleza altamente orgásmica, llegan a ser las amantes más majestuosas, confiadas y generosas de todos los tipos de anatomía. Este tipo de generosidad sexual segura de sí misma y poco egoísta (que comparten con las mujeres ovejas) hace que en su presencia sus amantes se derritan de gratitud y respeto. Los ronroneos y rugidos de la mujer gata se conocen como sus "secretos del amor propio".

Al igual que los gatos, estas mujeres pueden parecer melindrosas y distantes, pues solo conceden sus afectos en los momentos y a las personas que prefieren. En realidad, no es cierto que los gatos sean distantes, sino que sencillamente a veces les gusta estar a solas y descansar en lugares oscuros y tranquilos. Las mujeres gatas tienen un gran poder de discernimiento y son muy sensibles en cuanto a lo que desean en cualquier momento dado. Son particularmente sensibles al olor, sabor y sensación al tacto de sus parejas. Si desea encantar y excitar a una mujer gata, debe darle abundante espacio. Hágale saber que la adora y la desea, pero no insista. Permita que sea ella quien escoja el momento en que podrán estar juntos. Tenga en cuenta que, si bien le gusta la independencia, no le gusta que la ignoren. Las mujeres gatas anhelan tener un lugar seguro donde expresar la parte indómita de su carácter suave y receptivo.

Del mismo modo que los gatos no atacan a sus presas de frente, sino que les gusta abalanzárseles desde atrás, las mujeres gatas pueden ser solapadas. Suelen aferrarse a sus resentimientos, los cultivan durante largo rato y prefieren evitar confrontaciones. A menudo son indirectas y evasivas, hasta el punto de confundirse en cuanto a lo que realmente quieren. Las mujeres gatas se aferran fácilmente a la falta de confianza en sí mismas y dejan que las inseguridades sobre sus cuerpos interfieran en su necesidad de expresión sexual. Su mayor desafío consiste en compartir sus necesidades y deseos sexuales con su pareja en forma honesta, abierta y directa. Cuando aprenden a usar su instinto de saber cuál es el momento de esperar pacientemente y cuál es el momento de actuar, trascienden sus temores y falta de confianza en sí mismas para convertirse en amantes apasionadamente sensuales.

Características distintivas de las mujeres gatas

Al igual que todos los tipos de anatomía no cardinales, las mujeres gatas poseen rasgos de los tipos adyacentes al Sur y al Oeste. Tienen una mezcla de características de las mujeres ovejas (Sur) y las búfalas (Oeste). Las mujeres gatas tienen una capucha pronunciada que cubre todo el clítoris, cuyo tronco es mucho más corto que el de una mujer oveja. Además, la parte superior de los labios externos de la mujer gata está conectada con la capucha. (En todos los demás tipos, excepto la mujer oveja, la capucha que cubre el clítoris es un pliegue separado que no está conectado con los labios genitales. Tanto en las mujeres ovejas como en las mujeres gatas, la capucha y los labios están conectados como un solo pedazo de piel).

Las mujeres gatas también presentan un perceptible grosor o hinchazón de los labios externos, aunque sus pliegues son menos gruesos y menos numerosos que los de la mujer búfala. A menudo sus labios son más pequeños que los de una mujer oveja. A veces tienen lo que llamamos una capucha doble, lo que significa que tienen dos pliegues de piel de tamaño similar, uno que cubre el clítoris y otro que cuelga por debajo de este. Según el Quodoushka, esto solo ocurre en las mujeres gatas. Internamente estas mujeres tienen cavernas menos profundas que las mujeres ovejas y disfrutan tanto el sexo oral extendido como el propio coito.

Resumen de las mujeres gatas

Dirección en la rueda: Suroeste, el lugar de los sueños, los símbolos y la aventura

Características físicas: La mujer gata tiene características físicas y emocionales tanto de mujeres ovejas (Sur) como de mujeres búfalas (Oeste) (véanse las correspondientes descripciones de los labios, el tamaño de la capucha, etc.); pueden tener características internas de la mujer oveja y características externas similares a una mujer búfala, o viceversa; sus preferencias sexuales también son una combinación de las direcciones del Oeste y el Sur

Temperamento sexual: Independiente, suavemente afectuoso, dulcemente seductor, evasivo e imprevisible

OESTE

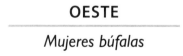

Mujeres búfalas

Las mujeres búfalas como amantes

Los búfalos, considerados sagrados por los aborígenes norteamericanos, son los guardianes de la medicina y la abundancia porque todas las partes de sus pieles y su carne se han usado para alimentar y sustentar a su pueblo durante miles de años. Las leyendas de los Lakota hablan de una búfala blanca y pura que llegó a la tribu, se convirtió en mujer y enseñó

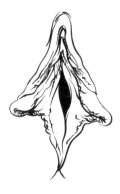

Fig. 8.5. Mujer búfala

a los humanos a vivir en armonía con la naturaleza. Se le conocía como la estimada Mujer ternera de búfalo blanco.

Como amantes, las mujeres búfalas aportan a sus relaciones una presencia relajada y apacible. Aplican al sexo un enfoque sencillo y se regodean en los deleites terrenales del acto sexual. Tienen fuertes instintos sexuales y se transportan a los cielos por medio de la pura pasión física. A la mujer búfala le gusta que su pareja paste en ella durante días y días. Si desea atraer y cortejar a una mujer búfala, debe asegurarse de hacerle comentarios sobre la belleza de su cuerpo y acariciarla a menudo con mucho cariño. Para abrirse sexualmente, desea y necesita sentir la terrenal calidez y presencia de su cuerpo.

Luego, lentamente, a medida que la temperatura sube y sus fuerzas sexuales se le acumulan por dentro, prepárese, porque viene la estampida. A la mujer búfala le gusta empezar con toda su calma, en forma pausada y delicada. Luego, al sentir más y más placer, atraerá a su amante hacia sí hasta que finalmente expresa toda la intensidad de su alegría orgiástica* con una increíble fuerza. Durante el orgasmo o junto antes de este, suele rodear firmemente a su pareja con sus piernas, atraerla hacia sí y luego

---

Orgiástico significa "estado excitado y realzado de la conciencia". Si bien la palabra *orgiástico* a menudo se usa en sentido peyorativo para indicar un estado de frenesí salvaje e inconsciente, o una orgía, el Quodoushka utiliza la palabra en forma positiva para indicar un gran estado de placer en la mente, que entonces excita al cuerpo. *Orgásmico* se refiere a la capacidad del cuerpo de experimentar físicamente el orgasmo; mientras que *orgiástico* se refiere a la pasión creativa que experimentamos durante intensos estados de placer.

darle mordidas o fogosos besos en cualquier parte del cuerpo. Sus orgasmos llegan a una cumbre a través de sensaciones físicas y caricias conectadas. Los sonidos que produce una mujer búfala durante sus orgasmos se llaman "canciones de la Tierra".

El cortejo de una mujer búfala puede ser impredecible y misterioso pues, aunque tiene la tendencia a ser franca, honesta y directa sobre lo que desea, puede cambiar de parecer rápidamente. Lo típico es que la pareja de la mujer búfala sepa cuándo ella quiere hacer el amor, pues ella misma se lo dirá. No obstante, a veces su enfoque directo en cuanto al acto sexual puede resultar excesivo. Como amantes, las mujeres búfalas tienen que usar su intuición para captar las necesidades del prójimo al mismo tiempo que aprenden a ser más consideradas, sensibles y matizadas en sus enfoques con respecto al sexo y la intimidad. Cuando las mujeres búfalas acceden a su capacidad de sintonizarse con el cuerpo humano, sienten instintivamente las profundas necesidades sexuales de sus amantes. Al igual que el búfalo, que ofrenda todas las partes de su ser para sustentar la vida, las mujeres búfalas son amantes intuitivas y generosas que pueden utilizar la extraordinaria potencia de su amor sexual para sanarse y sanar a otros.

Características distintivas de las mujeres búfalas

Una de las características distintivas de la anatomía genital de la mujer búfala son sus grandes, gruesos y sobresalientes labios externos, que se pliegan y cuelgan hacia abajo en capas de piel que caen como en cascadas. Algunas mujeres a veces sienten vergüenza por sus grandes labios genitales, pero se enorgullecen grandemente de ser mujeres búfalas cuando se dan cuenta de que a muchos amantes les encanta besar y saborear estos suntuosos y contundentes pliegues.

Otras características diferenciadas de la anatomía de la mujer búfala son la entrada relativamente ancha y la escasa profundidad de su caverna vaginal. Tiene que buscar posiciones que le den un buen ángulo durante el coito para no experimentar dolor durante movimientos de penetración más profundos. Una posición que funciona bien para ella es mantener las piernas apretadas para poder controlar la profundidad que alcanza la penetración de su amante. Cuando la mujer búfala se excita y encuentra una buena posición, aumenta la profundidad y el poder de su caverna interna.

Resumen de las mujeres búfalas

Dirección en la rueda: Oeste, el lugar del cuerpo, Tierra, retener y transformar con intimidad

Distancia entre el clítoris y la apertura vaginal: De dos a tres dedos

Forma o tamaño de la capucha: Similar a una carpa india, con muchos pliegues colgantes

Labios internos (Polilla): Muy gruesos, arrugados y sobresalientes

Tamaño de la caverna: Poco honda, de tres a cinco pulgadas (8 a 13 cm) de profundidad; ancha, de dos a tres pulgadas (5 a 8 cm) de diámetro

Ubicación del activador del fuego (zona del punto G): A mitad de camino (aproximadamente dos falanges de un dedo)

Lubricación: Moderadamente húmeda

Temperatura: Muy fría

Sabor: Salado o terroso

Tiempo típico para llegar al orgasmo: De quince a veinte minutos como promedio

Tipos de estimulación: Le gusta empezar con un ritmo muy lento hasta que está próxima al clímax; mucho juego amoroso, le gusta que su amante le frote suavemente los pliegues a cada lado del clítoris, que le bese intensamente los labios genitales, a veces por debajo de la capucha, le encanta el sexo oral, roce púbico, mucho rejuego sensual antes, durante y después del orgasmo

Tipos de orgasmo: Muchos orgasmos telúricos e implosivos; le gusta abrazar, apretar, besar o morder durante los orgasmos

Posiciones preferidas para el coito: La mujer encima, estilo perrito con la espalda en arco y las piernas a cada lado de las de su amante

Tipos preferidos de anatomía masculina: Le gusta el hombre oso porque su tipili es grueso, pero también disfruta otros tipos de hombre

Comportamiento sexual: Lujuriosa, juguetona, directa, apasionada y de gran potencia sexual

NOROESTE

Mujeres osas

Las mujeres osas como amantes

Las osas poseen una gran fuerza física, pero en su mayor parte evitan a la gente y se asustan fácilmente. Mantienen a sus oseznos escondidos en lugares alejados, cálidos y seguros. Cuando una osa madre percibe que sus oseznos están en peligro, los defiende ferozmente y se enfrenta a cualquier oponente que se atreva a amenazar sus vidas. Como amantes, las mujeres osas son de carácter vigilante y protector. Les encantan las sensaciones suculentas y corpóreas del sexo, como las mujeres búfalas, y son de gran agilidad mental, como las mujeres lobas.

Pero no vayamos a creer que los osos solo viven en cuevas, pues no hay que olvidar lo mucho que les gusta treparse a los árboles. De modo similar a una mujer búfala, el ritmo sexual de una mujer osa puede ser de una lentitud aplastante, pero entonces, a medida que se va excitando, puede alcanzar altura rápidamente, de forma imparable. Es sabio dar un amplio espacio a cualquier tipo de oso, porque pueden ser bastante impredecibles. Si desea cortejar a una mujer osa, familiarícese con sus patrones típicos

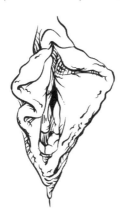

Fig. 8.6. Mujer osa

de excitación. Conozca la secuencia de lo que ella encuentra estimulante, para lo cual debe determinar el momento en que a ella le gusta la penetración y cuándo está lista para despegar en busca de un placer más profundo. Una vez que le haya proporcionado la intimidad física que necesita, sorpréndala con algo que no se espera. Asegúrese de mimarla, abrazarla y hablarle íntimamente después de hacer el amor.

Las mujeres osas tienen que observar cuidadosamente el momento de su hibernación, o pueden volverse excesivamente solitarias y dejarse llevar por la depresión. Necesitan saber cuándo retirarse y cuándo salir de sus guaridas para divertirse y hacer el amor. El mayor desafío de la mujer osa consiste en deshacerse de sus actitudes excesivamente defensivas, serenar su carácter tempestuoso y usar su poder para manifestar sus talentos creativos a la luz del día.

Durante el acto sexual, la mujer osa hace que su pareja se adentre profundamente en estados de ensoñación semiconscientes. Sus siestas postcoitales refuerzan los instintos primigenios y pueden invocar la magia y misterio del deseo sexual inagotable. Tiene un efecto muy embriagador sobre los hombres y a menudo le gusta volver a hacer el amor después de un descanso. El empuje de sus orgasmos arrasa con las distracciones y lleva a sus amantes a dimensiones desconocidas de júbilo erótico. La musicalidad de sus gemidos recibe el nombre de "anhelo del sueño mágico".

Características distintivas de las mujeres osas

Los labios genitales de la mujer osa son gruesos como los de la búfala y pueden tener forma de alas de mariposa, como los de la mujer loba. A veces son menos llenos que los de la mujer búfala. Presentan casi la misma distancia del clítoris a la apertura vaginal que en las mujeres danzantes y su activador del fuego está bastante hacia atrás. Por eso tienen la tendencia a disfrutar de profundas arremetidas durante el coito cuando están realmente excitadas. Encontrar el ritmo, el momento y la profundidad adecuadas es esencial para satisfacer a la mujer osa.

Aunque las cavernas vaginales de algunas mujeres osas son bastante hondas, como en la mujer loba, algunas son tan poco profundas como la de la mujer búfala. Al igual que a la búfala o la loba, a la osa le gustan distintas posiciones. Mientras va alcanzando el clímax, tal vez desee apretar las piernas para guiar la profundidad que alcanza la penetración de su amante. Luego quizás disfrute cambiar al estilo perrito durante el coito.

Resumen de las mujeres osas

Dirección en la rueda: Noroeste; el lugar de las pautas, el tiempo y la imagen del cuerpo sagrado

Características físicas: Las mujeres osas poseen características tanto de las mujeres lobas (Norte) como de las mujeres búfalas (Oeste); pueden tener características internas de la mujer loba y características externas similares a las de la mujer búfala, o viceversa; sus preferencias sexuales y su temperamento también son una combinación de las direcciones del Oeste y el Norte

Comportamiento sexual: Cariñosa, protectora, reservada, a veces tímida y de gran potencia sexual[2]

NORTE

Mujeres lobas

Las mujeres lobas como amantes

En su calidad de cazadores, los lobos cubren áreas inmensas y le siguen el rastro a sus presas valiéndose de sus aguzados sentidos del oído, la visión y el olfato. Aunque cazan lo mismo de día que de noche, comúnmente se considera que son animales salvajes nocturnos que aúllan a la luna. Como amantes, las mujeres lobas establecen sus territorios al sintonizarse

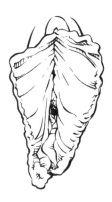

Fig. 8.7. Mujer loba

rápidamente con lo que las atrae. Al entrar en una sala llena de gente, buscan inmediatamente para ver quién les resulta más fascinante.

Las mujeres lobas se sitúan en el Norte de la rueda medicinal y, por lo tanto, se asocian con la mente. Al igual que los lobos, que poseen complicados sistemas de gestos faciales y corporales junto con una variedad de gruñidos, ladridos y gemidos significativos, las mujeres lobas son comunicadoras altamente inteligentes, reflexivas y a menudo ingeniosas. Las conversaciones estimulantes las excitan y son una parte importante de su ritual de juego amoroso. Les encantan las fantasías de amor, la conversación sensual y el humor antes, durante y después del sexo. Si desea cortejar a una mujer loba, asegúrese de empezar por estimular su mente. A las mujeres lobas les encanta gemir y aullar durante el sexo. Sus maravillosos gritos de éxtasis reciben el nombre de "cantos de la Luna".

Resulta interesante señalar que algunas mujeres que han determinado que son mujeres lobas nos relatan que no hacen mucho ruido durante el sexo. Esto puede deberse al condicionamiento social que no les ha dado permiso para expresar su dicha y su éxtasis. Sin embargo, cuando una mujer loba más bien silenciosa se entera de que esta es su inclinación natural, puede lanzar gritos de placer desinhibidos si así lo desea. Según mis observaciones, los sonidos que produce una mujer durante el acto sexual son muy personales. Independientemente de si lanza grandes rugidos o gime silenciosamente, lo que más importa es que se sienta libre de hacer lo que desee. En la mayoría de las mujeres, pero especialmente en la mujer loba, la vibración de los gemidos de deleite por todo su cuerpo durante el acto sexual intensifica su pasión y libera la plena expresión de su júbilo orgásmico.

En las enseñanzas de la Danza del Sol de la Medicina Dulce, el lobo es conocido como "el guardián del sendero con corazón". Esto se debe a que los lobos se rigen por claras jerarquías dentro de la manada y suelen aparearse de por vida. Como parejas, las mujeres lobas son leales y dedicadas. Les gusta salir a la caza de amistades estimulantes, pero a veces valoran su independencia como lobas solitarias. Las mujeres lobas alternan entre ser intensas, briosas y juguetonas y se les da bien traer a su alcoba ideas insólitas e inusuales.

Como las mujeres lobas pueden quedarse atrapadas en su propia mente, suelen dar demasiadas vueltas en la cabeza a las cosas hasta que su inteligencia les tiende zancadillas. Necesitan entrar más a menudo en los espacios profundamente calmados y silenciosos del amor sensual, donde pueden "soltarse el pelo", confiar en sus instintos y ser más espontáneas. Cuando se dejan llevar por la corriente de sus sentimientos eróticos y se concentran en el cuerpo en lugar de la mente, el poder de su inteligencia sexual florece con una gracia sorprendente. Cada vez que aprovechan la agilidad de su mente y la encauzan a la pura pasión, sus orgasmos pueden atravesar todas las realidades temporales, espaciales y dimensionales.

Características distintivas de las mujeres lobas

El rasgo físico más llamativo de una mujer loba es la forma de los labios de su tupuli. Si uno separa bien sus labios externos, asumen la forma de alas de mariposa lisas y finas. A veces una es más grande que la otra. A menudo sucede que, internamente, las mujeres lobas tienen el útero en punta y dicen que durante el coito a menudo tienen la sensación de que necesitan orinar (porque sienten presión contra la vejiga). Un cambio de posición podría ayudarlas a eliminar la sensación de presión. Conviene además que se aseguren de haber vaciado la vejiga antes de hacer el amor.

Otro rasgo común que dicen tener las mujeres lobas es que les gusta hacer el amor durante la menstruación o cerca de ese período (en estos casos, a veces lanzan "aullidos de placer a la luna"). Su gran afinidad con los ciclos de la luna hacen que se manifieste su deseo de intimidad, sexo y amor.

Resumen de las mujeres lobas

Dirección en la rueda: Norte, el lugar de la mente, el viento y la receptividad

Distancia entre el clítoris y la apertura vaginal: De uno a dos dedos como promedio

Forma o tamaño de la capucha: Una pequeña o mediana cobertura sobre el clítoris

Labios internos: Más bien grandes, lisos, finos, en forma de mariposa

Tamaño de la caverna: Más bien poco profunda, de cuatro a cinco pulgadas (10 a 13 cm) de profundidad, de 1⅛ a 1¼ pulgadas (2,85 a 3,17 cm) de diámetro

Ubicación del activador del fuego (zona del punto G): Más bien hacia atrás, variable; cuando se estimula esta área, se puede producir una sensación de presión sobre la vejiga

Lubricación: Húmeda

Temperatura: De tibia a cálida

Sabor: Entre dulce y salado

Tiempo típico para llegar al orgasmo: De veinte a treinta minutos como promedio

Tipos de estimulación: Disfruta de una intensa estimulación oral y del clítoris una vez que esté excitada, le gusta el roce lento o intenso, un ritmo estable en el que se alterne la entrada y salida completa de la cabeza del pene de la vagina durante el coito, seguido de un ritmo fuerte y rápido durante el clímax; mayor excitación durante la menstruación o cerca de este período; orgasmos intensos, como ráfagas de viento; disfruta las conversaciones estimulantes y la fantasía

Tipos de orgasmo: Explosivo-implosivo. Como se ha dicho anteriormente, un orgasmo implosivo produce una oleada orgásmica que avanza hacia dentro, haciendo a menudo que el cuerpo se contraiga en posición fetal. Un orgasmo explosivo produce una oleada orgásmica que avanza hacia afuera, que a menudo le hacen arquear la espalda y la cabeza o extender los brazos.

Posiciones preferidas para el coito: Le gustan la mayoría de las posiciones, excepto tener las piernas en alto

Tipos preferidos de anatomía masculina: Le gustan muchos tipos, especialmente los hombres danzantes y los hombres ciervos; a veces los hombres caballos son demasiado bien dotados para ella

Comportamiento sexual: Inteligente, perceptiva, indómita, creativa e intensa

NORESTE

Mujeres antílopes

Las mujeres antílopes como amantes

Los antílopes tienen en parte la agilidad mental de los lobos y en parte la magia de los ciervos. Son uno de los grandes animales migratorios a los que les encanta correr. En la rueda medicinal, ocupan el lugar del diseño de energía y, por lo tanto, se les conoce por ser como coreógrafos. En su calidad de amantes, son artistas sensuales en movimiento que cautivan a sus parejas con sutil elegancia y ágil gracia. La mujer antílope es naturalmente coqueta y casi hipnótica en su capacidad de seducir. Tiene una facilidad innata para la aventura en su incansable búsqueda del placer y el conocimiento. Estas mujeres son amantes intensamente apasionadas, enfocadas y desinhibidas que anhelan expresar sus pasiones creativas.

A diferencia de las ovejas y los gatos, que se adaptan bien al cautiverio, los antílopes inmediatamente tratan de escapar si se ven encerrados, llegando a veces a lastimarse al intentarlo. Ninguna especie de antílope ni de gacela ha sido domesticada jamás. De modo similar, la mujer antílope no aprecia verse acorralada en la rutina. Tiene la necesidad de expresar su imaginación y florece al tener múltiples atracciones sexuales. Cuando sus gritos de dicha se elevan desde lo hondo de su cuerpo, reciben el nombre de "cantos del cielo".

Cuando se enfrentan a un depredador o en sus juegos, los antílopes dan brincos en el aire, en los que levantan del suelo las cuatro patas simultáneamente. Así, las mujeres antílopes se conocen como "saltadoras", porque el cambio es lo que las hace ir más allá sexualmente. Al hacer el

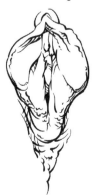

Fig. 8.8. Mujer antílope

amor a una mujer antílope, uno debe variar la velocidad, las posiciones y los tipos de caricias. Si uno cambia justo en los momentos adecuados (a ella le gustan las sorpresas) y acelera o aminora su paso en medio del juego sexual, los "brincos" le harán alcanzar cumbres de placer en las que al fin se puede entregar.

Si desea encantar y excitar a una mujer antílope, haga lo inesperado. (Esto da resultado con casi todas las mujeres, pero especialmente con las antílopes). Llévela al silencio del amor candente, tráigale algo inusual, extraño o cómico y muéstrele las cosas que no conoce sobre sí misma. Si puede encontrar las pasiones secretas que se ocultan en sus remolinos de amor, conseguirá que ella le regale sus jugos eróticos.

El mayor reto de una mujer antílope consiste en disfrutar cambios incrementales o graduales. En lugar de determinar que ciertos amantes o situaciones son tediosos o predecibles, se benefician de resistir la tentación de huir y, en lugar de ello, mantenerse cerca de sus seres amados. Las mujeres antílopes tienen la inclinación a estar divididas y atrapadas entre deseos aparentemente opuestos. Cuando escuchan sus instintos antes de lanzarse a hacer algo, las mujeres antílopes inician osadamente los cambios que buscan. De este modo, las antílopes tienen formas ingeniosas de llevar a sus parejas a momentos de júbilo con su poder libre y fácil.

Características distintivas de las mujeres antílopes

En sus patrones orgásmicos, las mujeres antílopes poseen la rapidez de las mujeres ciervas y, por lo tanto, tienen la capacidad de alcanzar múltiples orgasmos. (Todas las mujeres tienen esta capacidad, pero las antílopes y las ciervas pueden acceder a ella con más facilidad). También tienen la inteligencia, imaginación e intensidad de las mujeres lobas. Físicamente, los labios de la mujer antílope son más o menos finos y delicados como los de la mujer cierva, pero cuando se dilatan, toman la apariencia de pequeñas alas de mariposa, como los de la mujer loba. Internamente, la mujer antílope puede ser más bien profunda como la cierva. Tiene el activador del fuego aproximadamente a mitad de camino y va desde sentirse a veces seca cuando se excita hasta sentirse extremadamente suculenta. Una característica física singular de la mujer antílope es la larga distancia (de cuatro a cinco dedos) entre su apertura anal y su apertura vaginal. Típicamente, también tiene arrugas alrededor del ano.

Resumen de las mujeres antílopes

Dirección en la rueda: Noreste; lugar de enfoque, relajación y diseño de energía

Características físicas: Poseen características de las mujeres lobas (Norte) y las mujeres ciervas (Este); la mujer antílope puede tener rasgos internos de la mujer loba y rasgos externos similares a los de la mujer cierva, o viceversa

Comportamiento sexual: Son "saltadoras" desinhibidas, divertidas, imaginativas, creativas y de espíritu aventurero

ESTE

Mujeres ciervas

Las mujeres ciervas como amantes

Hay muchos relatos de ciervos que atraían a reyes y cazadores a la profundidad de los bosques donde se perdían y tenían que usar encantamientos místicos para encontrar su camino de regreso. A menudo se representa a Buda acompañado por un ciervo y se dice que personificaba el suave carácter de estos animales[3]. En las enseñanzas de la medicina dulce, el ciervo es el guardián de la magia. Los ciervos salvajes poseen sentidos excepcionalmente finos del olfato, el oído y la vista. Marcan su territorio

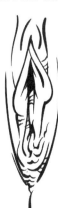

Fig. 8.9. Mujer cierva

dejando una feromona de intenso olor que segregan por la parte delantera de los ojos. Como amantes, la belleza, inocencia y gracia de las mujeres ciervas hacen de ellas compañeras exquisitas. Encantan mágicamente a sus amantes y se les conoce por crear hechizos embriagadores con sus naturalezas maravillosamente suaves y elegantes. Si hubiera que resumir en una palabra el singular atractivo de la mujer cierva, tendría que ser *irresistible*.

Al igual que los ciervos que corren por los bosques y mordisquean solamente ciertos tipos de hojas, las mujeres ciervas tienen gustos delicadamente refinados. Debido a sus preferencias discernidoras, pueden ser excesivamente melindrosas y críticas. Se distraen fácilmente y pueden apagarse por completo si sienten que algo no anda bien. Las mujeres ciervas se excitan en un santiamén, con sorprendente agilidad. A menudo pueden alcanzar el orgasmo en menos de un minuto y su gran capacidad de mantenerse alertas les da poderes magnéticos y grandes destrezas en las artes del amor. No obstante, si una mujer cierva quiere disfrutar las sensaciones más sutiles del sexo, debería aprender a hacer sus movimientos más pausados y aprovechar su rapidez para extender sus placeres orgásmicos. Cuando al fin se sosiega, puede entonces regodearse en el pleno esplendor de sus increíbles sentimientos sensuales.

Las mujeres ciervas ocupan el Este de la rueda medicinal, el lugar del fuego y el espíritu. Desean la comunión espiritual en los rituales de la pasión y les encanta visitar bellos lugares de ceremonias sagradas donde pueden permanecer más tiempo en la gloria de la unión dichosa. Si desea atraer y excitar adecuadamente a una mujer cierva, conviene crear un entorno elevado para la expresión total del amor y entonces apreciarla con absoluta reverencia.

En la medicina china, las astas de los ciervos se pulverizan para obtener remedios restaurativos. Estas cornamentas contienen los tejidos de más rápido crecimiento que existen, por lo que se piensa que confieren juventud, entereza y potencia sexual. La mujer cierva puede ser una amante increíblemente leal e intensa que disfruta de veras del sexo intenso. Puede atraer a su pareja a entregarse en los reinos místicos del embeleso infinito. A sus gemidos de entrega y júbilo se les llama "susurros de la Diosa".

Características distintivas de las mujeres ciervas

La anatomía genital de la mujer cierva posee varias características distintivas que, en combinación, hacen que su tupuli sea especial y único. El primero de esos rasgos se refiere a sus labios extremadamente finos y pequeños. En algunos casos, toda la longitud de su vulva puede ser menor a una pulgada (2,54 cm). Estas son las vaginas idealizadas que aparecen más comúnmente en las revistas y películas pornográficas. Es desafortunado que tantas mujeres asuman la idea falsa de que sus genitales deben tener un aspecto menudo como los de la mujer cierva y a veces se sometan a intervenciones quirúrgicas para rectificar la supuesta discrepancia.

Con todo, la bella apariencia de su diminuta vulva es de cierto modo engañosa, pues la mujer cierva posee la caverna interior más profunda de todos los tipos de anatomía. Su activador del fuego se encuentra justo a la entrada de su apertura vaginal y cerca del clítoris. Como resultado de esto, puede llegar rápidamente al orgasmo, a menudo con solo unos pocos movimientos. Puede tener fácilmente orgasmos múltiples y tiene la tendencia a preferir movimientos de penetración profundos de coito extendido. La mujer cierva típicamente se vuelve más caliente y más seca mientras más se excita. Su clítoris, más bien expuesto, es extremadamente sensible. Por eso algunas dicen que no les gusta el sexo oral intenso ni una gran frotación sobre el montículo púbico. Pueden sentir irritación si no tienen suficiente cuidado durante actos sexuales prolongados y a menudo les gusta usar lubricantes. Al igual que con los otros tipos, a las mujeres ciervas puede llegar a gustarles el sexo oral y disfrutan casi cualquier posición en el acto sexual.

Resumen de las mujeres ciervas

Dirección en la rueda: Este, el lugar del fuego, el espíritu, la imaginación y la determinación

Distancia entre el clítoris y la apertura vaginal: El clítoris y la apertura están muy cerca uno de otro, a menos de un cuarto de pulgada (0,63 cm) de distancia

Forma o tamaño de la capucha: El clítoris apenas está cubierto y a veces queda expuesto

Labios internos (Polilla): Labios muy finos y pequeños

Dimensiones de la caverna/entrada: Muy profunda, de siete a nueve pulgadas (18 a 23 cm), con una entrada ceñida, de un diámetro de tres cuartos de pulgada a una pulgada (2 a 2,5 cm) en la apertura

Ubicación del activador del fuego (zona del punto G): Apenas al entrar en la caverna sagrada, fácil de alcanzar; a una distancia aproximada de un cuarto de pulgada (0,63 cm) hasta media pulgada (1,27 cm) a lo largo de la pared superior

Lubricación: Seca, aunque pueden eyacular (igual que cualquier otro tipo de anatomía)

Temperatura: Muy ardiente

Sabor: Agridulce

Tiempo típico para llegar al orgasmo: De uno a tres minutos como promedio

Tipos de estimulación: Típicamente no les gusta mucho el juego amoroso; la estimulación oral y del clítoris tiene que ser extremadamente suave; porque el clítoris es muy sensible y cercano a la entrada de la caverna, pueden sentirse sobreestimuladas o incluso irritadas si no tienen suficiente lubricación; les gustan los movimientos de penetración fuertes, rápidos y profundos y el coito extendido

Tipos de orgasmo: Rápido, explosivo; las excitan las conexiones espirituales y carismáticas

Posiciones preferidas para el coito: Les gustan todas, especialmente las que implican tener las piernas en alto

Tipos preferidos de anatomía masculina: Les gustan muchos tipos, especialmente el ciervo y el caballo, pero tienen problemas con los coyotes debido al tamaño de su miembro

Comportamiento sexual: Encantadoras, atractivas, rápidas, ardientes y mágicamente seductoras

SURESTE

Mujeres zorras

Las mujeres zorras como amantes

Muchas leyendas chamánicas de distintas tradiciones representan a las zorras como transfiguradoras astutas que pueden asumir la forma de seductoras doncellas. En los relatos folclóricos a menudo se representa a los zorros como seres con poderes astutos, pícaros y sobrenaturales, de los que se valen para huir del peligro. Quizás esto se debe a que son animales que rara vez se ven a la luz del día y suelen salir por lo que se conoce como las "grietas entre los mundos". En el crepúsculo o el alba es posible verlos meterse rápidamente en sus guaridas, ocultas entre grietas en las rocas[4]. En nuestro lenguaje, se le llama "astuta como una zorra" a una mujer que posee extraordinarias formas de encantar y seducir a quien le guste. La combinación de sus artimañas femeninas, su ingeniosidad e inteligencia, junto con el hecho de que son delicadas y gráciles, hacen que las mujeres zorras sean inusitadamente sensuales. Son como sirenas del amor, que tientan a sus amantes a disfrutar todo el noviazgo, la danza y la diversión del sexo.

El estilo que tienen los zorros de cazar en solitario describe la forma en que a las mujeres zorras les gusta seducir a sus parejas. Para cazar, los zorros se camuflan y esperan pacientemente a que llegue el momento adecuado de abalanzarse sobre su presa. De modo similar, las mujeres zorras suelen retraerse al principio y luego ponen a funcionar sus encantos seductores en el momento perfecto. Decir que una mujer zorra es una provocadora no sería una exageración (en el buen sentido, por supuesto). Si desea atraer su

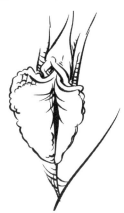

Fig. 8.10. Mujer zorra

curiosidad, deberá descubrir las sutiles señales de lo que le interesa. Aunque aplica un enfoque indirecto al sexo, es capaz de dar pequeñas pistas discretas cuando quiere que uno se acerque. Al igual que un prestidigitador cuya magia pierde la gracia si se examina muy directamente, la mujer zorra alcanza su mayor resplandor cuando prevalece el misterio. Sus tentadores e hipnóticos murmullos de amor reciben el nombre de "gritos de belleza".

En el Sendero de la Danza del Sol de la Medicina Dulce, el zorro es el guardián de la familia, porque se sabe que esta especie se aparea de por vida y luego regresa, año tras año, para componer su acogedora guarida. Igual que la hermosa cola de una zorra, es característico que el comportamiento de las mujeres zorras sea suave, cálido y mimador. Como pareja, pese a su reputación de ser grandes seductoras, son en realidad de carácter dulce y tímido, orientadas a la familia y fieles amantes.

El mayor desafío para las mujeres zorras consiste en mantenerse enfocadas y tomarse su tiempo. Al igual que el zorro que se siente atraído a objetos brillantes y a menudo pierde a su presa porque se embelesa al ver su propia cola, las mujeres zorras a veces son personas introspectivas, llenas de perplejidad y que se distraen fácilmente. Especialmente durante el acto sexual, cuando la más mínima palabra o gesto, o incluso sus propios pensamientos, las hacen retraerse, tienen que aprender a relajarse y a disfrutar lo que está sucediendo. El amor propio es el secreto de ser verdaderamente astuta como una zorra pues, cuando una mujer zorra adora su propio cuerpo, la sinceridad y la calidez de su afecto deslumbrará a su pareja con su radiante belleza. Su generosidad espontánea se abre camino con naturalidad cada vez que se siente verdaderamente amada.

Características distintivas de las mujeres zorras

Para reconocer las características físicas de la anatomía genital de una mujer zorra, hay que fijarse en las cualidades internas y externas de las mujeres ovejas y las mujeres ciervas. El tronco de la capucha del clítoris de la mujer zorra es más corto que el de la mujer oveja. Sus labios son menudos y su apertura está cerca del clítoris, pero su zona del punto G está más hacia atrás que la de una mujer cierva. Puede alcanzar el clímax en cuestión de minutos o tardar mucho más. Puede sentirse seca hasta que se excita, o sentirse abundantemente húmeda. Dado que la intimidad sexual de la mujer zorra se ve potenciada tanto por la conexión espiritual (Este) como por la conexión emocional del corazón (Sur), le encanta solazarse en el resplandor del amor sexual.

Resumen de las mujeres zorras

Dirección en la rueda: El Sureste es el lugar del amor propio, los conceptos, las actitudes y los enfoques existenciales propios

Características físicas: La mujer zorra posee características tanto de la mujer oveja (Sur) como de la mujer cierva (Este); pueden tener rasgos internos de la mujer oveja (caverna más bien profunda) y rasgos externos similares a los de la mujer cierva (pequeños labios externos), o viceversa

Temperamento sexual: Cordial, leal, impredecible y pícaramente seductora

CENTRO

Mujeres danzantes

Las mujeres danzantes como amantes

Las mujeres danzantes representan a los seres humanos en todo el espectro de su verdad y su belleza. Situadas en el centro de la rueda medicinal, poseen alternamente distintas cualidades de cada dirección. A veces la mujer danzante puede ser cordial y emotiva como la mujer oveja. En otras ocasiones, se regodea en la lujuria física y le gusta apretar bien a su amante, como la mujer búfala. Posee la rapidez mental de la mujer loba y el sensual encanto de la mujer cierva. A las mujeres danzantes les encanta tener opciones y posibilidades abiertas para el sexo. Pueden ser conversadoras o calladas, provocadoras u obedientes. Les gustan los retos y se hacen las difíciles, para poner a prueba su insistencia. De un momento a otro, pueden ser eróticas y picantes o mostrar un gran sentido del humor.

Entre todos los tipos de anatomía, las mujeres danzantes suelen ser las que más mantienen en secreto su sensualidad y, aunque se resistan con timidez, cuando uno encuentra la llave de su corazón, comprueba que son amantes cálidas, imaginativas y completamente traviesas. Si desea cortejar a una mujer danzante, insista particularmente en hacerle ver lo mucho que la desea.

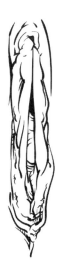

Fig. 8.11. Mujer danzante

Nunca le quite los ojos de encima cuando le esté haciendo el amor. Trate de vez en cuando de sacarle su lado torcido. Si no ceja en sus intentos, ella lo recompensará con su dulce entrega y se abandonará a su apetito sexual. Las mujeres danzantes anhelan expresar su sabiduría y sentir que las oleadas de su poder sexual le recorren todo el cuerpo. Cuando una mujer danzante llega al orgasmo, los sonidos que produce reciben el nombre de "gritos de libertad".

Cuando la mujer danzante está de ánimo, puede ser tan astuta como cualquier mujer zorra y tan subrepticia como una mujer gata. Pero las mujeres danzantes tienden a dar tantas vueltas por la rueda que a veces se pierden en el laberinto de su propio ajetreo. Tienen la tendencia a dudar y les cuesta trabajo saber lo que quieren. El desafío para una mujer danzante consiste en buscar lo que verdaderamente necesita en cada momento. Es capaz de cambiar cualquier cosa cuando reconoce que es vulnerable, expresa abiertamente su anhelo de intimidad y se valora como una mujer sensual y apasionada. Debido a que han superado grandes retos en sus vidas románticas, las mujeres danzantes son espíritus valerosos que tienen la capacidad de desempeñar cualquier papel que su pareja necesite. Gracias a su disposición a lanzarse de lleno al lado misterioso del sexo, inspiran a sus amantes a expresar libremente la belleza de sus deseos más profundos. Su mayor don consiste en la capacidad de transformar el miedo, la indecisión y la duda con el poder de su compasión y su amor.

Características distintivas de las mujeres danzantes

El rasgo físico más destacado de la mujer danzante es la forma larga, estrecha y fina de sus labios genitales. La distancia entre su serpiente alada y emplumada (el clítoris) y la apertura de su caverna es de casi cuatro dedos. Esta es la mayor distancia entre todos los tipos de anatomía; la distancia normal es de dos a tres dedos, o menos, desde el clítoris hasta la apertura vaginal.

Por qué a algunas mujeres no les gusta tanto el coito

Por otra parte, el activador del fuego de la mujer danzante se encuentra situado muy hacia atrás a lo largo de la pared superior de su túnel vaginal. En realidad, está más allá del alcance de los dedos y, en algunos casos, ni siquiera lo pueden alcanzar los tipilis de tamaño promedio. Esto hace que sea difícil (si no imposible) estimular simultáneamente el anillo de nervios sensibles que se encuentra en la apertura, el clítoris y su zona del punto G por medio del coito. A esto se debe que, durante una típica penetración con los dedos, o con el tipili, las mujeres danzantes tarden mucho en llegar al clímax. Tal vez la mujer danzante diga que, aunque el coito le parece bien, no siempre es maravilloso. A menudo necesitan usar las manos, o vibradores y consoladores, para estimular su clítoris durante el coito. (Esto también se aplica a algunos de los otros tipos de anatomía).

Cómo proporcionar placer al activador del fuego o la zona del punto G

Tener una mejor comprensión de dónde se encuentran la zona del punto G y el clítoris es sumamente útil para las mujeres danzantes y sus amantes. (Véase "Zonas erógenas femeninas" en el capítulo 6). El placer de la mujer danzante aumenta grandemente cuando esta descubre que el clítoris y toda la caverna interior no solo se excitan mediante el contacto interno, sino que se pueden estimular externamente. Debido a que el activador del fuego, o punto G, se ramifica en grupos de nervios dentro del tejido esponjoso por debajo del monte de Venus (el montículo púbico), también hay gran sensibilidad erótica en la parte exterior de la vulva. Así pues, una de las claves para deleitar a la mujer danzante consiste en aplicar mucha frotación con bastante presión y distintas posiciones, y tal vez con juguetes eróticos, junto con la mano o la boca. Esta es también la razón por la que las mujeres danzantes disfrutan mucho el juego amoroso.

Según mi propia experiencia tras escuchar a mujeres danzantes a lo largo de los años, muchas son muy creativas y están decididas a encontrar las posiciones que realmente estimulen todas sus zonas eróticas.

Lo que tiene que contarnos una mujer danzante

Cuando me enteré de que yo era una mujer danzante, sentí un verdadero alivio. Ante todo, sentía vergüenza de que siempre me tomara tanto tiempo llegar al orgasmo. Muchas veces simplemente desistía, porque me parecía que me estaba tardando mucho y estaba segura de que mi esposo también se estaba cansando e incluso aburriéndose. Mi frustración llegó a tal punto que simplemente me retraje y casi evitaba tener relaciones sexuales. Sentía que algo andaba muy mal en mí. El hecho de enterarme de que soy una mujer danzante me ayuda mucho, porque ya no siento que tengo algún problema, además de que es bueno saber que otras mujeres tienen la misma anatomía que yo.

Ahora uso un vibrador, o a veces mi esposo extiende la mano y me acaricia el clítoris desde atrás mientras estamos "en posición de cuchara" en el coito. Nos encanta la posición del perrito porque si arqueo la espalda, puedo sentir que su pene me toca el cuello uterino. Antes tardaba aproximadamente una hora en eyacular, pero desde que hemos probado con distintas posiciones y no me da vergüenza estimularme con mis propias manos, me resulta mucho más fácil alcanzar el orgasmo. Creo que también me ayuda el hecho de que ahora me gusta más mi vagina "danzante".

MARY, MUJER DANZANTE

Resumen de las mujeres danzantes

Dirección en la rueda: Centro; cataliza cualidades en cualquier dirección

Distancia entre el clítoris y la apertura vaginal: De tres a cuatro dedos como promedio

Forma o tamaño de la capucha: Una capucha pequeña que cubre un diminuto clítoris que sale fácilmente

Labios internos: Muy estrechos, finos y largos

Dimensiones de la caverna/entrada: Promedio, unas cinco pulgadas (12 cm) de profundidad, 1⅛ de pulgada (2,85 cm) de diámetro

Ubicación del activador del fuego (zona del punto G): Muy profundo y hacia atrás

Lubricación: Abundante

Temperatura: Más bien cálida

Sabor: Neutral

Tiempo típico para llegar al orgasmo: De veinte a treinta minutos o más

Tipos de estimulación: Disfruta del sexo oral intenso y movimientos rápidos de lado a lado; a veces disfruta de estimulación directa en el clítoris; le gusta mucho el roce con el coito; a menudo prefiere estimulación adicional con un vibrador o con los dedos durante el coito (otros tipos también disfrutan esto)

Tipos de orgasmo: Varían

Posiciones preferidas para el coito: Pueden disfrutar utilizar una almohada bajo la cintura para cambiar el ángulo de penetración y permitir que los movimientos de penetración lleguen más hondo; también disfrutan mantener las piernas juntas, estilo perrito, con la espalda recta o arqueada, junto con la estimulación manual

Tipos preferidos de anatomía masculina: Disfruta a los hombres coyotes porque a estos les gusta frotar el montículo púbico; también le gustan los hombres danzantes y otros tipos

Comportamiento sexual: Ingeniosas, espontáneas, inteligentes, creativas y compasivas

9

Tipos de anatomía genital masculina

EL TIPILI SAGRADO

Conocer las muchas formas de excitar a un hombre y determinar lo que más le gusta resulta tan misterioso como descubrir los secretos del placer de una mujer. El simple hecho de que un hombre tenga una erección y esté a punto de eyacular no significa que vaya a expresar así su plena capacidad sexual. No es cierto que lo que único que les interese a los hombres sea eyacular rápidamente. Cuando se les da la invitación, gustosamente aumentan la intensidad y duración de su placer sexual.

Aunque en su caso es más fácil darse cuenta de cuando están excitados y cuándo no lo están, los hombres anhelan experimentar toda la profundidad de su naturaleza erótica. Aprender los tiempos de un hombre; los tipos de presión, posiciones y caricias que le gustan y las seducciones sexuales que lo excitan, son los ingredientes clave para hacer que sus encuentros sean particularmente buenos. Si bien es cierto que los hombres a menudo se contentan con casi cualquier atención sexual que reciban y no parecen ser tan particulares como las mujeres, para satisfacer sus deseos más profundos hay que conocer los detalles de su tipo de anatomía. Si desea llevarlo a regiones de deleite sexual a donde rara vez llega, el hecho de entender su temperamento erótico puede mejorar significativamente la calidad de sus actos sexuales.

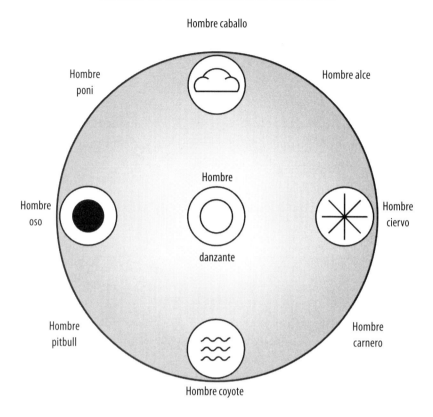

Fig. 9.1. Tipos de anatomía genital masculina

En el caso de los hombres, hay un menor número de partes físicas que marcan la diferencia en la forma en que llegan al orgasmo. Por ejemplo, un hombre de pene corto no llega al clímax más rápido que uno más dotado. De modo similar, los hombres de glande voluminoso no disfrutan el sexo oral más que los que lo tienen más pequeño. Pero, si bien el tamaño del tipili de un hombre no cambia en nada la cantidad de placer que puede experimentar, su anatomía genital sí nos dice lo que más le puede intensificar el placer. Con la práctica, cualquier hombre puede llegar a ser un mejor amante si aprende a usar su tipili con mayor destreza, especialmente si también aprende a usar con mayor sutileza sus manos, su boca, su lengua y su mente. El hecho de conocer su tipo de anatomía genital le proporcionará percepciones sobre sus debilidades y sus inclinaciones naturales y habilidades creativas como amante[1].

CÓMO IDENTIFICAR EL TIPO DE ANATOMÍA GENITAL DE UN HOMBRE

La manera más sencilla de identificar el tipo de anatomía genital de un hombre consiste en comprobar la longitud y grosor del tipili erecto. El tamaño y la posición de sus testículos, el número promedio de chorros de eyaculación y el sabor típico de sus secreciones sexuales también se utilizan para determinar su tipo de anatomía.

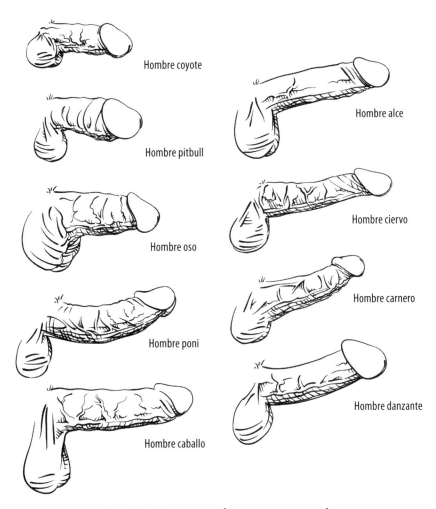

Fig. 9.2. Nueve tipos de anatomía masculina

Longitud

Se dice que el tamaño del pene del hombre promedio es el doble de la longitud de su dedo pulgar. Según el Quodoushka, la longitud del pene masculino completamente erecto se mide en "manos". Esto se refiere a la medida de un lado a otro de la palma de la mano abierta. La distancia se mide desde el punto en que la base del dedo índice se encuentra con la palma, hasta el otro lado de la mano abierta, donde el dedo meñique se une a la palma de la mano. (Esta distancia es similar para todos los hombres y se mide con las manos del propio individuo). De este modo, si un hombre coloca la palma de una mano hacia arriba y hace presión contra su cuerpo con el lado del dedo meñique por la parte de abajo de su pene erecto, con el resto de la palma completamente plana por debajo del tronco, necesitará usar una o dos manos para medir su tipili.

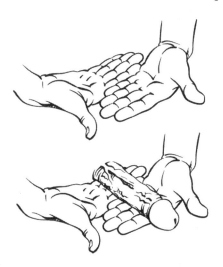

Fig. 9.3. Medición de la longitud

Ancho

Para medir el grosor (el ancho o porte), haga un círculo uniendo el pulgar y el índice y rodee con ellos el tipili erecto. Entonces cuente las falanges donde la punta del primer dedo llega al dedo pulgar. De este modo, en el caso de un tipili grueso, la punta del primer dedo no puede llegar al pulgar y, si es menos grueso, la punta del dedo índice se plegará hasta encontrarse con la primera o segunda articulación a lo largo del interior del pulgar.

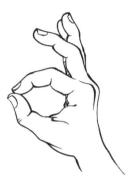

Fig. 9.4. Medición del grosor

La eyaculación

Los sabores y cantidad de eyaculación que se incluyen en cada tipo de anatomía describen a hombres en buen estado de salud. Tanto hombres como mujeres tienden a presentar secreciones sexuales más profusas y llegan al orgasmo más fácilmente cuando están muy excitados. Como mismo sucede con las mujeres, cuando el hombre está exhausto o estresado, o tiene problemas de salud, la cantidad, el olor y el sabor de su eyaculación pueden cambiar significativamente. Las descripciones representan el sabor usual de la eyaculación así como el tiempo promedio y la cantidad de chorros.

Cómo determinar las direcciones no cardinales

Al igual que en la descripción de los tipos de anatomía femenina, las direcciones no cardinales (Suroeste, Noroeste, Noreste, Suroeste) correspondientes a los hombres tienen características de las dos direcciones cardinales adyacentes. Así, el tipili de un hombre alce (Noreste) es más corto que el de un hombre caballo (Norte) y típicamente un poco más grueso que el de un hombre ciervo (Este). Además, aunque tiene la combinación de los rasgos físicos de un hombre caballo y un hombre ciervo, su temperamento sexual también se caracteriza por los atributos asociados con los de un hombre alce.

PREFERENCIAS ANATÓMICAS

Como se mencionó en relación con los tipos femeninos, tenga presente que la anatomía física no limita la potencial sexual. Con una mayor conciencia, autoaceptación y apreciación, cuando un hombre carnero o un hombre coyote (que tiene un tipili más corto y estrecho que algunos de los otros tipos) sabe cómo cultivar su destreza sexual, podrá llevar a cualquier mujer hasta una satisfacción excepcional. Del mismo modo, cuando refinan su sensibilidad, los hombres que tienen tipilis mucho más grandes pueden aprender a sacar el mayor provecho del tamaño de sus miembros. Si se da cuenta de que tiene los atributos físicos de determinado tipo, pero no posee todas las aptitudes sexuales descritas, significa que tiene una proclividad a desarrollar estas cualidades.

Por último, recuerde que su anatomía no es más que un punto de partida y que si bien puede tener preferencia por determinados tipos, cuando tiene el deseo de conocer bien a su amante, puede estar con cualquier persona que escoja.

SUR

Hombres coyotes

Los hombres coyotes como amantes

Los coyotes son uno de los animales más inteligentes y adaptables que existen. Su increíble capacidad de adaptarse y ajustarse a entornos cambiantes los hace una de las pocas especies que pueden prosperar cerca de los seres humanos en pueblos y ciudades. Los aborígenes norteamericanos los llaman embaucadores porque sus travesuras tienen la tendencia a meterlos en todo tipo de situaciones insólitas.

Los coyotes se destacan por ser cazadores inteligentes y determinados. Son animales que cooperan y se comunican con astuta sofisticación dentro de la manada. También son conocidos por sus naturalezas juguetonas y a menudo se los ve persiguiéndose para divertirse en pleno día. Como amantes, los hombres coyotes son los más ingeniosos, adaptables y

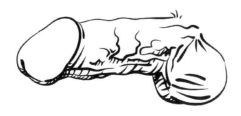

Fig. 9.5. Hombre coyote

creativos de todos los tipos de anatomía genital. Son de corazón amable y hacen buena compañía. Son altamente sexuales, simpáticos, traviesos y, sobre todo, persistentes.

Al cazar, los coyotes modifican sus técnicas según cuál sea su presa. Al usar su agudo sentido del olfato para seguir lo que quieren, se van acercando lentamente, describen círculos en la hierba y, cuando están listos para abalanzarse sobre su presa, se ponen rígidos como los gatos. Al igual que el coyote, los hombres coyotes buscan parejas sexuales con gran diligencia y determinación, y a menudo duran muchos años. Pueden ser valerosos ante un rechazo y tienen una capacidad inusual de sintonizarse con las necesidades y deseos emocionales de una mujer. Son buenos interlocutores y son capaces de ajustar sus técnicas y cambiar sus enfoques para satisfacer a su pareja. Pueden ser muy encantadores cuando usan el humor y la risa para seducir durante el cortejo y el juego amoroso. Les encanta dar (y recibir) sexo oral.

Sin embargo, cuando van muy lejos y están demasiado resueltos a obtener lo que quieren, dan la impresión de ser excesivamente apegados. Los hombres coyotes necesitan adquirir diversas habilidades sexuales y hacerse maestros en el sexo oral, usar sus manos y perfeccionar el movimiento especial de frotación con sus caderas que a muchas mujeres les gusta. Su principal reto consiste en desarrollar la autoconfianza, particularmente en lo que respecta al tamaño de sus tipilis. Necesitan sacar el máximo provecho al tamaño de sus miembros al comprender que las mujeres sienten tanto la energía del pene como su tamaño físico. Esto significa que las mujeres sienten la fuerza de la eyaculación junto con la destreza del pene. Los hombres coyotes pueden aprender a tocar con precisión y cuidado distintas partes del interior de la vagina y tener la capacidad de sentir en sus tipilis muchas sensaciones más sutiles que hombres con miembros más grandes. Además, como el hombre coyote se sitúa en el Sur de la rueda, tiene la capacidad de aquietar las emociones de una mujer con el empuje de su corazón puro. Una vez que tiene la confianza de utilizar su poderosa sensibilidad, puede mejorar el acto sexual con el juego amoroso que muchas mujeres disfrutan. Cuando dan lo mejor de sí, los hombres coyotes son sumamente generosos. Su instinto de llevar a las mujeres a múltiples cumbres de placer no tiene comparación con nada.

Características distintivas de los hombres coyotes

Una de las características destacadas de los hombres coyotes es la corta longitud y el escaso grosor de sus tipilis. Cuando un hombre coyote toma su carácter persistente y lo usa para desarrollar sus habilidades con su boca y sus manos y también con su tipili, podrá llevar a cualquier pareja a la dicha del éxtasis. Los hombres coyotes deberían darse cuenta de que las mujeres disfrutan todas esas maneras de hacer el amor.

Resumen de los hombres coyotes

Dirección en la rueda: Sur, el lugar de las emociones y el agua y la generosidad

Longitud del tronco: Una mano y tal vez un poco más (esto significa que el tronco ocupa toda la mano y que la cabeza se extiende un poco más que una mano)

Grosor: La punta del dedo índice toca la primera articulación del pulgar o menos

Cargas o chorros de eyaculación: El número típico de chorros es de seis a doce

Tiempo que necesita: Rápido, fulminante

Temperatura: Ardiente

Sabor de la eyaculación: Dulce

Consistencia de la eyaculación: Acuosa, poco densa

Position de los testículos: Bastante cercanos al cuerpo

Temperamento y comportamiento: Ingenioso, adaptable, persistente, con sentido del humor y sensualmente receptivo

SUROESTE

Hombres pitbull

Los hombres pitbull como amantes

Debido a que los perros son uno de los animales más domesticados del planeta y han convivido íntimamente con los seres humanos durante miles de años, han desarrollado muchos tipos de personalidades. Son de cuerpo fuerte y presienten el peligro desde el instante en que aparece. El pitbull posee una tenaz disposición a servir y está programado para proteger a sus acompañantes con un celo imparable. Como amantes, los hombres pitbull sienten el deseo urgente de dar a sus amantes el placer que desean.

Todos los perros responden a la manera en que son tratados en sus entornos domésticos. Son tan sensibles a la tensión y el estrés como a la pasión y el juego. La regla esencial para estar con los hombres pitbull consiste en darles lo que uno más desea recibir. Acérquese a ellos con calma si quiere que reaccionen pacíficamente o con pasión si quiere emoción y diversión. Sobre todo, para que los hombres pitbull expresen su pleno potencial sexual, necesitan establecer su lugar, conocer su territorio y confiar en sus parejas. Cuando reciben mensajes claros y coherentes y se sienten genuinamente deseados, estos hombres son leales para toda la vida. Algunos hombres pitbull son solitarios; otros anhelan recibir mucho cariño y detestan que los dejen fuera; mientras que otros son bulliciosos y coquetos. Todo depende del tipo de atención que reciban de sus amantes.

Los hombres pitbull necesitan parejas que los traten respetuosamente, con mano firme y límites estables. Les gusta tener reglas que seguir y una clara comprensión de sus responsabilidades como pareja. El caos los hace sentirse inseguros y el desorden los vuelve agresivos. Por eso es importante enviar señales claras y sin complicaciones a un hombre pitbull. Al mismo tiempo, son grandes exploradores. Tienen sed de probar cosas nuevas, desde las seducciones más torcidas hasta las más románticas. Siempre sorprenderán con su incansable búsqueda del placer.

Aunque a menudo es un desafío para estos hombres expresar senci-

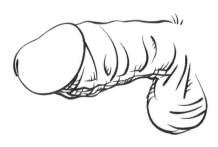

Fig. 9.6. Hombre pitbull

llamente sus necesidades y deseos sexuales, anhelan ser escuchados y comprendidos. Los hombres pitbull tienen que aprender a tomar las cosas a la ligera, ser menos celosos y dejar de imponer grandes exigencias a sus amantes. Necesitan descubrir y dominar lo que se les da bien por naturaleza sin buscar recompensas inmediatas. Cuando el hombre pitbull controla su agresividad al hacer cosas que le gustan, su pasión y lealtad son insuperables. Para atraer y excitar a un hombre pitbull, déle señales inconfundibles de que realmente lo desea. Si lo recibe en su cama con calidez y afecto, meneará la cola y le devolverá mil veces todos sus favores.

Características distintivas de los hombres pitbull

Físicamente, el tipili de un pitbull es más largo que el de un coyote y casi tan grueso como el de un oso. Se le conoce por su avance gradual hasta el clímax y su atención intensamente fiel al placer de su amante. Es excepcionalmente dado a asegurarse de que su pareja quede más que satisfecha.

Resumen de los hombres pitbull

Dirección en la rueda: Suroeste, el lugar de los sueños, los símbolos y la exploración

Anatomía física: Su tipili es más largo que el de un hombre coyote, y casi tan grueso como el de un hombre oso

Temperamento y comportamiento: Tenazmente leal, enérgico, lleno de vida, aventurero y amistoso

OESTE

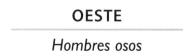

Hombres osos

Los hombres osos como amantes

Excepto cuando están cortejando, los osos son típicamente animales solitarios. De todos los tipos masculinos, el hombre oso es el que más presente está físicamente; le gusta abrazar, acariciar y mimar a su pareja mientras hacen el amor. Los hombres osos pueden ser corpulentos, fuertes y a veces torpes y lentos pero, cuando sienten el calor de la pasión, son sorprendentemente rápidos y firmes. La potente carga de sus arremetidas amorosas puede llevar a sus amantes a lo más profundo del misterio y la magia del trance sexual. Los hombres osos tienen afinidad por la búsqueda de amistades y amor para toda la vida.

Los hombres osos realmente aprecian las sensaciones físicas de la intimidad conectada. Prosperan al tener una fuente estable de cálida energía femenina y les gustan las comodidades del hogar. Están dotados de una destreza sexual natural y a veces les gusta quedarse dormidos cuando aún están dentro de su pareja y pasarse la noche soñando después de hacer el amor. Cuando los hombres osos crean un lazo sexual, protegerán con gran valor a sus seres amados. Por este motivo son parejas confiables y dedicadas que anhelan la alegría de la compañía duradera. Es fácil encantar y cortejar a un hombre oso. Busca verdadera amistad y responde positivamente al afecto inquebrantable y a toda prueba. Necesita saber que su pareja ha venido para quedarse.

No obstante, los hombres osos tienen la tendencia a la soledad y se ponen ñoños cuando no reciben la atención que ansían. Cuando llega la época de frío, normalmente los osos se retiran a sus cubiles para hibernar y recuperar energías, por lo que su medicina es el guardián de los sueños. Los hombres osos pueden ser líderes visionarios. Pueden llevar a su pareja a la profundidad de estados oníricos sanadores y también le proporcionan seguridad y apoyo en relación con sus sueños cotidianos.

A menudo los osos dejan pistas falsas y se les conoce por revirarse contra cualquiera que los esté siguiendo. Son extremadamente listos y es imposible predecir lo que harán. En realidad, este es uno de los rasgos que hacen más atractivos a los hombres osos: pueden ser caprichosos, impulsi-

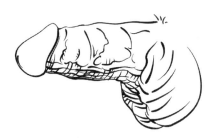

Fig. 9.7. Hombre oso

vos y volubles. Cuando están felices, hacen lo que sea necesario por ofrecer cosas especiales y les encanta sorprender a su pareja con afectuosos regalos. Pueden desaparecer de vez en cuando, pero luego regresan para compartir lo aprendido en sus viajes solitarios[2].

Debido a que tienden a replegarse a sus propios mundos y pasan largos períodos de sombría incertidumbre, los hombres osos necesitan comunicar sus deseos sexuales con claridad y convicción. Pueden ser lentos, pacientes y excesivamente defensivos y, por lo tanto, parecen tardar una eternidad, pues hacen solo lo que desean hacer. Para que un hombre oso manifieste los dones que desearía ofrecer, necesita superar su voluble titubeo y emprender acciones decisivas que provengan de la pasión de su corazón. Cuando vence su temor de ser vulnerable y débil y aprende a expresar sus necesidades de intimidad y amor sexual, su optimismo se desborda con gran autoridad. Cuando cuenta con el apoyo de una fuente estable de intimidad femenina, no solo se enfrentará a cualquier obstáculo con tal de proteger lo que es importante para él, sino que promoverá valerosamente las frágiles aspiraciones de sus amantes y mantendrá lazos inamovibles de libertad y confianza.

Características distintivas de los hombres osos

Los tipilis de los hombres osos son muy gruesos y bastante largos, aunque no tanto como los del hombre poni o el hombre caballo. Sus testículos son más bien pequeños y compactos y, al excitarse, se retraen hacia la zona de la ingle. Comúnmente, el semen de un hombre oso tiene un olor más o menos parecido a un desinfectante de cloro, y se torna más astringente si tiene problemas de salud o sufre estrés. Aunque el olor del semen de cualquier hombre puede cambiar ante la presencia de problemas de salud, esto se cumple particularmente en el caso de los hombres osos.

Resumen de los hombres osos

Dirección en la rueda: Oeste, el lugar del cuerpo, la Tierra, retener y transformar con intimidad

Longitud del tronco: De una a dos manos

Grosor: Grueso, de dos a cuatro pulgadas (5 a 10 cm) de diámetro

Cargas o chorros de eyaculación: De uno a dos chorros con pausas entre uno y otro

Tiempo que necesita: Pausado

Temperatura: Frío

Sabor de la eyaculación: Sabor agridulce y ácido (como un astringente si hay desequilibrio)

Consistencia de la eyaculación: Gruesa, blanca, parecida a la miel

Posición de los testículos: Recogidos y cercanos al cuerpo

Temperamento y comportamiento: Soñadores intensamente afectuosos, capaces de dar apoyo y protección, valerosos y visionarios

NOROESTE

Hombres poni

Los hombres poni como amantes

Los poni poseen muchas de las poderosas cualidades de los caballos; se les considera inteligentes y amistosos, aunque a veces se les conoce por su terquedad. Los hombres poni son de carácter alegre, divertido y generoso. Les gustan las mujeres inteligentes y se sienten estimulados con conversaciones vivaces y vehementes. Aportan mucho humor y utilizan gestos juguetones para mostrar su entusiasmo en la alcoba. Están dotados de una gran persistencia, fuerza y ternura como amantes y les encanta cabalgar con su pareja. Al igual que los hombres caballos, poseen un sentido innato de la justicia y a menudo hacen lo imposible por ayudar a personas necesitadas, llegando a veces a olvidar sus propias responsabilidades en ese proceso.

Al igual que los hombres osos, los hombres poni necesitan períodos definidos y a veces extendidos de tiempo a solas. Pero no se limitan a recargar su energía creativa con la soledad y la ensoñación, sino que son criaturas altamente sociales. Les gusta vagar libremente y conocer nuevos lugares en sus viajes. Si usan sabiamente estos momentos de libertad, los hombres poni vuelven a sus amantes deseosos de compartir sus aventuras.

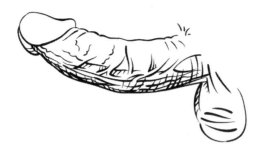

Fig. 9.8. Hombre poni

Su robusto entusiasmo por la vida suele convertirlos en imanes para la riqueza, las amistades y las relaciones dinámicas.

Los hombres poni deben tener cuidado de no atarse tercamente a sus temores e inseguridades emocionales. Si se sienten atrapados o acorralados, responden con mordiscos de rabia y, si se sienten inseguros acerca de su desempeño sexual, se llenan de dudas y se apocan. También pueden mostrar una rara determinación por obtener lo que quieren. Cuando los poni aprenden a dejar que sus amantes tengan la libertad de descubrir la independencia que ellos mismos desean y a controlar sus temores de quedarse solos, se convierten en parejas briosas, enérgicas y fieles. Sobre todo, los hombres poni anhelan entregarse en brazos de una belleza femenina intensa y amorosa. Prosperan cuando tienen muchas cosas interesantes que hacer y cuando no tienen que refrenar su poder sexual. Si se les da la libertad de desaparecer de vez en cuando y se les llena de elogios cuando regresan, los hombres poni llenarán a sus parejas de sincero agradecimiento. Aunque no siempre lo demuestren, son en secreto amantes muy románticos.

Características distintivas de los hombres poni

Los hombres poni tienen el grosor de los hombres osos y los hombres caballos. Hace falta una mano completa para asir por completo el tronco de un hombre poni, y a veces los dedos de una mujer no alcanzan a tocar el pulgar alrededor de su tipili erecto. La longitud de su miembro es mayor que la de un hombre oso, pero menor que la de un hombre caballo. Sus testículos no cuelgan tan bajos como los de un hombre caballo y están un tanto más ceñidos al cuerpo. Algunos hombres poni pueden necesitar mucho tiempo para alcanzar la erección, o a veces tienen dificultad para eyacular. Si bien esto también puede suceder con otros tipos de anatomía, la eyaculación tardía les ocurre más a menudo a los hombres poni y los hombres caballos. Cuando sienten que su pareja disfruta al darles placer y saben que tienen todo el tiempo del mundo, estas dificultades desaparecen. A medida que los hombres poni se relajan hasta expresar su carácter despreocupado y se olvidan de supuestos objetivos sexuales, su potencia sexual se mantiene firme y fuerte.

Resumen de los hombres poni

Dirección en la rueda: Noroeste; el lugar de las pautas, el tiempo y la imagen sagrada del cuerpo

Anatomía física: Entre el caballo y el oso; casi tan largo como un hombre caballo, tiene el grosor de un hombre oso

Temperamento y comportamiento: Resuelto, brioso, encantador, alterna entre la obediencia y la tozudez, de fuerte instinto sexual

NORTE

Hombres caballos

Los hombres caballos como amantes

Los hombres caballos irradian un sentido de orgullo y confianza en su forma de andar. Los caballos son elegantes corredores de fondo a quienes les encanta obedecer las órdenes de su pareja. En las enseñanzas de la medicina dulce, el caballo es el portador de las creencias del pueblo debido a su capacidad de comprender, conectarse y comunicarse bien con los humanos. Los hombres caballos son magníficos compañeros y se sienten tan atraídos por la habilidad mental de una mujer como por su belleza física.

Como son tan inteligentes y disfrutan jugar a descubrir los secretos sensuales de sus amantes, pueden convertirse en conocedores muy hábiles del amor y el sexo. Al igual que los hombres poni, a veces son obstinados y se asustan ante las sorpresas. Rehúyen el rigor y el control excesivos. No obstante, si uno susurra al oído del hombre caballo y lo dirige suavemente, puede hacerlo ir a donde quiera llevarlo. A los hombres caballos les gusta que los seduzcan y les encanta galopar.

Los hombres caballos anhelan compartir con el mundo sus considerables talentos y les resulta fácil conocer, atraer y satisfacer a sus amantes, pero pueden tener una excesiva confianza en sí mismos en la alcoba. Algunos hombres caballos son como caballos de carreras "de sangre caliente", o sea, son enérgicos, sensibles y rápidos. Otros son como caballos de tiro "de sangre fría", o sea, firmes, callados y seguros. A veces se contentan con pastar en los prados y son felices con estar cerca de casa, pero de vez en cuando necesitan lanzarse a correr. Cuando un hombre caballo se siente necesario y deseado, llevará a su pareja a las cumbres y valles de la pasión extrema y le mostrarán todo el júbilo que anhela dar.

Los hombres caballos deben tener cuidado de no acumular resentimientos ni sentirse atados por demasiadas responsabilidades. Cuando asumen el desafío de los compromisos que quieren asumir y tienen tiempo para hacer realidad sus increíbles ideas, sus relaciones sexuales florecen. El verdadero poder del hombre caballo sale a flote cuando este dirige su inteligencia hacia dentro y desarrolla la intuición necesaria para saber cuándo ser líder y cuándo ser seguidor. De hecho, para que un hombre caballo se convierta en un amante de pura raza, necesita alinearse estrechamente con la fuente de energía divina femenina más sabia que pueda encontrar. Cuando lo logra, el hombre caballo se convierte en una de las parejas más estables, comprometidas y confiables de todos los tipos de anatomía.

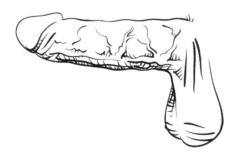

Fig. 9.9. Hombre caballo

Características distintivas de los hombres caballos

Los hombres caballos a menudo son considerados como corceles o sementales y se les reconoce por el insólito largo y grosor de sus tipilis. Sus testículos también son voluminosos y cuelgan bastante. A lo largo de los años, he conocido a muchos hombres caballos que enfrentan varios desafíos sexuales. En lugar de ser siempre vistos como amantes superiores, me confiesan que muchas mujeres temen no poder aguantar el gran tamaño de su miembro. De este modo, algunos hombres caballos que han experimentado este tipo de rechazo reprimen su poder sexual innato porque temen lastimar a la mujer con la que hagan el amor. No obstante, cualquier hombre caballo puede aprender a refrenarse y desarrollar más las aptitudes necesarias para buscar el momento, la lubricación suficiente y las posiciones adecuadas para asegurarse de que su pareja esté cómoda y sienta placer.

Además, si bien muchos hombres caballos pueden pasar horas y horas de intenso juego sexual, les cuesta trabajo reconocer que no siempre pueden mantener la erección durante todo el tiempo que quisieran. Cuando sienten que no pueden estar a la altura de lo que ellos mismos esperan de sí, los hombres caballos (y también otros tipos) evitan las oportunidades de establecer conexiones íntimas. Para un hombre caballo puede ser sumamente difícil desarrollar las cualidades que necesita como amante, en parte porque podría creer que ya sabe lo que quieren las mujeres. Es válido para cualquier hombre, pero en especial para el hombre caballo, que mientras más preguntas haga, deje a un lado su orgullo y muestre su vulnerabilidad, más brillará su fuerza.

Resumen de los hombres caballos

Dirección en la rueda: Norte, el lugar de la mente, el viento y la capacidad de recibir con afecto

Longitud del tronco: Dos manos y una cabeza o más

Grosor: De dos a cuatro pulgadas (5 a 10 cm) o más

Cantidad de eyaculación: Número típico de chorros: de ocho a diez, profusos

Tiempo que necesita: Bastante pausado

Temperatura: Cálido

Sabor de la eyaculación: De semidulce a salada

Consistencia de la eyaculación: Medianamente espesa y muy blanca

Posición de los testículos: Grandes, a veces muy colgantes

Temperamento y comportamiento: Inteligente, de gran energía y resistencia, confiado, alterna entre la obediencia y la tozudez

NORESTE

Hombres alces

Los hombres alces como amantes

El alce es uno de los animales más grandes y majestuosos del bosque. Thunder Strikes cuenta un relato sobre un alce que se encontró mientras cazaba en su juventud.

"A media tarde rompió la tormenta con intensos truenos, rayos y aguaceros. De pronto vi a un gran alce macho parado sobre un despeñadero a no mucha distancia. Me quedé inmóvil cuando vi un rayo caer sobre su cornamenta y todo su cuerpo resplandeció. Allí se quedó el alce, absorbiendo toda la carga del rayo. Entonces vi cómo, con toda su calma, introdujo sus astas en el agua del arroyo".

Thunder Strikes corrió a casa para contarles a sus maestros sobre el "alce mágico" que creyó haber visto. Se rieron hasta más no poder. "No fue ningún alce mágico", le explicaron. "El alce es el guardián del trueno y el rayo y un gran coreógrafo de la energía". Se dice que años después, Stella Many Names, una matriarca del Consejo de Ancianos del Cabello Trenzado, afirmó: "Cuando a uno se le da el don de una enseñanza de la medicina dulce (o cuando ve a un animal en su momento de poder), puede aproximarse a él en su propio espacio o territorio. Si te hubieras quedado allí y te hubieras acercado al alce, este te habría enseñado cómo transformó el rayo"[3]. Como amantes, los hombres alces poseen la capacidad de transformar el "rayo" de sus simientes, concepto que incluye tanto su eyaculación como sus pensamientos, en momentos explosivos de poder.

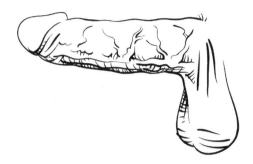

Fig. 9.10. Hombre alce

Al igual que el toro maduro que defiende su harén de vacas frente a sus competidores con sus estrepitosos bramidos, los hombres alces no tienen miedo a luchar por sus seres amados. Tienen la capacidad de absorber la energía negativa y redirigirla con fines de sanación. Como parejas, son robustos y enérgicos, aunque a veces paradójicos, y casi nunca hacen cosas previsibles[4].

Los hombres alces anhelan encontrar a alguien que busque lo que ellos ofrecen y que pueda encauzar su poder y su valor hacia la obtención de resultados concretos. Se sienten atraídos a ayudar a otros y son particularmente susceptibles a rescatar damiselas en desgracia. Su reto consiste en bajarse de la nube en que andan, controlar su inquietud y ser más creativos en el plano sexual. Para encantar y excitar a un hombre alce, trate sus logros como si fueran expresiones mágicas de su amor y cariño. Recíbalo en un hogar cálido y acogedor y ofrézcale abundante sexo y espacio para que no se sienta limitado, y él construirá un reino lleno de amorosa bondad.

Características distintivas de los hombres alces

Los hombres alces se caracterizan físicamente por ser de tipili largo, un poco más que el del hombre ciervo, y menos grueso que el de un hombre caballo. El tipili de los hombres alces suele tener una "inclinación" natural hacia la izquierda o la derecha. En el plano sexual, son a veces de ritmo rápido, a veces lento, y llegan a la cumbre de la excitación cuando varían la frecuencia de sus movimientos de penetración. Realmente disfrutan probar los límites del placer sexual y que su pareja los provoque hasta alcanzar el clímax. Sexualmente, le pueden sorprender con su pavorosa velocidad. Tienen una forma muy especial de convencer a sus amantes de buscar un mayor placer al transformar su timidez y su resistencia en descargas abiertas y desinhibidas de dicha y arrobamiento.

Resumen de los hombres alces

Dirección en la rueda: Noreste; lugar de la concentración, la relajación y el diseño de la energía

Anatomía física: Entre la longitud del hombre caballo y la del hombre ciervo, más estrecho que el hombre caballo, más grueso que el hombre ciervo; el tronco a menudo se desvía en un leve ángulo hacia la izquierda o la derecha

Temperamento y comportamiento: Líderes carismáticos, transformadores misteriosos y mágicos, bondadosos, diseñadores persuasivos de la energía

ESTE

Hombres ciervos

Los hombres ciervos como amantes

Conocidos por su rápida capacidad de reacción, los ciervos se consideran los animales de mayor gracia entre todos los habitantes del bosque. Son de cuerpo ligero y compacto, con extremidades largas y potentes, adecuadas para terrenos difíciles. Al igual que este animal, los hombres ciervos se encuentran entre los tipos de anatomía masculina más atractivos y seductores. Poseen una excepcional resistencia física y una sorprendente rapidez y están supremamente alertas ante los deseos sexuales de la mujer. Como parejas, son naturalmente seductores, carismáticos y muy apasionados.

Los indios Yaqui han practicado la danza del ciervo durante cientos de años, tratando de emular los poderes mágicos de esta criatura. En su danza reflejan la capacidad del ciervo de mantenerse en un constante estado de armonía y equilibrio dentro del caos. En el ritual de apareamiento en que los ciervos machos luchan por el derecho a atraer a las hembras, los machos inclinan sus cornamentas, dan vueltas uno en torno

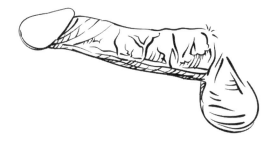

Fig. 9.11. Hombre ciervo

a otro, doblan sus patas traseras, bajan la cabeza y se lanzan a la carga. Esta descripción se corresponde con el mágico temperamento sexual de los hombres ciervos.

Los ciervos autóctonos pueden vivir en muchos tipos de entornos. Se alimentan en forma selectiva y recorren grandes distancias en busca del alimento preciso que desean. Los hombres ciervos también tienen una capacidad de discernimiento similar y siempre están en busca de experiencias sexuales insólitas. Tienen facilidad para crear varias posibilidades sexuales al mismo tiempo. Estos hombres se ubican en el Este de la rueda, el lugar del fuego y el espíritu. Son de espíritu efusivo y magnánimo y poseen cierto magnetismo. Son amantes cálidos, generosos y muy explosivos que tienen la capacidad inherente de dar rienda suelta a sus ideas creativas con un ímpetu muy persuasivo. Son extraordinarios a la hora de compartir perspectivas y sentimientos y tiene la asombrosa facilidad de saber exactamente cómo desarmar las defensas de una mujer.

Para enamorar a un hombre ciervo, debe llevarlo a lugares donde no puede ir por sí mismo. Aunque a veces parezca evasivo y le guste deslumbrarle con sus brillantes ideas, anhela poder verse más profundamente por dentro. Al igual que todos los hombres, necesita sentirse amado y valorado tal como es. Debido a su natural don de seducción, los hombres ciervos pueden llegar fácilmente a sentir una confianza excesiva en sí mismos, hasta el punto de que sus encantos se convierten en un inconveniente. Tienen que aceptar desafíos más difíciles en lugar de buscar presas fáciles. Para que no se vuelvan demasiado arrogantes y orgullosos, es necesario que su generosidad vaya más allá de sus intereses personales. Cuando asumen compromisos perdurables y satisfacen su sed de encuentros sexuales altamente cargados, los hombres ciervos pueden concentrar su imaginación artística y hacer sorprendentes contribuciones al mundo.

Características distintivas de los hombres ciervos

El hombre ciervo posee un tipili largo y estrecho que a menudo es menos grueso en la punta. Típicamente, sus testículos cuelgan bastante y uno de ellos suele estar mucho más bajo que el otro. En el plano sexual, le gusta el amor sensual, prolongado, penetrante y de profundos movimientos de penetración. Los hombres ciervos pueden ser amantes insólitamente románticos cuya pasión los lleva a desarrollar habilidades en las complejidades de las caricias amorosas. Tienen el potencial de convertirse en artesanos en los secretos del deseo carnal.

Resumen de los hombres ciervos

Dirección en la rueda: Este; fuego, espíritu, determinar con pasión y lujuria

Longitud del tronco: Dos manos y un poco más

Grosor: Del dedo índice a la punta o la primera articulación del pulgar

Cantidad de eyaculación: De tres a seis

Tiempo que necesita: Rápido

Temperatura: Ardiente

Sabor de la eyaculación: Ligeramente agria, muy salada

Consistencia de la eyaculación: Lechosa y poco densa

Posición de los testículos: Normalmente un testículo cuelga más bajo que el otro

Temperamento y comportamiento: Amantes atractivamente seductores, encantadores y sumamente magnéticos

SURESTE

Hombres carneros

Los hombres carneros como amantes

Los carneros son fuertes y ágiles escaladores de rocas que escalan hacia las alturas con osadía y les gusta vagar al aire libre. Las cabras montesas jóvenes son jugadoras increíblemente briosas que les encanta probar sus fuerzas y su destreza jugando a ser reinas de la montaña[5]. A diferencia de las ovejas, que siguen a su líder, los carneros no acatan las estrictas jerarquías de las manadas. En la mitología griega el relato del vellocino de oro describe la indetenible búsqueda del carnero por encontrar su legitimidad y convertirse en rey. Los hombres que tienen este tipo de anatomía genital son verdaderos buscadores que no se dejan aplastar fácilmente por los rechazos o los fracasos. Sus poderosos instintos sexuales están cargados de gran tenacidad porque perseguir a su presa los excita.

Como amantes, los hombres carneros son enérgicos, vigorosos y altamente eróticos. Su pasión se expresa en andanadas rápidas y poderosas, y no tienen miedo de adentrarse en los lugares profundamente misteriosos del amor sexual. En el hogar son un tanto estoicos y prefieren guardarse las cosas por dentro. Al hombre carnero no se le dan fácilmente las conversaciones íntimas y rara vez le dice a su pareja exactamente lo que piensa. No obstante, su humor travieso y su comportamiento juvenil se expresan en grupos sociales, convirtiéndole en el centro de atracción. Los hombres carneros son osadamente coquetos y les encanta poner a prueba sus artimañas sexuales. Son orientados a la acción. Cuando se les adora y se les acepta, se vuelven irresistiblemente atractivos. Tienen el espíritu y el carisma del hombre ciervo junto con la sensibilidad y persistencia del hombre coyote.

Según la astrología china, los nacidos en el año del carnero tienen la tendencia a ser poco prácticos o descuidados con el dinero y a dar rodeos y dejar las cosas para luego. Los hombres carneros pueden convertirse en corderos de sacrificio cuando se retraen en sus dudas e inseguridades. También tienen la tendencia a chocar cabezas y hacer duelos de fuerza en los que malgastan demasiada energía buscando una posición superior. Cuando aprenden a expresar sus necesidades directamente y hacer valer su fuerza sin agresividad

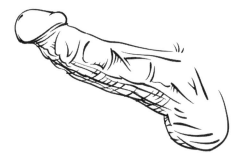

Fig. 9.12. Hombre carnero

enmascarada, aportan una gran vitalidad a sus amantes. Sobre todo, en lugar de quemarse en forma rápida, estos hombres tienen que buscar un ritmo adecuado en el amor y el sexo y aprender a ser amantes más comprometidos que estén dispuestos a pasar por los altos y bajos de las relaciones.

Para cortejar y excitar a un hombre carnero, trátelo como si fuera un rey, dándole elogios genuinos. Si lo trata con respeto y dignidad, él le prodigará vitalidad y la transportará a los misterios ocultos del amor sexual.

Características distintivas de los hombres carneros

Los hombres carneros alcanzan la erección fácilmente y sus tipilis a menudo se proyectan hacia arriba en un ángulo de 45 grados. Sus tipilis son estrechos como los de los hombres ciervos y más largos que los de los hombres coyotes. Cuando están cerca del clímax sus movimientos de penetración se vuelven rápidos y frenéticos, parecido a un ariete. Como parejas, los hombres carneros son divertidos y provocadores y pueden ser amantes excepcionalmente traviesos que se fortalecen con el desafío de estar con mujeres entusiastas e independientes.

Resumen de los hombres carneros

Dirección en la rueda: Sureste; amor propio, conceptos, actitudes y enfoques existenciales propios

Anatomía física: Entre el hombre coyote y el hombre ciervo

Temperamento y comportamiento: Amantes ágiles, enérgicos, juveniles, orgullosos y osados

CENTRO

El hombre danzante

Los hombres danzantes como amantes

Dado que los hombres danzantes se ubican en el centro de la rueda medicinal, expresan alternadamente los atributos de cada dirección. Se les conoce como los grandes transformadores de la energía porque de un momento a otro pueden cambiar su enfoque. De todos los tipos de anatomía, los hombres danzantes pueden ser los más sensibles a las fluctuaciones de los deseos de una mujer. Tienen la capacidad de escuchar más allá de las palabras, sintonizarse con el lenguaje erótico del cuerpo y dar a sus amantes lo que realmente necesitan. Al igual que las mujeres ciervas, les encanta buscar los espacios mágicos y misteriosos del deleite sensualmente carnal.

Los hombres danzantes a menudo tratan a sus amantes con confianza y honestidad y están dispuestos a comunicarse con el corazón abierto. Les gusta aprender distintas técnicas y gustosamente se salen de sus rutinas para encontrar cosas sexuales más creativas que hacer. Los hombres danzantes viven para descubrir nuevas formas de satisfacer y encantar a sus amantes. Son buscadores diligentes del placer y el conocimiento. Sus simientes son como flechas multifacéticas que buscan maneras de unirse con la energía femenina en la belleza.

A veces pueden ser tan persistentes e ingeniosos como los hombres coyotes, tan briosos y leales como el pitbull o tan cariñosos como un hombre oso. Son tan vigorosos como los hombres poni y pueden tener la resistencia de los hombres caballos. Si el momento lo exige, pueden poder a funcionar su carisma como el hombre ciervo, ser tan misteriosos como el hombre alce y tan ágiles y juguetones como el hombre carnero.

Una vez que han escogido una dirección, su mayor reto consiste en mantener el rumbo sin volverse inflexibles. Los hombres danzantes pueden ser veleidosos e impacientes. Dan rodeos y a menudo se estresan, pues dudan si van por el camino correcto. Especialmente en lo que respecta a asuntos del corazón, fluctúan en torno a la rueda, tratando de tomar la decisión perfecta antes de actuar. Cuando los hombres danzantes evitan la tentación de escapar de los conflictos, se atreven a buscar osadamente

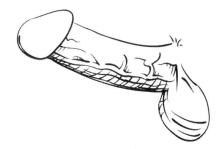

Fig. 9.13. Hombre danzante

lo que quieren, asumen posiciones firmes y actúan en forma decisiva. Alcanzan la realización que viene de disfrutar los pequeños placeres de los asuntos mundanos. Si desea cortejar y excitar a un hombre danzante, hágale saber que es especial y que usted confía en sus decisiones. Hágale ver que sus exploraciones y sus logros son valederos y luego manténgalo en vilo con sorpresas eróticas inesperadas.

Características distintivas de los hombres danzantes

Los hombres danzantes tienen tipilis de tamaño promedio con la cabeza más estrecha. Son el tipo más común de anatomía masculina. Les gustan todos los tipos de mujer y pueden llegar a ser grandes maestros en el amor porque están dispuestos a utilizar sus manos, su cuerpo, vibradores, el sexo oral, o lo que sea necesario para llevar a su pareja a los más elevados estados de placer. Disfrutan casi cualquier posición imaginable. La excepcionalidad del hombre danzante radica en su humildad natural, que responde a su forma de ser, no arrogante ni jactanciosa. Una de sus cualidades más atractivas es la forma en que hace que sus amantes se sientan bien al aceptar y asumir sus vulnerabilidades y alentarlos a brillar.

Resumen de los hombres danzantes

Dirección en la rueda: Centro, el vacío, la energía que cataliza a toda la rueda con la comunicación abierta de corazón a corazón

Longitud del tronco: Dos manos

Grosor: Del dedo índice hasta la última articulación del pulgar

Cargas o chorros de eyaculación: De cuatro a ocho

Tiempo que necesita: Rápido

Temperatura: Medianamente cálida

Sabor de la eyaculación: Salada

Consistencia de la eyaculación: Cremosa

Testículos: Tamaño medio

Temperamento y comportamiento: Son exploradores complacientes, diestros, creativos y encantadores, que están dispuestos y sedientos de aprender

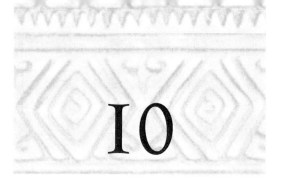

LOS NUEVE TIPOS
DE EXPRESIÓN ORGÁSMICA

Nuestros cuerpos saben qué tipo de orgasmo necesitamos más.
Nuestra tarea principal consiste en deshacernos de las voces de
aparentadores que nos impiden expresar nuestros sentimientos
sexuales naturales. Los orgasmos nos hacen sentir más livianos
y felices; pueden sanar heridas, ayudarnos a sentirnos íntegros
y reconectarnos con todas las manifestaciones de vida.

UNA VISIÓN AMPLIADA DE LOS ORGASMOS

Comúnmente pensamos en un orgasmo como la culminación de un placer genital intenso acompañado de convulsiones involuntarias y sentimientos de euforia. El Quodoushka extiende este significado para incluir todo el espectro de las expresiones físicas y emocionales dentro de cualquier experiencia sexual. Inspirada en la observación de las grandes fuerzas universales de la naturaleza, la rueda de expresión orgásmica nos enseña sobre el potencial para restablecer el equilibrio en el cuerpo físico. Los orgasmos permiten que la mente se extienda más allá de la conciencia usual, nutren el cuerpo y llenan el espíritu de verdad y belleza.

Si se ve de esta manera, un orgasmo se convierte en algo más que una simple recarga de energía. Una perspectiva ampliada del orgasmo incluye cada sensación, desde minúsculos escalofríos agradables que nos recorren el espinazo hasta potentes descargas de electricidad que hacen que nuestros cuerpos se acerquen y nuestros espíritus se fusionen en una unión cósmica. Estas grandes ondas de energía transportan nuestra conciencia ordinaria y nos hacen sentir en paz y con plenitud. Entender que tenemos distintos tipos de orgasmos (desde pequeños destellos hasta grandes explosiones) hace que no nos sintamos decepcionados cuando no experimentamos el big bang que creemos que debemos sentir cada vez.

Hace muchos años en Malasia, una joven se me acercó después de una charla que di sobre la belleza y el poder del sexo. Ella vivía en una sociedad conservadora donde se mezclan las religiones musulmana, hindú y cristiana, y era la primera vez que había oído a alguien hablar públicamente sobre el sexo. Cuando salimos de la sala de conferencia, se me acercó y me dijo: "¿Quiere decir usted que esos temblores que yo siento son orgasmos? He tenido relaciones sexuales, pero no sé bien si alguna vez he tenido un orgasmo". Recuerdo la expresión de alivio que se veía en su rostro cuando le dije: "Sí. Esas sensaciones son miniorgasmos. Si los disfrutas como si fueran pequeños trozos de carbón y los dejas ponerse más y más calientes, más tarde o más temprano esos temblores harán erupción dentro de ti como un volcán".

Desde aquel momento, muchos hombres y mujeres me han hecho preguntas similares sobre lo que se puede considerar un orgasmo. Como generalmente esperamos una explosión intensa, dejamos de lado muchas de las sensaciones más sutiles que van surgiendo durante el proceso. Si retenemos en la mente una imagen de lo que deben hacer nuestros cuerpos, esto limita el poder de sanación de nuestra plena expresión orgásmica. Con el paso del tiempo, el hecho de truncar la potencia y la duración de las sensaciones sutiles debilita nuestra libido y nos hace tener orgasmos de menor nivel. No es simplemente cuestión de tener un orgasmo, sino que, en lugar de ello, deberíamos preguntarnos: "¿hemos logrado expresarnos a plenitud?"

Como verá en las descripciones de los distintos tipos de orgasmos, incluso los estremecimientos que uno siente al ver una bella puesta de sol se pueden incluir en el repertorio orgásmico. Por supuesto que es maravilloso tener la sensación de explotar con energía pero, si tiene dificultad para llegar a esas cumbres, empiece por disfrutar las sensaciones que tiene.

LOS ORGASMOS INDICAN LO QUE NECESITAMOS

Una de las razones por las que disfrutamos tanto los orgasmos es que, mientras algunas partes del cerebro se estimulan y otras se desactivan y las hormonas de la satisfacción corren por nuestras venas, tomamos un descanso de los pensamientos cotidianos. Por un breve instante, podemos oír, ver, sentir e incluso saborear las cosas con mayor claridad. Nuestros mejores orgasmos son espontáneos y cada uno nos muestra exactamente lo que nuestros cuerpos necesitan. Algunos orgasmos nos transportan a apacibles momentos de solaz interno; algunos nos hacen doblarnos de risa incontrolable, mientras que otros nos transportan mentalmente a otro tiempo y dimensión. Nos hacen llorar, cantar, crear lazos o temblar de placer. Cada una de estas expresiones nos ayudan a alcanzar un estado de equilibrio, vitalidad y paz.

La descripción de los orgasmos sobre una rueda implica que cada dirección es igual, o sea, ninguna ocupa un lugar más alto que otra. Un orgasmo del Sur equilibra las emociones al liberar la risa o las lágrimas; un orgasmo del Oeste restablece al cuerpo con vigorosas sacudidas y estremecimientos. Los orgasmos del Norte vienen en rachas que despejan la mente y los orgasmos del Este nos activan el espíritu creativo.

DISTINTAS CARICIAS PARA DISTINTAS PERSONAS

En muchos libros recientes se intenta ayudar a las personas a experimentar mejor sexo. Se pueden encontrar videos sobre el punto G, la eyaculación y los orgasmos múltiples. Con ellos se puede aprender a tener breves encuentros sexuales de cinco minutos o a divertirse sin parar durante horas. El Quodoushka celebra la posibilidad de explorar un amplio abanico de expresiones sexuales y va más allá, al explicar cómo los tipos y niveles de orgasmos restablecen la salud. En lugar de describir los orgasmos femeninos únicamente sobre la base del lugar en que se originan (por ejemplo, un orgasmo del clítoris o un orgasmo vaginal), explica cómo los orgasmos de las mujeres son implosivos o explosivos. Por ejemplo, cuando una mujer se recoge en posición fetal, la energía de su orgasmo tira hacia su interior, mientras que, cuando arquea la espalda al llegar al clímax, su orgasmo es explosivo y hacia fuera. Los orgasmos implosivos nos ayudan a ser más abiertos, intuitivos y receptivos; las expresiones explosivas nos potencian la capacidad de actuar creativamente.

En el caso de los hombres, la descripción de los distintos tipos de orgasmos se basa en parte en si el hombre tiene el pene erecto, semierecto o flácido. Uno de los tipos de orgasmos consiste en alcanzar una plena eyaculación de fluido sin erección, mientras que otros están marcados solamente por las descargas de energía. Algunos orgasmos se concentran intensamente en los genitales, a diferencia de otros. La mayoría de los hombres reducen erróneamente su expresión sexual a una sola imagen: una buena erección con una eyaculación completa de semen. Si bien este orgasmo es muy placentero, es el preferido de muchos y produce una gran satisfacción, hay otras expresiones que también pueden ser igualmente satisfactorias. Debe señalarse además que el orgasmo no es sinónimo de eyaculación; son dos funciones importantes pero diferenciadas dentro de nuestras expresiones orgásmicas.

Eyaculación precoz

El Quodoushka enseña que, salvo en el caso de graves trastornos físicos, la eyaculación precoz crónica es completamente evitable. En algún momento de su vida, cualquier hombre se ha sentido inseguro por la posibilidad de eyacular demasiado pronto o de no ser capaz de satisfacer a su pareja. La rueda del orgasmo masculino nos ayuda mucho a comprender más a fondo lo que ocurre durante el clímax de un hombre. Las emociones se asocian comúnmente con la sexualidad femenina, pero los hombres también tienen diversas respuestas emocionales que generan distintos tipos de orgasmos.

Por ejemplo, cuando un hombre se entera de que tener un orgasmo en avalancha del Sur (con el pene flácido o semierecto y una plena eyaculación de fluidos) puede ser provocado por los profundos sentimientos hacia su pareja, puede aprender a relajarse y ser más íntimo en los momentos en que su tipili no está completamente erecto. En lugar de retraerse, por considerar prematura su respuesta, puede mantenerse conectado y disfrutar los poderes especiales de sanación del orgasmo del Sur.

Cuando los hombres valoran todo el espectro de sus expresiones orgiásticas, en lugar de perder energías y preocuparse por el desempeño, pueden aceptar los ciclos naturales de sus ritmos sexuales. Al aceptar todas nuestras expresiones sexuales, podemos mejorar la calidad de nuestros actos sexuales y convertirnos en amantes más compasivos y cariñosos. El ejercicio de "complacer al corazón" que se explica en el capítulo 12 aumentará la intensidad de todos los tipos de orgasmo.

Tanto en el caso de los hombres como de las mujeres, cada expresión orgásmica nos proporciona el don de uno de los cinco Huaquas. Como se indicó antes, cuando tenemos un orgasmo del "Sur", se nos concede el don de la felicidad, el orgasmo del Oeste genera salud, el del Norte nos regala el humor, el del Este trae la esperanza y los del Centro aportan el don de la armonía.

ORGASMOS MASCULINOS

HALCÓN

ERECCIÓN COMPLETA, SIN EYACULACIÓN, CON UN ORGASMO COMPLETO

Orgasmo del viento, ráfagas de viento en andanadas. Concentración en la mente y los genitales. Cuando se sienta casi en el punto sin retorno, relaje todos los músculos, especialmente las nalgas y tome aliento rítmicamente para hacerlo llegar al orgasmo.

TORNADO

CUERVO

TOTAL ERECCIÓN, EYACULACIÓN COMPLETA CON UN ORGASMO COMPLETO

Orgasmo de la tierra, escalofríos y temblores por todo el cuerpo. Sacudidas en todo el cuerpo, concentración en los genitales.

TELÚRICO

PÁJARO DE FUEGO/FÉNIX

Orgasmo de todo el cuerpo, orgasmo del aliento de fuego, catalizador para experimentar toda la rueda.

ÁGUILA

SIN ERECCIÓN, SIN EYACULACIÓN, CON UN ORGASMO COMPLETO

Orgasmo del fuego, con oleadas de calor que se alzan desde los genitales y se propagan por todo el cuerpo. Concentración en los genitales mientras el cuerpo se siente como si estuviera ardiendo.

FUEGO ARDIENTE DEL BOSQUE

BÚHO

ERECCIÓN PARCIAL, O SIN ERECCIÓN, EYACULACIÓN COMPLETA, CON UN ORGASMO COMPLETO

Orgasmo del agua, que viene en lentas oleadas, concentración en el corazón y en las emociones. Puede producir una pasión emocional abrumadora.

AVALANCHA

Fig. 10.1. Expresión del orgasmo masculino

SUR

Orgasmo en avalancha

*Recuerdo que, cuando era joven, estaba perdidamente enamo-
rado de una chica. Pensaba en ella todo el tiempo y, de hecho,
fue mi primer "amor". Al fin me armé de valor para pedirle
que fuera conmigo a una fiesta. Cuando regresamos a mi habitación en la residencia estudiantil, estaba tan emocionado que
pensé que iba a explotar. Nos besamos y abrazamos sobre el
escritorio y todo fue increíble. Pero llevaba ya casi un año esperando este momento. Para cuando ella me bajó el cierre de los
pantalones y me besó, pues... no pude más, o al menos así lo
pensé en aquel momento. Me sentí desolado. Si pudiera echar
atrás el reloj y simplemente darme cuenta de lo que estaba sucediendo, me hubiera ahorrado una gran angustia.*

BRUCE, 32 AÑOS DE EDAD

El orgasmo en avalancha es una expresión acuática del Sur. Empieza a acu-
mularse gradualmente y viene en oleadas graduales de intensidad. Como
uno está tan concentrado en las emociones y el corazón, es posible que
el tipili no esté muy firme. La erección puede ser parcial o inexistente.
La acumulación va seguida de una eyaculación y un orgasmo completos,
generalmente sorpresivos. A menudo, ocurre la eyaculación prematura o
precoz debido a la abrumadora pasión. Afortunadamente, cualquier hombre puede aprender a relajarse y disfrutar esas poderosas sensaciones en
su pene fláccido. No significa que no esté excitado. Al contrario, generalmente significa que está embargado por los sentimientos.

Los orgasmos en avalancha del Sur en el hombre pueden hacerse más
frecuentes después de los sesenta años. Si el hombre acepta los cambios de
su cuerpo y puede asumir las sensaciones que ocurren durante este tipo de
orgasmo, estas serán más profundas y sus eyaculaciones se sentirán muy
intensas. Incluso el autoplacer con un tipili semierecto o flácido puede ser
extremadamente satisfactorio y llegar a ser una solución rejuvenecedora
para lo que se conoce como impotencia.

Si de hecho ocurre la eyaculación precoz, lo mejor que se puede hacer es dejar simplemente que suceda. Trate de no pensar que lo único que importa es tener el tipili extremadamente duro. Lo cierto es que a muchas mujeres les encanta la textura y la sensación de los genitales del hombre cuando se encuentran en este estado más suave, especialmente para el sexo oral. Si las parejas toman su tiempo, mantienen la intimidad y se regocijan en esa conexión placentera, son posibles entonces otros tipos de orgasmos de la rueda. A menudo sucede que algunos hombres que disfrutan estas sensaciones (en lugar de pensar que el coito ha terminado) son capaces de llevar su pasión a un juego sexual extendido. Es aquí que viene muy bien un poco de paciencia e incluso de sentido del humor.

Expresión de la avalancha

Imagínese que cae nieve sobre una enorme montaña. Cae interminablemente sobre el borde de un acantilado hasta que, al fín, un solo copo que caiga hace que todo se venga abajo. Toda la nieve acumulada en el barranco cae en cascada y se viene abajo con todas sus fuerzas.

Expresión del búho

El búho es un depredador silencioso de la noche. Planea con facilidad en su vuelo hasta que, en un santiamén, ve a su presa. Sin advertencia, en un rápido instante, la criatura desprevenida no puede oponer resistencia. Así es la energía de la expresión del búho, que se aproxima silenciosamente y de repente. El don del orgasmo en avalancha o del búho consiste en permitir que se compartan las sensaciones más matizadas y delicadas del amor. La vulnerabilidad y la suavidad son dos de los atributos más importantes y poderosos de la naturaleza. Los orgasmos del Sur nos proporcionan el "Huaqua" de la felicidad.

NORTE

Orgasmo del tornado

No me había dado cuenta de que podía mantener una erección durante tanto tiempo sin llegar nunca a eyacular. Primero traté de cambiar de posiciones y luego hice la prueba con el sexo oral. Pero nada daba resultado y no podía eyacular como siempre lo hago. Seguí así durante mucho rato hasta que por fin caí en la cuenta de que en realidad me sentía muy bien. Después de eso, hicimos el amor durante toda la tarde y ya no me molestó más el hecho de que no eyaculaba, aunque un par de veces sí sentí como si hubiera sucedido.

JOHN, 41 AÑOS DE EDAD

Este orgasmo es una expresión del viento del Norte. Llega en andanadas intermitentes de oleadas energéticas, con un gran poder de estimulación. La pareja está concentrada en la mente y en los genitales. Un orgasmo del viento puede generarse durante una buena conversación, o debido a la fantasía o la charla erótica. El tipili del hombre está en completa erección, a menudo durante un período extendido. En la cumbre del clímax el hombre tiene un orgasmo completo sin eyaculación de fluidos. A veces los hombres que experimentan este tipo de orgasmo sienten descargas de energía tan definidas, que quizás crean que han eyaculado cuando en realidad no lo han hecho.

Para ayudar a conseguir este tipo de orgasmo: cuando sienta que al semen le falta poco para salir (que es el momento en que normalmente el hombre desearía intensificar más sus movimientos), en lugar de ello, relaje todos los músculos y empiece a respirar rítmicamente con la parte baja del abdomen. Relaje especialmente las nalgas, los muslos y la parte baja de la barriga. Esto le ayudará a sentirse lleno y satisfecho con este tipo de orgasmo.

Tal vez los que no conocen esta clase de orgasmo tratarán de forzar la eyaculación y seguir estimulándose hasta que se sienten agotados, pero sin haber obtenido el resultado deseado. Al igual que el orgasmo en avalancha, si uno se relaja hasta sentir las sensaciones placenteras y se olvida de las metas y expectativas, el orgasmo del tornado puede convertirse en una experiencia extraordinaria de placer duradero.

Al igual que en cualquier otra dirección en la rueda, tener una erección muy duradera sin eyaculación de semen no se considera un tipo preferido de orgasmo. En algunas tradiciones se resaltan métodos destinados a retener el semen para conservar energía. No obstante, como la energía sexual es una fuerza tan intensa, retener el semen sin haber recibido el entrenamiento adecuado de un maestro que domine la materia, o hacer un uso excesivo de estas técnicas sin comprender su propósito, pueden contribuir a desarrollar problemas de próstata, vejiga o riñones. El Quodoushka promueve una expresión equilibrada de los distintos orgasmos de toda la rueda.

Expresión del halcón

En las enseñanzas de la medicina dulce, el halcón nos ofrece conocimientos de coreografía. El halcón, que es maestro de los detalles, es supremamente consciente de toda la danza de la energía. Este orgasmo ofrece perspectivas sobre los deseos de nuestros amantes y nos deja saborear la exquisita variedad de nuestras sensaciones sensuales.

Expresión del tornado

En el torbellino de sentimientos, sensaciones y pasión que viene con el sexo siempre está el ojo silencioso en el centro de la gran tormenta en movimiento. Los aborígenes entendían el poder que tienen los tornados de arrasar con las distracciones y revolver la energía atascada o latente. El don del orgasmo del tornado o del halcón consiste en arrasar con la pereza acumulada. Los hombres tienen este tipo de orgasmo cuando necesitan reducir el estrés. Los orgasmos del viento lo dejan a uno sintiéndose al mismo tiempo completamente en calma y pleno de energía, como se siente después de una tormenta huracanada. Estos orgasmos nos aportan el Huaqua del humor.

OESTE

Orgasmo telúrico

Este orgasmo viene con escalofríos y temblores arrasadores. El cuerpo entero se estremece, pero la mayor concentración es en los genitales. Este es el orgasmo "políticamente correcto": viene con una total erección, eyaculación completa y orgasmo completo. Es la idea más común que tenemos cuando nos imaginamos el orgasmo masculino. Lo cierto es que, si se mira bien esta rueda, se notará que es la única dirección en la que el hombre tiene el tipili erecto y una eyaculación completa de fluido.

Expresión del cuervo

Si uno mira un cuervo con su reluciente y llamativo plumaje negro, no es difícil darse cuenta de por qué los aborígenes norteamericanos llaman a estas aves los guardianes de la magia. Al igual que ellos, el orgasmo del cuervo puede ser evasivo, pues de pronto parece estar a punto de aparecer y de pronto se vuelve a manifestar en otro derroche de energía explosiva.

Expresión telúrica

Los terremotos son la forma que tiene la naturaleza de recordarnos la impermanencia de la vida. Lo que creemos inamovible realmente se mueve y lo que creemos imposible de estremecer, se estremece. Estos orgasmos nos restablecen el cuerpo físico y satisfacen nuestra necesidad de descarga sexual. Nos hacen sentir tan cargados de energía cruda, que olvidamos nuestras deficiencias y nos sentimos totalmente vivos y llenos de placer. Nos enseñan sobre la misteriosa adaptabilidad del cuerpo humano y nos dan el Huaqua de la salud.

ESTE

Orgasmo del fuego ardiente del bosque

Todo lo que puedo decir es que no nos esperábamos que esto sucediera. Era pleno invierno, pero estábamos completamente empapados en sudor. Me sentía como si literalmente tuviera un cable eléctrico conectado a todo el cuerpo y me puse todo rojo. Estaba increíblemente excitado. Aunque tenía el pene ardiendo, nunca llegué a la erección. Pero eso no nos impidió seguir, porque sentíamos mucha pasión. Nos parecía que, cada vez que nos tocábamos, salían chispas. No estoy seguro de lo que era, pero sé que nos sentíamos bien.

STEPHAN, 49 AÑOS DE EDAD

Se trata de un orgasmo de fuego del Este. Llega con ráfagas de calor seco que irradian desde los genitales y que hacen sudar todo el cuerpo. Según lo describe Stephan, es una sensación como de una corriente eléctrica que se propaga entre las dos personas. No hay erección ni eyaculación, pero el cuerpo experimenta una serie de descargas de energía completamente orgásmicas. Una vez más, si las parejas se dan cuenta de lo que está sucediendo y no tratan de inducir los resultados esperados, el orgasmo del fuego ardiente del bosque los puede llevar a reinos de sensaciones que no se experimentan comúnmente.

Expresión del águila

Para los pueblos indígenas, el águila es una de las aves más sagradas. Vuela más alto que cualquier otra y, por lo tanto, se dice que eleva nuestras oraciones y mensajes al Espíritu. El orgasmo del águila exalta a los amantes a grandes alturas donde las limitaciones físicas se transforman en energía creativa pura. Los hombres experimentan orgasmos del águila para acceder a la libertad y la originalidad.

Expresión del fuego ardiente del bosque

Los orgasmos del fuego siempre son exquisitos regalos del espíritu, que nos dan un atisbo de lo desconocido. Llegan en rápidos destellos cálidos y pueden expandir nuestra conciencia y darnos la energía que necesitamos para alzarnos por encima de obstáculos insalvables. Nos proporcionan el Huaqua de la esperanza.

CENTRO

Expresión del orgasmo del pájaro de fuego o del fénix

Tanto el fénix como el pájaro de fuego son criaturas mitológicas que poseen poderes transformativos místicos. Se elevan desde la aparente destrucción pero vuelven más fuertes y más conscientes de su capacidad de manifestar sus deseos. El orgasmo del pájaro de fuego o del fénix también se conoce como orgasmo del aliento de fuego. Siempre son dones del espíritu que nos dan atisbos de lo desconocido. Envían energía por todo el cuerpo y nos ayudan a conectarnos con todos los mundos de la Abuela Tierra. Nos llevan a dimensiones del placer rara vez conocidas y nos dan el Huaqua de la armonía.

ORGASMOS FEMENINOS

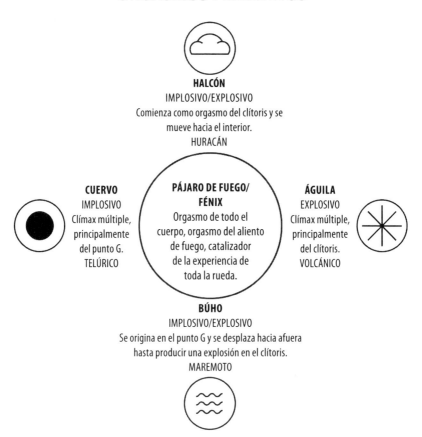

Fig. 10.2. Expresión de los orgasmos femeninos

SUR

Orgasmos de maremoto (Implosivo/explosivo)

Cuando comenzamos, no sentía realmente deseos de hacer el amor, pero entonces algo cambió y me entregué del todo. Por alguna razón, empecé a reírme. Sin más ni más, los dos nos estábamos riendo mientras seguíamos haciendo el amor. Fue como si por dentro se hubiera abierto un grifo y entonces empecé a sollozar descontroladamente. Decía una y otra vez: "Por favor, no pares". Nos quedamos así durante mucho tiempo, meciéndonos, besándonos y abrazándonos. Me sentía tan bien que no quería que aquello terminara.

MARGUERITE, 44 AÑOS DE EDAD

Este es un orgasmo acuático del Sur. Se origina en el área del activador del fuego del punto G y se extiende más profundamente hacia dentro de la caverna interior que rodea el cuello uterino. Se extiende desde el interior hasta producir una explosión en el clítoris. Sea debido a la risa exuberante, a veces inexplicable, o debido a la cantidad de lágrimas, hay un fluir de agua y secreciones entre los amantes. En cualquier ocasión en que uno experimenta emociones profusas en oleadas recurrentes de intimidad amorosa y ternura, lo que se está experimentando es un orgasmo de maremoto.

Expresión del búho

Los búhos vuelan silenciosamente en la noche y luego se abaten sobre su presa con absoluta certidumbre. Estos orgasmos empiezan por lo bajo y a menudo van subiendo gradualmente, hasta que nos sorprenden con la intensidad de las emociones acumuladas que salen a borbotones. La fuerza de la intimidad empieza por atraernos hacia dentro y luego explota hacia fuera en chubascos de emoción.

Expresión del maremoto

Las marejadas de sentimientos vienen en vigorosas oleadas rompientes. Como la resaca de una enorme ola, los amantes son unidos con tal fuerza que se fusionan en la unicidad oceánica. El don de los orgasmos de maremoto o del búho consiste en que arrastran consigo la falta de confianza en uno mismo, el miedo y la inseguridad; nos hacen sentir bellos hasta la médula. Nos envuelven los sentimientos, el amor y la ternura exquisita hasta que podemos probar el dulzor de la vida. Igual que en su expresión masculina, el orgasmo del Sur al final hace que las mujeres se sientan llenas del Huaqua de la felicidad.

NORTE

Orgasmo de huracán (Explosivo/Implosivo)

Empezamos con una fantasía mía de hacer el sexo oral con los ojos vendados. Mi pareja empezó a jugar con mi clítoris. Llegó a tal intensidad, que empecé a sentir unos latigazos que me recorrían todo el cuerpo y se volvían cada vez más fuertes. Gritaba y me movía como loca porque estaba llena de sensaciones increíbles. Era maravilloso tener los ojos vendados porque no sabía qué era lo próximo que vendría. Estábamos insaciables. Deseaba algo muy dentro de mí y no quería parar. Al final, me enrollé como una pelotita y me quedé acostada así, temblando.

JUNIPER, 37 AÑOS DE EDAD

Este es un orgasmo del viento del Norte. Empieza en la zona del clítoris y sobreviene en sensaciones múltiples y rápidas que típicamente alcanzan su cumbre en varias andanadas cada vez más intensas. En determinado momento, la energía empieza a dirigirse hacia dentro, hasta que culmina en un implosión poderosa, a veces repentina. A menudo va acompañada de una conversación apasionada, un intercambio de palabras eróticas o un jugueteo excitante. La fantasía, la provocación y las sorpresas realzan estos orgasmos. A veces tenemos un orgasmo estilo huracán cuando nos sentimos mentalmente atascados, apagados o confundidos con respecto a alguna situación en nuestras vidas.

Expresión del halcón

El áspero grito de estos depredadores de aguda vista refleja la intensidad del orgasmo del halcón. Es común que todo el cuerpo se ponga tenso durante grandes sacudidas y avalanchas de placer y que luego se lance a un tirón orgásmico hacia el interior. A veces, en la cima del placer de una mujer, sus gritos de júbilo son tan poderosos como los de un halcón rechinante.

Expresión de huracán

Los huracanes arrasan con ciudades enteras en sus grandes torbellinos de energía. Cuando una mujer experimenta un orgasmo estilo huracán, una vez que esté suficientemente estimulada, se lanza hacia las alturas por su propia cuenta en forma indetenible. Es como si los distintos niveles de provocación y seducción generaran tanta fuerza interna que al final levantaran al cuerpo por todo lo alto hasta la pura dicha.

El don del orgasmo de huracán o del halcón consiste en liberarnos de la tensión, las limitaciones y el estrés acumulado. Despierta la inteligencia y la claridad en nuestras mentes y nos despoja de preocupaciones y dudas. A veces, después de experimentar un orgasmo del Norte, terminamos riéndonos y sintiéndonos más ligeros, frescos y listos para emprender cosas nuevas.

OESTE

Orgasmo telúrico (implosivo)

Sentí como si la cama estuviera subiendo y bajando. Estábamos muy conectados y podía sentirlo dentro de mí como si realmente me estuviera llegando al corazón con su pene. Nos quedábamos así durante un rato, descansamos unos minutos y luego volvíamos a empezar. No sé durante cuánto tiempo hicimos el amor y perdí la cuenta de la cantidad de orgasmos que tuve. Horas después, todavía me temblaba el abdomen.

LEELA, 31 AÑOS DE EDAD

Este es un orgasmo telúrico del Oeste. Se origina desde adentro, como una sensación arrolladora en el vientre. Como el estruendo de un terremoto que empieza con sensaciones más suaves, va acumulando energía gradualmente hasta que hace implosión por dentro con gran fuerza. Estos orgasmos son profundamente satisfactorios y provocan oleadas de gratitud y profunda intimidad. Los orgasmos telúricos vigorizan el cuerpo y usualmente sobrevienen en múltiples clímax, con numerosas réplicas. Las réplicas son los temblores y estremecimientos involuntarios que nos recorren el cuerpo después de un orgasmo. Pueden durar desde varios minutos hasta casi una hora o más después de una intensa actividad sexual.

Expresión del cuervo

Los cuervos son los guardianes de la magia. Son altamente sociables y tienden a ser de voraz apetito. Del mismo modo que estas aves pueden ser embaucadoras y misteriosas, los orgasmos del Oeste pueden sobrevenir sin aviso y tomarnos por sorpresa. Estos orgasmos nos permiten sentir la capacidad mágica del cuerpo de restablecer el Huaqua de la salud.

Expresión telúrica

La Abuela Tierra hace que sus inmensas placas tectónicas se desplacen para poder mover así su "cuerpo". Las profundas grietas que se abren en el suelo pueden parecernos aterradoras y las sacudidas de la Tierra pueden hacer que edificios enteros se derrumben en cuestión de instantes. Con todo, los terremotos permiten que la Tierra respire y tienen un gran efecto de sanación para el planeta.

El don del orgasmo telúrico o del cuervo consiste en que nos lleva más allá de las conexiones superficiales hasta alcanzar los suntuosos niveles de la intimidad y el amor. Tener este tipo de orgasmo significa que necesitamos un movimiento físico enérgico. Literalmente necesitamos estremecernos hasta el tuétano. Significa además que deberíamos prestar más atención al deseo del cuerpo de tener un contacto íntimo y lograr la descarga sexual.

ESTE

Orgasmo volcánico (explosivo)

Esto fue una experiencia totalmente inesperada para mi pareja y para mí. Comenzó una noche, mientras nos besábamos. Por alguna razón, sus labios parecían arder y yo no podía parar de besarlo. Éramos como dos cables eléctricos: apenas nos besábamos y empezaban a volar chispas. Sentía que todo mi cuerpo explotaba como un cohete. Mientras más hacíamos el amor, más excitante era. Era como si mis genitales estuvieran ardiendo. Teníamos tanta energía que estábamos empapados en sudor y queríamos más. Perdí por completo la cuenta de la cantidad de veces que eyaculé, pero en realidad eso no importaba.

Vauda, 32 años de edad

En este caso, se trata de un orgasmo de fuego del Este. Se concentra principalmente en torno al clítoris y está marcado por andanadas cada vez más intensas, rápidas y apasionadas de múltiples clímax. Las expresiones de la mujer son expansivas y enormes. Cuando todo ese calor empieza a subir, la mujer se siente como si estuviera elevándose hacia las estrellas. A menudo experimentamos un orgasmo volcánico o del águila cuando necesitamos una conexión con las fuerzas positivas, creativas y cósmicas de la vida.

Expresión del águila

Algunas águilas realizan un complicado ritual de apareamiento en el que parecen dar volteretas, entrelazan sus garras en medio del aire, se dejan caer libremente cientos de metros y se separan cuando les queda muy poco para llegar al suelo. Entonces vuelven a elevarse para repetir la experiencia. Los orgasmos del águila son estados de éxtasis igualmente estimulantes con numerosos clímax.

Expresión volcánica

Al igual que el proceso aparentemente lento de un volcán, en el que durante años se va acumulando la lava ardiente que va subiendo cada vez más, estos orgasmos son resultado de un proceso gradual de seducción y deseo. Producen explosiones extremadamente apasionadas de fuerza sanadora. Cuando una mujer experimenta un orgasmo volcánico, llega hasta los aspectos más elevados de su ser. Quema las impurezas y deja un rastro de pureza y tranquilidad exaltadas.

El don de los orgasmos volcánicos o del águila consiste en transportar a los amantes en grandes vuelos de dicha, en los que pueden recibir nuevas perspectivas, llenarse de inspiración e iluminar sus deseos más profundos. Nos llenan el espíritu con el Huaqua de la esperanza.

CENTRO

Orgasmo del aliento de fuego
(igual para hombres y mujeres)

En el capítulo 12 se presenta una explicación más detallada de este orgasmo. Si uno no lo ha experimentado, le resulta difícil creer que con la práctica del aliento de fuego todo el cuerpo puede alcanzar un orgasmo completo sin ningún tipo de estimulación genital externa. Las sensaciones intensamente placenteras que nos recorren todo el cuerpo son activadas por la respiración, el control muscular y la intención mental. El orgasmo de todo el cuerpo no está localizado en los genitales.

El orgasmo del aliento de fuego (junto con el ejercicio de "complacer al corazón") es el catalizador que permite aumentar la intensidad y el nivel de nuestros orgasmos. Al igual que con todos los otros tipos, el orgasmo del aliento de fuego es extremadamente sanador. Ayuda a vigorizar y equilibrar los distintos sistemas energéticos de todo el cuerpo. La práctica del aliento de fuego realza los beneficios restaurativos de sanación de todos los tipos de orgasmos que figuran en la rueda. También pueden ser útiles para los hombres "preorgásmicos" que experimentan la eyaculación prematura y las mujeres que experimentan bajos niveles de deseo sexual. Por último, dado que el orgasmo del aliento de fuego no está sujeto a las limitaciones ordinarias del cuerpo físico, quienes deseen experimentar múltiples clímax deberían aprender esta técnica con un maestro debidamente calificado.

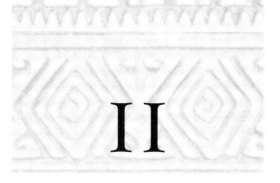

II

AUMENTAR LA INTENSIDAD DE LOS ORGASMOS

Los orgasmos son una de las expresiones menos comprendidas del cuerpo humano. Tenemos la tendencia a hacerlos demasiado complicados, con lo que perdemos muchos de sus beneficios de sanación.

En respuesta a la pregunta de para qué son los orgasmos, el Quodoushka afirma ante todo que son para darnos salud. La sabiduría aborigen y el sentido común nos recuerdan que el cuerpo necesita orgasmos de la misma manera que necesita comer y dormir. Ser capaces de disfrutarlos es una medida de buena salud. Cuando estamos enfermos o deprimidos, no solo perdemos el apetito, sino que el deseo sexual también se detiene y evitamos los estímulos para conservar nuestra energía. Nos parece impensable experimentar un orgasmo cuando estamos débiles porque creemos que nos va a dejar sin energía y, en sentido general, cuando pensamos así, así sucede. El Quodoushka da la vuelta a la creencia de que los orgasmos nos quitan energía vital y muestra cómo puede suceder lo contrario si entendemos lo que nos hace ganar o perder energía.

ORGASMOS QUE NOS DAN ENERGÍA

Por supuesto, el hecho de tener un orgasmo no significa que de pronto se nos van a curar todos los males; además, si estamos gravemente enfermos, no tenemos energía para el sexo. No obstante, si queremos mantenernos saludables, una dieta regular de descarga orgásmica es una de las cosas que nos mantienen con buena salud. En recientes estudios científicos se ha confirmado que la estimulación sexual puede aliviar distintas dolencias, desde la gripe común hasta los dolores de artritis. Según algunas pruebas, la absorción de semen tiene un efecto antidepresivo. Otras investigaciones indican que hay diversas hormonas que mejoran el estado de ánimo, como las endorfinas, serotoninas y gonadotropinas, que se liberan en la sangre cada vez que tenemos un orgasmo. Resulta ser que estas sustancias químicas activan distintas regiones del cerebro y nos hacen sentirnos bien. Si bien desde el punto de vista científico está cada vez más claro que los orgasmos estimulan la producción de ciertas sustancias químicas en nuestro cuerpo, el Quodoushka va más allá de las ventajas hormonales, al afirmar que los orgasmos nos proporcionan un equilibrio emocional, físico, mental, espiritual y sexual, además de armonía.

LA ENERGÍA PERDIDA CON EL SEXO

Cuando los usamos bien, los orgasmos contribuyen a nuestra salud y bienestar. No obstante, también es cierto que es posible perder energía al tener orgasmos de bajo nivel. Nuestros orgasmos son o una fuente de medicina dulce en nuestras vidas, y nos ayudan a sentirnos más jubilosos, conectados y esperanzados por la vida, o se convierten en una fuente de frustración. Nuestra actitud y enfoque en relación con el sexo tienen mucho que ver con el nivel de sanación de los orgasmos y, en algunos casos, en realidad los intercambios sexuales nos pueden dejar agotados. Si nos obsesionamos con pensamientos sexuales, si tratamos de imponer exigencias a otros, nos quejamos de no recibir lo suficiente, o culpamos a otros de nuestra insatisfacción, los beneficios del orgasmo se vuelven contra nosotros. También podemos perder energía al quedarnos atascados en relaciones poco satisfactorias en las que no podemos expresar lo que nos falta. Tarde o temprano nos apagamos, nos retraemos y empezamos a acumular resentimientos. Aunque amemos a nuestra pareja, cuando este tipo de decepciones se acumulan, nos sentimos desalentados, desestimulados y agotados. En lugar de ser una medicina vital, hasta que encontremos una forma de tener experiencias más satisfactorias, la intimidad sexual se convierte en una especie de veneno.

Si bien no vamos a dejar de existir por no tener orgasmos durante un tiempo, nuestra falta de deseo de una conexión íntima nos va debilitando gradualmente la fuerza vital. Cuando descuidamos la necesidad de expresión sexual que tiene el cuerpo, o cuando nos privamos de los orgasmos por mucho tiempo, tarde o temprano nuestra salud sufre. Nos volvemos letárgicos y envejecemos más rápidamente. El Quodoushka ve el sexo no solamente como la forma más importante de establecer vínculos íntimos con nuestros amantes, sino que ve la capacidad de disfrutar el orgasmo de alto nivel como un parámetro preciso de nuestra salud en general. Cuando nos sentimos deprimidos, encontrar una forma de expresarnos sexualmente es una manera excelente de restablecer la vitalidad.

LOS ORGASMOS DE ALTO NIVEL

Cuando se trata de medir la intensidad de un orgasmo, la mejor manera es comenzar por considerar que todos son buenos. Según dicen, el jugador de béisbol Yogi Berra afirmó: "Cuando el sexo es bueno, es fabuloso y cuando no, de todas maneras no está mal". Si bien compartir un placer orgásmico mediocre con alguien puede ser encantador, no hay duda de que un orgasmo vigoroso es una de las sensaciones más extraordinarias que hay. En general, cuando experimentamos los orgasmos de alto nivel en forma más sistemática, nos mejora la salud. Si lo más común es que tengamos orgasmos de bajo nivel, significa que nos queda trabajo por hacer en nuestras relaciones íntimas.

El orgasmo de alto nivel nos lleva a estados expandidos de percepción en que el corazón se abre y el amor fluye incondicionalmente. Desarrollamos una conexión directa con la Fuente y sentimos la unidad con todo. Este es el estado mágico de la conciencia creacional en el que dos energías de fuerza vital se unen para generar una nueva energía —la del Quodoushka— que se puede utilizar para sanar o para manifestar deseos en la realidad física. Tenga en cuenta que incluso un encuentro rápido y breve puede llevarnos al punto en que no se puede distinguir dónde termina un cuerpo y empieza el otro. A veces nuestros mejores orgasmos ocurren cuando menos lo esperamos.

En general, nos gustaría experimentar orgasmos magníficos y evitar los mediocres. Queremos obtener los beneficios sin invertir demasiado esfuerzo. Pensamos que, mientras que tengamos a alguien a quien amar o encontremos a la persona adecuada, el sexo debería ser fantástico. Lo cierto es que cuidar nuestra salud física desempeña un gran papel en determinar los niveles de nuestros orgasmos. Sin suficiente ejercicio, una buena dieta y un estilo de vida balanceado, la energía que obtenemos del sexo será poca. Paradójicamente, la manera de disfrutar niveles de orgasmo cada vez más elevados consiste en dejar de intentar alcanzarlos. Tratar de tener un orgasmo excelente es poco menos que tratar de correr el maratón sin entrenamiento. No funciona. Los orgasmos tienen más fuerza y poder de sanación cuando prestamos atención a las distintas formas en que nos conectamos, no solo sexualmente con nuestras parejas, sino con cualquiera que nos encontremos. ¿Somos distantes con otras personas, o los escuchamos y les damos apoyo? ¿Estamos estresados y tensos, o somos juguetones y abiertos?

Aumentar el nivel de nuestros orgasmos es cuestión de mejorar todo nuestro estilo de vida. Lo más importante es que mientras más presentes y receptivos seamos a las necesidades de nuestros amantes y más espontaneidad aportemos a nuestra vida amorosa, de mayor nivel será el orgasmo que experimentaremos.

En realidad, la percepción neutral de lo que se denomina "testigo observador" es lo que aumenta la fuerza de nuestros orgasmos. Esto se debe a que, al observar con calma la energía de nuestros actos sexuales sin apego al pasado y sin esperar determinado resultado, empezaremos a saborear lo que efectivamente está sucediendo en lugar de concentrarnos en nuestras proyecciones o en lo que creemos que va a suceder. Aunque cada vez deseemos experimentar orgasmos que sacudan la tierra, el secreto de experimentarlos más a menudo consiste en sosegarse, calmar la mente y prestar más atención a las oportunidades de intimidad.

LAS DOS FASES DE LA EXCITACIÓN SEXUAL

Durante las distintas etapas de la excitación orgiástica, hay cierto nivel de *carga* y *descarga*. La comprensión de estas fases nos ayudará a ver cómo acumular y liberar adecuadamente la energía orgásmica para aumentar su vitalidad. La *carga* de un orgasmo es la energía que hace falta para llegar al clímax. La *descarga* es la cantidad de energía liberada durante y después del clímax.

La carga

Si la carga que acumulamos al acercarnos al orgasmo es insuficiente, la energía que liberamos será escasa. En otras palabras, si se nos dificulta mucho llegar al orgasmo, nos sentiremos cansados en lugar de energizados. Si descuidamos los juegos sexuales y la espontaneidad, acumularemos muy poca carga. El mensaje en este caso consiste en disfrutar todo lo relacionado con el sexo, desde el juego amoroso, la conversación y la seducción hasta lo que el Quodoushka denomina "crear a la presa". Cuando toda la carga de estimulación se toma con ligereza y sin apego, esto siempre aumenta nuestra energía. No es muy importante si llegamos o no al orgasmo. La "presa" que estamos buscando no es ni el orgasmo ni la energía que nos pueda dar nuestra pareja. El verdadero secreto de acumular la carga consiste en no pensar en ello como una meta y disfrutar la experiencia sin importar lo que parece. Aunque para esto hace falta determinación, crear a la presa debería ser algo espontáneo y divertido. La "presa" es la danza entre su pareja y usted y los orgasmos son los dones de la unión entre ambos.

La descarga

Cuando tenemos un orgasmo, descargamos o liberamos la energía que hemos acumulado. Si no sentimos un gran aumento de la energía después de tener un orgasmo, es porque teníamos una carga baja (no nos sentíamos muy estimulados) y, por lo tanto, la descarga es mínima. Generalmente, obtenemos energía si la descarga es igual o mayor que la carga. De ahí que, sin suficiente estimulación, no podamos experimentar un orgasmo de alto nivel. Tener muchas descargas sin haber acumulado una carga suficiente debilita nuestra vitalidad. Es importante tener presente que podemos experimentar distintos tipos de descargas orgásmicas. La creación de un equilibrio entre carga y descarga mediante la aplicación de las prácticas contenidas en este libro y el disfrute de diversas experiencias sexuales, es lo que a la postre lleva a una mejor salud.

LAS LEYES DEL MOVIMIENTO DE LA ENERGÍA

Las leyes de la energía natural

El Quodoushka mide el nivel del orgasmo mediante la observación del tipo de energía que produce. Después de tener un orgasmo, experimentamos distintos grados de acercamiento o separación. Por ejemplo, a veces después de un orgasmo uno en realidad se siente un poco distante de su pareja y puede desear apartarse de ella aunque el sexo haya estado bien. Otras veces nos sentimos un poco más cercanos, aunque solo estemos moderadamente satisfechos. En otras ocasiones, nos sentimos totalmente vigorizados. En estos niveles más elevados de orgasmo, queremos hablar, tocar, besar y acariciar y, a niveles aun más altos, nos fusionamos tanto que nos disolvemos uno en el otro hasta que nos volvemos completamente inseparables. A niveles más altos, nuestros actos sexuales generan energía. Estamos tan sintonizados con cada sensación, que podemos oír los pensamientos de nuestro amante y parece que podríamos hacer el amor indefinidamente.

En la enseñanza siguiente se indica cómo reconocer las distintas leyes de la energía que producen nuestros orgasmos. Mientras hacemos el amor, experimentamos cada una de estas leyes en forma muy rápida. Por ejemplo, dentro de un mismo encuentro sexual habrá breves momentos de separación, acercamiento o conexión profunda. Estas energías se mueven constantemente por nuestras relaciones sexuales, independientemente

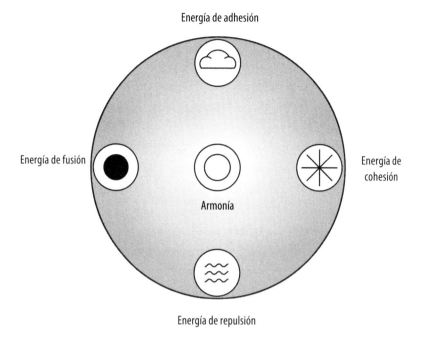

Fig. 11.1. Leyes del movimiento de la energía

de cuánto amamos a nuestra pareja. De este modo, cada orgasmo puede medirse, no con fines de comparación, sino más bien para ayudarnos a alcanzar estados más profundos de unión sexual.

Energía de repulsión

La energía de repulsión es la separación. Si experimentamos un momento de repulsión, podemos llegar a tener hasta una leve sensación de irritación después de hacer el amor. Esto significa que, en lugar de generar acercamiento, nuestro orgasmo en realidad nos hace sentir cansados o más separados que cuando empezamos. Es fácil desalentarnos cuando sentimos la energía de repulsión. Pero si uno la ve como una ola que a veces sucede temporalmente, en lugar de hundirse y separarse más, puede cambiar la energía si da más cariño deliberadamente. Un ejemplo del lado positivo de la energía de repulsión sería cuando nos vamos de vacaciones. La separación en realidad nos hace disfrutar más cuando nos reencontramos con los nuestros.

Energía de adhesión

Con la energía de adhesión, sentimos vínculos temporales que van y vienen. Con un vínculo débil, la conexión puede ser cordial e informal, pero tan pronto pasa algo que no nos gusta, nos retraemos fácilmente a nuestros propios intereses. La energía de adhesión es también la que utilizamos para explorar las atracciones, crear buenas relaciones y compartir conexiones fáciles y ligeras. Con un amante, cuando está presente la energía de adhesión, nos preguntamos si en realidad queremos hacer el amor o no. A menudo creamos lazos a través de gestos amistosos de afecto y compartiendo cosas que nos guste hacer. La clave para aprovechar los momentos de adhesión y llevarlos a una experiencia sexual más profunda consiste en disfrutar totalmente las cosas que uno hace junto con su pareja.

Energía del cambio

La energía del cambio siempre está presente. Dentro de cada encuentro sexual, la dinámica entre ambas partes puede pasar rápidamente de la repulsión a la adhesión, la cohesión y de nuevo a la adhesión. Esta dinámica responde a distintas leyes porque dichas leyes describen cómo opera la energía. Lo único que se puede predecir de la energía sexual es que siempre cambiará. Ahí radica su belleza.

Energía de la cohesión

La energía de la cohesión es lo que nos gusta sentir después de un orgasmo; es cuando generamos una carga tan grande que queremos hacer el amor durante horas y horas. Nos entregamos a sueños de euforia y, al despertar, queremos hacerlo de nuevo. Empezamos a sentirnos intemporales, sin edad e incluso sin género. La frontera entre nuestros cuerpos desaparece; no hay separación. Nuestra total cohesión cataliza ideas creativas, risa, sueños, alegría, satisfacción y esperanza.

LOS CUATRO NIVELES DE ORGASMO

El movimiento constante de estas leyes de la energía determina cuál nivel de orgasmo experimentaremos.

Orgasmo de nivel uno

El movimiento de energía: Energía de repulsión

Con un orgasmo de nivel uno, cada miembro de la pareja se siente distante y separado. Aunque el hombre eyacule y la mujer llegue al clímax, su acto sexual es distraído y rutinario. Ninguno tiene un gran deseo de conectarse, pero ahí se quedan. Ambos tienen que esforzarse mucho para tener relaciones sexuales. Cuando al fin llegan al clímax, no es la gran cosa. Hay muy poca carga y una buena descarga, pero con una ganancia de energía escasa o nula y, a veces, incluso hay pérdida de energía. Los dos miembros de la pareja se sienten adormilados cansados y no quieren seguir. Típicamente, uno de los dos se da la vuelta y se queda dormido.

EMOCIONALMENTE

La mujer quiere que la abracen y la mimen. Tal vez ansíe afecto, pero se retrae.

El hombre quiere que lo dejen tranquilo. No desea ser tocado ni besado. Está distante y remoto.

MENTALMENTE

La mujer es un poco habladora, pero está absorta en sí misma.

El hombre está distraído y solamente se concentra en su propio placer. Está como perdido en otro mundo, pensando en otros asuntos.

FÍSICAMENTE

La mujer experimenta entre tres y ocho contracciones involuntarias que duran de treinta segundos a dos minutos. Su cuerpo está más o menos satisfecho, vagamente deseando más, pero está demasiado cansada para seguir.

El hombre tiene como promedio de tres a cinco chorros de eyaculación, o descargas de energía, que duran entre veinte y treinta segundos. Después de eso, está cansado y quiere dormir.

Espiritual y sexualmente

La mujer está más o menos relajada y despejada. Se siente más o menos intuitiva, pero está insatisfecha y hermética.

El hombre está en un estado neutral. Se siente vacío y carece de capacidad de respuesta sexual.

Nivel de chakras alcanzado (ver el capítulo 12)

(Esto significa que los chakras indicados se están abriendo con la energía en movimiento que circula a través de ellos).

La mujer: Del primer al tercer chakra

El hombre: Primer chakra

Los escudos (ver el capítulo 12)

El escudo sustancial* de niña pequeña de la mujer está equilibrado. Se experimenta parcialmente el escudo de mujer adulta. Esto significa que, si bien la mujer se siente cómoda y segura emocionalmente, no está del todo satisfecha en el plano físico. Aunque tal vez desee conectarse, se distrae fácilmente y se mantiene distante.

El escudo sustancial de niño pequeño del hombre[†] está equilibrado. Esto significa que, aunque el hombre se siente más o menos satisfecho físicamente, se retrae y se concentra en sí mismo.

---

*El término "escudo sustancial" (descrito en el capítulo 12) se refiere a un aspecto de la red de energía del cuerpo que contiene las cualidades emocionales y energéticas masculinas (niño) o femeninas (niña).

[†]Las diferencias entre los chakras que activan los hombres y las mujeres: el Quodoushka nos enseña que, desde el punto de vista del movimiento, la energía femenina va por delante de la energía masculina. Esto constituye un mensaje poderoso para cualquier persona que desee entender cómo funciona la energía sexual. En pocas palabras, no significa que las mujeres sean más avanzadas; significa en realidad que ser receptivo y abierto (energía femenina) crea las condiciones necesarias para estados de placer más elevados. Cuando la energía femenina y receptiva se encuentra con una suficiente energía masculina activa, la unión entre ambos produce algo más que la energía individual de cualquiera de los dos.

Significa además que si una mujer está insuficientemente excitada, solo puede haber orgasmos de bajo nivel.

Orgasmo de nivel dos

Movimiento de energía: De energía de repulsión a energía de adhesión

En el nivel dos, hay una mayor satisfacción y una pequeña ganancia de energía. Hay un equilibrio entre la carga y la descarga de la energía. Las parejas experimentan una descarga moderada y se sienten más o menos equilibradas en su mente y espíritu. Se percibe el comienzo de una breve conexión del corazón y un sentimiento de satisfacción.

EMOCIONALMENTE

La mujer es más generosa y cariñosa. Desea acariciar, abrazar y besar a su amante.

El hombre quiere ser abrazado, tocado o acariciado. Desea escuchar y conversar.

MENTALMENTE

La mujer es contemplativa y meditativa. Empieza a ser creativa y desea hallar soluciones a las cosas.

El hombre es más o menos conversador, abierto y receptivo. Está alerta y ensoñador.

FÍSICAMENTE

La mujer experimenta minirréplicas más intensas, aunque moderadas, con convulsiones involuntarias que duran de dos a cuatro minutos. Su cuerpo resplandece y siente una sensación de cosquilleo. Está extremadamente sensible e hiperactiva. Típicamente, quiere levantarse a comer, bailar y hacer distintas actividades. El cuerpo del hombre está parcialmente satisfecho, pero siente que podría hacerlo otra vez. Con la fluctuación de la energía entre la repulsión y la adhesión, después de descansar, tal vez trate de iniciar otra ronda. Aunque el cuerpo de la mujer está parcialmente satisfecho, ella no tiene suficiente energía para continuar los juegos sexuales y, por lo tanto, alterna entre acercarse y alejarse.

El hombre tiene un promedio de entre seis y ocho chorros de eyaculación, o descargas de energía, que duran entre cuarenta y sesenta segundos. Después de esto, tal vez desee levantarse y moverse o realizar alguna actividad antes de irse a dormir.

ESPIRITUAL Y SEXUALMENTE

La mujer está empezando a percatarse de su sueño sagrado y se siente esperanzada en cuanto a las cosas que quisiera hacer en su vida. Si se mete en su propio mundo, en el nivel dos estará satisfecha y no extenderá más allá sus orgasmos.

El hombre está tranquilo, relajado y despejado, pero está renuente a permitir que la energía femenina tome las riendas. Típicamente, los dos se separan y empiezan a pensar en otras cosas.

NIVEL DE CHAKRAS ALCANZADO

La mujer: Del primer al quinto chakra

El hombre: Primer, segundo y tercer chakras

LOS ESCUDOS (VER EL CAPÍTULO 12)

La mujer siente su escudo de mujer adulta y posee cierta conciencia de su escudo espiritual de hombre adulto. Esto significa que ha tenido una descarga sexual bastante satisfactoria y empieza a sentirse más activa y creativa.

El hombre siente su escudo de hombre adulto, pero se encuentra parcialmente en su escudo sustancial de niño pequeño. Esto significa que, aunque haya tenido una buena descarga sexual, tal vez esté sensible desde el punto de vista emocional, inseguro en cuanto a su desempeño y todavía un tanto distante.

Orgasmo de nivel tres

Movimiento de energía:

De energía de adhesión a energía de cohesión

En el nivel tres, hay una gran satisfacción y conexión en nuestras emociones, mentes, cuerpos, espíritus y apetitos sexuales. Nos sentimos abiertos y extremadamente juguetones, y tenemos cargas que ascienden rápidamente y son intensamente poderosas, así como descargas extendidas con múltiples clímax. (Se puede sentir como temblores y olas de placer extendido). Ambos miembros de la pareja experimentan un claro aumento de energía. Al alinearse al fin nuestras energías masculina y femenina, nos deshacemos de las limitaciones de nuestros cuerpos al mismo tiempo que buscamos más. Nos volvemos expresivos y altamente creativos. En este nivel empiezan las percepciones sanadoras y espontáneas. Si probamos algo novedoso desde el punto de vista sexual mediante el uso de cualquiera de las máscaras de amante (véase el capítulo 13), la intimidad e intensidad de los orgasmos llegarán aun más alto.

EMOCIONALMENTE

Ambos miembros de la pareja quieren acariciarse, abrazarse y mimarse uno al otro. Hay felicidad y camaradería. En la alegría de estar juntos, nos sentimos deseados, adorados y hermosos. Compartimos muchas risas y curiosidad y queremos explorar más juntos.

MENTALMENTE

A los dos les puede suceder que se les aparezcan imágenes de vidas pasadas. Quizás veamos cambios faciales y entremos y salgamos juntos de la ensoñación. La conversación se vuelve altamente íntima y reafirmadora. Cada uno tiene el deseo de ayudar a manifestar las aspiraciones del otro.

FÍSICAMENTE

El cuerpo está vivo y vibrante. Los dos miembros de la pareja vibran y desean volver a hacer el amor.

> La mujer tiene muchas réplicas fuertes y extendidas, con descargas extremadamente poderosas. Puede tener múltiples tipos de orgasmos.

> El hombre tiene una descarga vigorosa, puede recuperar su energía y, en algunos casos, puede tener varios tipos de orgasmos, con o sin eyaculación.

ESPIRITUAL Y SEXUALMENTE

La energía sexual generada es tan emotiva que despierta sentimientos de armonía y resonancia con todos los mundos: el sol, la luna, las estrellas, las plantas, los animales, los minerales, los antepasados y los humanos. Este es el momento en que nos expandimos más allá de nuestra conciencia potencial y obtenemos perspectivas sobre cómo aportar nuestros dones al sueño colectivo. A veces sentimos una gran pasión. Los dos miembros de la pareja se vuelven lujuriosos e insaciables, aunque están profundamente satisfechos. Ambos experimentan oleadas extendidas de placer orgásmico, con muchas réplicas. Ninguno de los dos está seguro de lo que le produce mejor sensación: su propio placer o el de su pareja.

Idealmente, para balancear los cinco aspectos, es decir, los aspectos emocional, mental, físico, espiritual y sexual, este es el nivel de orgasmo que deberíamos tratar de alcanzar (o por lo menos un nivel de 2,5). Nota: a veces los amantes experimentan el mismo nivel de orgasmo, mientras que otras veces hay pequeñas diferencias entre ambos. Aquí, la mayor parte del tiempo nos encontramos muy cerca del nivel de orgasmo de nuestra pareja. Es importante tener presente que siempre podemos pasar a un nivel superior desde el momento en que buscamos una flecha luminosa y damos con ternura. Siempre es posible aumentar el nivel de orgasmo volviendo a un uso equilibrado de la energía.

NIVEL DE CHAKRAS ALCANZADO

La mujer: Del primer al séptimo chakra

El hombre: Del primer al quinto chakra

LOS ESCUDOS (VER EL CAPÍTULO 12)

La mujer experimenta el escudo espiritual masculino adulto. Este es el momento en que la mujer se siente casi como si tuviera un pene y viceversa. La mujer despierta sexualmente su energía creativa, activa y conceptiva.

El hombre experimenta el escudo espiritual femenino adulto. Este es el momento en que el hombre se vuelve abierto, relajado y totalmente receptivo. Con estados muy elevados de orgasmo, el hombre puede sentir como si tuviera una vagina. Mientras más cada miembro de la pareja se adentra en las características del género opuesto, más atracción sienten uno por el otro. Esto genera sentimientos de pasión intensa e insaciable.

Orgasmo de nivel cuatro
El movimiento de energía: Energía de la cohesión

En el nivel cuatro nos sentimos completamente realizados y estamos en la "zona". Los amantes se fusionan en los cinco aspectos y pueden hacer perdurar su encuentro, extendiendo su conexión incluso más allá del coito. Las descargas, con inclusión de cosquilleo, sacudidas y el deseo de conectarse, duran mucho más. La carga alimenta la descarga y esta alimenta la carga, creando un ciclo infinito de fuerzas cósmicas mágicas. El tiempo y el sentido de la limitación desaparecen y puede haber cualquier tipo de orgasmo. Nuestros movimientos se vuelven tranquilos y nuestra quietud vibra hasta que volvemos a empezar una y otra vez. Incluso en sueños, ya no son más dos cuerpos separados. Solo existe la pura sensación de estar amorosamente conectados con todo.

EMOCIONALMENTE

Sentimos una mayor comprensión y compasión con toda la creación. Nuestros corazones, cuerpos y mentes se unen en apertura y luz amorosa. Los cinco Huaquas, de salud, esperanza, felicidad, armonía y humor, están despertando en nosotros y estamos llenos del deseo de dar.

MENTALMENTE

A este nivel, nuestros orgasmos estimulan nuestros dones naturales. Obtenemos acceso a la memoria de los talentos, aptitudes y habilidades de otras vidas y nos volvemos excepcionalmente conscientes del poder de nuestros pensamientos. Experimentamos intuiciones profundas acerca de lo que necesita nuestro amante y sabemos en forma instintiva exactamente lo que debemos hacer y decir. El pasado y el futuro se fusionan completamente en el presente.

FÍSICAMENTE

A este nivel, el envejecimiento se vuelve más lento o se detiene por completo. La sanación y las transformaciones físicas ocurren espontáneamente. Nos percatamos claramente de que nuestros cuerpos están en nuestras mentes. La iluminación y la luz se extienden por todas partes y aparecen otras cualidades del tiempo, el espacio y las realidades dimensionales.

ESPIRITUAL Y SEXUALMENTE

Durante un orgasmo de nivel cuatro, nos damos cuenta de nuestra verdadera sabiduría femenina y masculina. Con un sentido apabullante de la gratitud, al abrirse nuestros corazones y mentes, recibimos la energía necesaria para andar por el sendero de nuestro destino. Sabemos cómo podemos contribuir al sueño planetario, universal y cósmico. Cada miembro de la pareja da nacimiento al potencial del otro y comparten el amor profuso del Dios y la Diosa como si fueran solo uno.

NIVEL DE CHAKRAS ALCANZADO

La mujer: Del primer al décimo chakra

El hombre: Del primer al octavo chakra; puede seguir a la mujer hasta el noveno y el décimo

LOS ESCUDOS (VER EL CAPÍTULO 12)

La mujer experimenta el escudo espiritual de niño. Puede colocarse en el plano de la Diosa al dar a luz al Dios.

El hombre experimenta el escudo espiritual de niña.

RESUMEN

La posibilidad de experimentar orgasmos más intensos, en los que nos disolvemos en los estados puros del placer del éxtasis, empieza con la forma en que vemos el propósito de nuestros orgasmos. Si capitulamos ante cualquier situación que nos dificulte su disfrute, nuestros sentimientos sexuales irán desapareciendo y se debilitarán. Si olvidamos la forma en que nuestros orgasmos sustentan nuestro bienestar emocional, mental, físico espiritual y sexual, lo más probable es que el sexo quede relegado al final de nuestra lista de cosas que hacer. La práctica del Quodoushka tiene la finalidad de recordar que, cuando nos volvemos perezosos en cuanto al sexo y no podemos acumular la energía necesaria para iniciar conexiones íntimas, perdemos energía de la fuerza vital.

Nuestros orgasmos y los estados de hipersensibilidad que inducen, no solo son esenciales para nuestra salud y longevidad, sino que nos llevan a las puertas de acceso de la conciencia donde podemos reabastecernos con la luz de la creación. Cada vez que decimos que sí al acercamiento, a la ternura y, finalmente, al deseo de nuestros cuerpos de experimentar los estados de placer más elevados posibles, obtenemos energía. Decir que sí a las oportunidades que aparecen es el primer paso hacia el disfrute del sorprendente poder de sanación de la energía de los orgasmos de alto nivel.

12

PRÁCTICAS
DE SANACIÓN SEXUAL

LLEGAR A CONOCER LAS ENERGÍAS SUTILES DEL SEXO

Uno de los mayores aportes del Quodoushka es mostrarnos cómo hacer uso de la compleja red de energía que comprende y envuelve a nuestro ser a fin de mejorar la calidad de nuestros actos sexuales. Aunque no estemos al tanto de la existencia de esta red, no podemos negar que hay algo más que el simple contacto físico entre dos personas. Al menos, todos reconocemos que nuestros pensamientos y emociones invisibles pueden, por igual, favorecer o arruinar las probabilidades de un hermoso encuentro. Pero hay otros campos de energía "invisibles" que pueden entrar en acción durante la relación sexual. Mucho antes de que existieran la técnica de escaneo del cerebro y la resonancia magnética, que permiten visualizar detalladamente las estructuras internas de los campos magnéticos en rotación, los chamanes no solamente ya habían desarrollado la capacidad de observar este tipo de fenómeno, sino que sabían cómo orientar lo invisible a voluntad. Dicho de otro modo, si nos enfocamos únicamente en los aspectos físicos de las relaciones sexuales, seguiremos teniendo orgasmos de bajo nivel. Conocer la sutileza de estas frecuencias energéticas permite que la experiencia sexual se haga más sensible y, por ello, más satisfactoria.

En la mayor parte de los modelos médicos actuales no se reconoce la existencia de luz ni auras alrededor del cuerpo físico y, aun cuando nuestra cultura ha aceptado gradualmente la acupuntura como un método efectivo para aliviar el dolor, queda aún pendiente la tecnología que permita demostrar la existencia de los canales de energía que expliquen su funcionamiento. La ciencia occidental describe los fenómenos a partir de lo que puede aislarse, medirse y percibirse por medios técnicos. Como las funciones sexuales del deseo y la excitación no pueden llevarse fácilmente a una imagen, es probable que durante algún tiempo los sistemas de energía que las culturas chamánicas aprendieron a controlar sigan en gran parte inexplorados por la ciencia establecida.

No obstante, desde hace miles de años, los naguales y los sabios de varias culturas antiguas sabían que la energía sexual puede subsanar desequilibrios y extender la vida. Aunque no tenían la tecnología para obtener imágenes de la excitación sexual, el conocimiento de su importancia les permitió desarrollar maneras de aprovechar su poder. Por ejemplo, en algunas culturas, a quien regresaba de los horrores de una guerra tribal se le daba la bienvenida con un ritual de relaciones sexuales para que pudiera sobreponerse a su pena y remordimiento. Se sobreentendía que la energía producida a través de la unión sexual podía restablecer la armonía corporal y sanar las heridas del espíritu.

SANACIÓN A TRAVÉS DE LA ENERGÍA SEXUAL

En nuestra cultura, donde los objetivos comunes del sexo son atraer a alguien, tener pareja, traer hijos al mundo, o pasar un buen rato, el uso de la energía sexual para sanar sigue siendo un concepto un tanto extraño. En los países occidentales, no suele considerarse el sexo como un medio de generar una fuerza sanadora sustancial, y por eso aún no se entiende bien el poder de la intimidad para sanar los desequilibrios físicos, emocionales o psicológicos. Además, siempre que la energía sexual se emplee de maneras egoístas o manipuladoras, no se podrá acceder a las cualidades restauradoras del sexo. La clave para entender cómo utilizar la energía sexual para sanar es comenzar a ver, sentir y experimentar los diversos aspectos de la red de luz de energía que comprende y rodea a nuestros cuerpos físicos.

En los primeros niveles de conciencia, estamos tan ocupados lidiando con los problemas emocionales que se derivan de tener o no relaciones sexuales, que apenas nos damos cuenta de algo más que no sea nuestro deseo de satisfacción. A medida que evolucionamos hacia la conciencia potencial, aunque todavía no podamos ver nuestros cuerpos energéticos, comenzamos a sentir que existen otras dimensiones de la intimidad sexual. La expansión de la percepción hasta incluir los aspectos energéticos de la existencia nos permite experimentar las necesidades y deseos de la pareja. A medida que se acrecienta el vibrar de nuestros cuerpos energéticos, no solamente podemos experimentar sentimientos sexuales más intensos y orgasmos de más alto nivel, sino que el sexo adopta naturalmente un carácter más sanador.

EL ÁRBOL FLORECIENTE DE LA VIDA HUMANA

En última instancia, cada célula de nuestro ser tiene un propósito: alcanzar su potencial pleno y retornar a la naturaleza original del Espíritu puro. Como un árbol, cuyas raíces crecen en el "Es abajo" de la tierra, y cuyas ramas llegan al "Como es arriba" del Cielo, nuestra evolución hacia lo amorfo y todo nuestro periplo para darnos cuenta de quiénes somos en realidad, están simbolizados por ramas crecientes, troncos, raíces y florescencias de los árboles. Los componentes del espectro total de nuestros cuerpos energéticos se denominan árboles humanos florecientes. Sobre esto expondremos solamente algunos aspectos. El árbol humano floreciente contiene de hecho cinco sentidos, diez ojos, cinco oídos, cinco estados evolutivos de conciencia, cuatro atenciones, cinco escudos, siete danzantes, un espejo octogonal, tres puntos de unión y diversos filamentos de fibra, por solo nombrar algunos de sus componentes. Cada uno de ellos juega un papel singular en el movimiento de la evolución de nuestra alma hacia la iluminación.

Si pudiéramos vernos como energía, percibiríamos lo que los Ancianos del Cabello Trenzado llaman capullo luminoso, porque las luces pulsantes que rodean nuestro cuerpo físico se parecen a un capullo de luz en forma de huevo. Dentro de este capullo luminoso hay un microcosmos de todo el sistema planetario, pleno de un conjunto increíble de esferas de color, fibras y filamentos de energía trenzados, también conocidos como chakras. El cuerpo físico, que está compuesto de una luz más densa y lenta, se aprecia en el centro como la yema de un huevo.

LOS DIEZ CHAKRAS

El conocimiento acumulado a partir de las observaciones directas hechas por los sanadores indígenas de Asia, India y Mesoamérica, describe los vórtices o embudos que definen el curso de la energía por todo el cuerpo físico. Los taoístas se refieren a estas áreas como cavidades donde la energía se acumula y lo mismo irradia como potentes faros de luz, que se mantiene atascada dentro de conductos torcidos. El Quodoushka se refiere a estos como *chula*, palabra que como su similar en sánscrito *chakra*, significa rueda giratoria.

Los chakras, invisibles para la mayoría, son ruedas de luz de energía que giran como cuchillas de rotor cuando gozamos de salud y chisporrotean hasta que se detienen cuando morimos. El Quodoushka se basa en un sistema de diez ruedas mayores que palpitan dentro de nuestro capullo luminoso. Siete de ellos se sitúan a lo largo del eje central del cuerpo. El octavo es el propio cuerpo físico mismo; el noveno es el aura; y el décimo es el halo de energía que nos forma anillos de luz sobre la cabeza. Cada uno se corresponde con un color, influye en órganos específicos, está guiados por determinado planeta y tiene objetivos concretos relativos al funcionamiento general del organismo.

¿Por qué querría uno saber cómo funcionan los chakras?

Lo cierto es que se puede pasar bien la vida sin haber oído hablar nunca de los chakras. No obstante, cuando uno se da cuenta de que los sentimientos de inseguridad, miedo, ansiedad, poca creatividad o falta de sensualidad tienen mucho que ver con problemas de los chakras, el tema se nos antoja más interesante. Y resulta aun más curioso saber que los chakras de las mujeres giran en un sentido y los de los hombres, en otro. Esa es una de las razones ocultas de por qué uno se siente increíblemente bien al estar cerca físicamente de alguien que le agrade. No se trata solamente de que nuestra piel entre en contacto con la del otro ser, sino que además tenemos unas esferas de luz dando volteretas que actúan como campos magnéticos de baterías que vibran entre nosotros en direcciones opuestas. Cuando estamos muy excitados, los movimientos de nuestros chakras se aceleran. Estas revoluciones de energía pueden ser extremadamente estimulantes y las sentimos como atracción. Lo mismo sucede si se trata de parejas del mismo sexo.

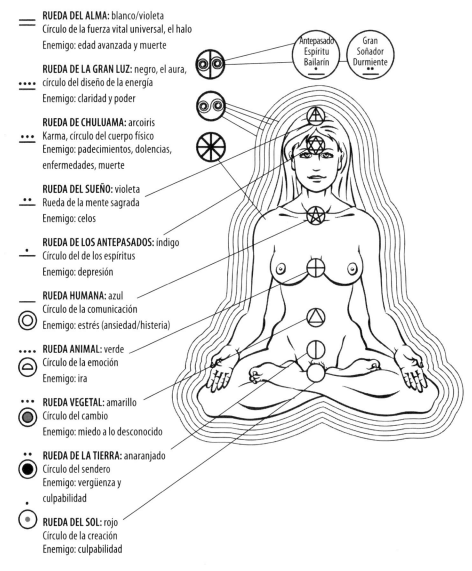

RUEDA DEL ALMA: blanco/violeta
Círculo de la fuerza vital universal, el halo
Enemigo: edad avanzada y muerte

RUEDA DE LA GRAN LUZ: negro, el aura,
círculo del diseño de la energía
Enemigo: claridad y poder

RUEDA DE CHULUAMA: arcoiris
Karma, círculo del cuerpo físico
Enemigo: padecimientos, dolencias,
enfermedades, muerte

RUEDA DEL SUEÑO: violeta
Rueda de la mente sagrada
Enemigo: celos

RUEDA DE LOS ANTEPASADOS: índigo
Círculo del de los espíritus
Enemigo: depresión

RUEDA HUMANA: azul
Círculo de la comunicación
Enemigo: estrés (ansiedad/histeria)

RUEDA ANIMAL: verde
Círculo de la emoción
Enemigo: ira

RUEDA VEGETAL: amarillo
Círculo del cambio
Enemigo: miedo a lo desconocido

RUEDA DE LA TIERRA: anaranjado
Círculo del sendero
Enemigo: vergüenza y
culpabilidad

RUEDA DEL SOL: rojo
Círculo de la creación
Enemigo: culpabilidad

Antepasado
Espíritu
Bailarín

Gran
Soñador
Durmiente

Fig. 12.1. Los diez chakras

Cuando dos mujeres o dos hombres tienen relaciones sexuales, resultan más atraídos por las rotaciones de energía semejantes que por las diferentes.

Pensamiento-espacio con atracción magnética

Cuando veamos apariciones físicas del pasado y comenzamos a sentir los diversos aspectos de nuestras luminosidades, comenzaremos a darnos cuenta de que en realidad estamos hechos de lo que se denomina pensamiento-espacio con atracción magnética, compuesto por campos de energía electromagnética y psíquico-cinética. El hecho de que seamos un espacio de pensamiento atraído magnéticamente hacia campos de energía ligados entre sí, explica por qué tendemos a acercarnos a los espíritus afines. Vernos de tal manera, unido a nuestros chakras, explica por qué nos sentimos atraídos irresistiblemente hacia algunas personas, mientras que otras no nos interesan. Gravitamos hacia quienes emiten una intensa energía electromagnética y psíquico-cinética y conformamos amistades duraderas con las personas que pulsan con frecuencias energéticas similares.

Como el cuerpo está en la mente, cuando el pensamiento-espacio magnético se incrementa al hacer cosas que a uno le agradan, los chakras rebosan de energía y uno se vuelve literalmente más magnético. Las personas querrán conocerle debido a que usted será flexible, vibrante, carismático y atractivo. Cuando los chakras están amodorrados y lentos, suceden accidentes con más frecuencia, nos agotamos rápidamente y todo parece ser más difícil. Como la red de energías interconectadas está basada en respuestas y reacciones, todo lo que hagamos o pensemos en hacer afecta la vitalidad de nuestros chakras. Negarnos la expresión sexual íntima es la mejor forma de invitar a los "enemigos" de los chakras a interferir en el movimiento natural de la energía por todo el cuerpo.

Los diez enemigos que bloquean nuestros chakras

La vida empieza y termina en el primer chakra, localizado en nuestros genitales. Es allí donde se acumula la energía sexual y creativa. Este primer chakra recibe el nombre de Rueda del Sol porque, cuando se abre y revoluciona con fuerza, atrae la intimidad y el amor. Lo que bloquea el curso de nuestra energía creativa, sexual y solar es el enemigo definido por la

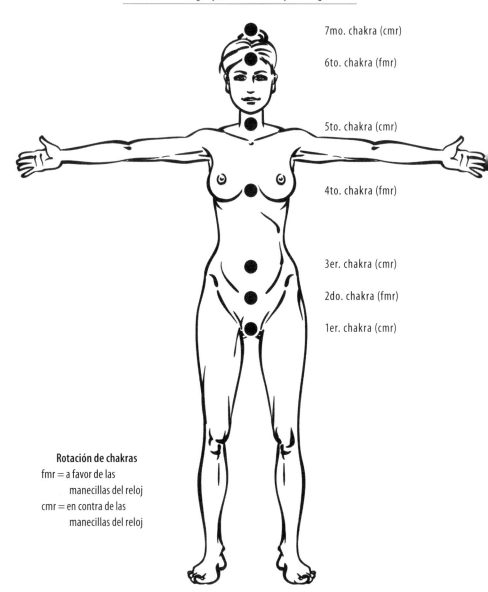

7mo. chakra (cmr)

6to. chakra (fmr)

5to. chakra (cmr)

4to. chakra (fmr)

3er. chakra (cmr)

2do. chakra (fmr)

1er. chakra (cmr)

Rotación de chakras
fmr = a favor de las
        manecillas del reloj
cmr = en contra de las
        manecillas del reloj

Fig. 12.2. Rotaciones de los chakras femeninos

culpabilidad. Cada vez que nos sentimos culpables por nuestros impulsos sexuales naturales, y reprimimos, menospreciamos o negamos nuestros sentimientos sexuales, bloqueamos el curso de la energía a través del primer chakra hacia el resto del cuerpo. Como todos los chakras están conectados, al apagar el primero se obstruye la circulación de todo el sistema.

He aquí una forma interesante de sentir la energía del primer chakra. En el caso de la mujer, el primer chakra (una "rueda" de unas cuatro pulgadas situada sobre el clítoris y la apertura vaginal) normalmente gira en contra de las manecillas del reloj. Cuando la mujer se excita, la energía comienza a girar a favor de las manecillas del reloj y, cuando alcanza una meseta, vuelve a moverse en contra de las manecillas del reloj. Cuando uno respira un sorbo de energía siente el aire frío; pero si expele el aliento para calentar las manos, lo sentirá cálido. El movimiento en contra de las manecillas del reloj produce energía fría; si es a favor, o "en el sentido del sol", se produce calor. Se puede comprobar que la temperatura de la mujer alrededor de su primer chakra después de un orgasmo es muy fría. En el caso del hombre, ocurre lo contrario. En los primeros momentos de la excitación, el primer chakra (situado bajo la base del tronco y alrededor de la punta del pene) se pone caliente. Al momento de la eyaculación masculina, el primer chakra se pone frío, y después vuelve a calentarse. Esto quiere decir que la energía masculina después del acto sexual regresa a su rotación natural a favor de las manecillas del reloj.

Véase en los cuadros de las páginas 239, 240, y 241 la ubicación, dirección de rotación, correlaciones y enemigos de cada chakra. Obsérvese que los enemigos que bloquean el flujo de nuestra energía natural son: culpabilidad, vergüenza, miedo, estrés, depresión, celos, dolencias, enfermedades, padecimientos, posesividad, edad avanzada y muerte. Cuando disfrutamos del sexo, cualquiera de estos enemigos pueden entrar en nuestra mente para impedir el flujo adecuado de la energía entre los chakras y así limitar el ciclo de carga y descarga de la energía orgásmica. Aunque no experimentemos los enemigos de los chakras en ningún orden preestablecido, estos se originan y acumulan en el primer chakra, que se encuentra alrededor de los genitales. Obsérvese, además, la columna titulada "Clave". Son las energías que se liberan cuando este chakra gira produciendo vibraciones. Por lo tanto, la clave para tener más creatividad es aumentar la fuerza del primer chakra.

Cómo los enemigos invaden nuestro capullo luminoso

La depresión sostenida aminora el ritmo del sexto chakra (situado entre las cejas) limitando nuestra capacidad de sentir o recibir afecto. El estrés, que puede expresarse como ansiedad o histeria, constriñe el quinto chakra

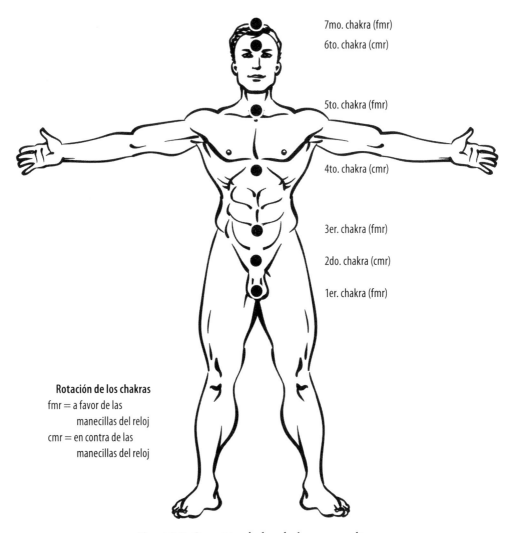

7mo. chakra (fmr)

6to. chakra (cmr)

5to. chakra (fmr)

4to. chakra (cmr)

3er. chakra (fmr)

2do. chakra (cmr)

1er. chakra (fmr)

Rotación de los chakras

fmr = a favor de las
        manecillas del reloj
cmr = en contra de las
        manecillas del reloj

Fig. 12.3. Rotación de los chakras masculinos

(de la garganta) y nos hace reducir la comunicación o arremeter con críticas contra alguien. La ira se acumula en el cuarto chakra, alrededor del corazón, donde destruye el deseo de la intimidad. Cuando tenemos miedo, en el tercer chakra, alrededor del ombligo, se nos hace imposible relajarnos y experimentar placer. La vergüenza y la culpabilidad son los enemigos que afectan nuestra voluntad, en el segundo chakra, ubicado dos pulgadas (5 cm) por debajo del ombligo. Aquí, junto a la culpabilidad en el primer chakra, comenzamos a sentirnos indignos y no podemos actuar con decisión. No estamos seguros de abrirnos sexualmente, y si el quinto chakra (de la garganta) se mantiene cerrado, no podemos decir qué nos disgusta ni pedir lo que queremos.

Todos estos enemigos conspiran para disminuir la potencia de los chakras séptimo y décimo, que se encuentran en la parte superior de la cabeza y, a medida que el primer chakra se debilita, los padecimientos y malestares pueden apoderarse del octavo chakra, que es el cuerpo físico. A esas alturas, si seguimos suprimiendo la necesidad de intimidad sexual, lucharemos por tener poder y nos volveremos aferrados y posesivos. Cuando estos enemigos se quedan sin desafío, todos los chakras rotan con menos vitalidad y, si permanecemos obstinados y nos negamos a buscar una nueva actitud y enfoque, probablemente sucumbiremos a sentimientos de indefensión en la vejez. El miedo a morir comienza a ser nuestro mayor enemigo y, con ello, se hace imposible enfrentar la muerte con dignidad.

Esta es la razón por la que las ceremonias de reflexión personal son tan importantes para liberar nuestra energía sexual. Al enfrentar a los enemigos y comenzar a usar nuestros actos sexuales para restaurar la vitalidad de nuestros chakras, estaremos literalmente despejando el camino para permitir expresiones de pasión más íntimas y mover la energía por todo el cuerpo. Disfrutar el sexo libre de culpabilidad o vergüenza es una de las mejores maneras de intensificar nuestra luminosidad y mantener entonados nuestros chakras.

CHAKRA, UBICACIÓN, ENEMIGO, CLAVE

Primer chakra

Ubicación: Mujer: un círculo de tres a cuatro pulgadas (7 a 10 cm) de diámetro, alrededor del clítoris y la apertura vaginal.

Hombre: alrededor de la punta y en la base y la parte de abajo del pene

Enemigo: culpabilidad

Clave: creatividad

Segundo chakra

Ubicación: en el montículo púbico, unas tres a cuatro pulgadas (7 a 10 cm) bajo el ombligo

Enemigo: vergüenza y ofensa

Clave: voluntad y poder de decisión

Tercer chakra

Ubicación: alrededor del ombligo

Enemigo: miedo (a lo desconocido)

Clave: cómo nos relacionamos con el cambio

Cuarto chakra

Ubicación: alrededor del corazón y el esternón

Enemigo: ira (incapacidad para lidiar con lo desconocido)

Clave: equilibrio y control emocional

Quinto chakra

Ubicación: alrededor de la garganta

Enemigo: estrés (no poder comunicar la incapacidad de lidiar con los miedos)

Dos expresiones: ansiedad (hacia adentro, implosivo), histeria (hacia afuera, explosivo)

Clave: comunicación

Sexto chakra

Ubicación: entre las cejas

Enemigo: depresión (incapacidad de lidiar con lo desconocido o comunicar el miedo o la ira, nos volvemos introvertidos y cerramos el ojo del espíritu; una exhortación a la introspección y la intuición válidas)

Clave: abrirnos al Espíritu

Séptimo chakra

Ubicación: la parte de arriba de la cabeza

Enemigo: celos (inhiben nuestra capacidad de soñarnos como individuos libres y autónomos)

Clave: abrir nuestra Mente Sagrada

Octavo chakra

Ubicación: el cuerpo entero

Enemigo: enfermedades, padecimientos, dolencias, muerte, posesividad (incluye envidia y avaricia)

Clave: control del cuerpo físico y de la salud

Noveno chakra

Ubicación: los anillos del aura en torno al cuerpo, los escudos y los "danzantes" de nuestra alma inmortal en esta encarnación (véase el ojo del corazón en la próxima sección)

Enemigo: claridad y poder (arrogancia y autoimportancia)

Clave: diseño y coreografías propios de energía dentro del caos

---

Décimo chakra

Ubicación: halo del aura sobre la cabeza

Enemigo: edad avanzada y muerte (resistencia, represión y miedo a envejecer y a la muerte)

Clave: todo es posible

LOS DIEZ OJOS

Lo normal es pensar que tenemos dos ojos y dos oídos para ver y oír, pero en nuestro ser energético tenemos muchas formas de percibir la información. Por ejemplo, podemos concebir imágenes en el futuro a través del tercer ojo psíquico y vemos imágenes durante los sueños a través del quinto ojo del sueño de la sombra. Además, tenemos "ojos" en nuestras manos que pueden experimentar y sentir. El ojo en medio de la palma de la mano izquierda ve la esencia o el espíritu de algo; el ojo del sueño de la mano derecha puede ver el potencial de las cosas. Usamos estos ojos energéticos todo el tiempo, como en el caso del juramento de fidelidad a la bandera. Cuando ponemos la mano derecha (ojo del sueño) sobre el corazón (ojo del corazón), conectamos la verdad de nuestro corazón con el potencial de nuestra patria. Estos ojos también se emplean cuando testificamos en un tribunal, al poner la mano izquierda (ojo del espíritu) sobre una Biblia y levantar la derecha. En este caso, el ojo del espíritu va hacia adentro para ver la esencia y, mediante el ojo del sueño, prometemos hablar con sinceridad.

El cuarto ojo tiene dos funciones y ubicaciones. La primera es en el corazón, y la segunda es el ojo animal localizado en la parte de atrás de la cabeza. Este ojo está abierto cuando se eriza el cabello de la nuca, y percibe el peligro real y activa los instintos. También tenemos ojos en las plantas de los pies. A través del octavo ojo del karma del pie izquierdo, usado por los sargentos instructores para indicar a los soldados el primer paso en la marcha, podemos percibir patrones físicos. El noveno ojo del sueño reflejado, ubicado en el centro de la planta del pie derecho, muestra el diseño de la energía y nos avisa cuando podemos adentrarnos en lo desconocido. Por eso en la guerra los soldados deben mantenerse en pie con su entrenamiento y habilidades (patrón del ojo del karma) a fin de adentrarse en lo desconocido (ojo del sueño reflejado).

Los ojos físicos primero y segundo son los que mejor conocemos. El izquierdo ve la relación de un objeto con nosotros; el derecho percibe nuestra relación con el objeto. El ojo izquierdo tiene una percepción objetiva al basarse en información fáctica, mientras que el derecho ve de manera subjetiva y nos da información sobre cómo nos sentimos con respecto a lo que vemos. Cuando esté haciendo el amor, si desea una mayor conexión con los sentimientos propios, vea a través del ojo derecho. Para apreciar con plenitud al amante, mire fijamente con ambos.

LOS CINCO OÍDOS

Lo mismo sucede con los oídos. Si uno desea escuchar los aspectos objetivos de una situación, hay que oír más con el oído izquierdo. Si lo que se desea es oír cómo se siente con respecto a otra persona, debe usar el oído derecho. El tercero, u oído medio, localizado en el centro del cerebro junto al quinto ojo del sueño de la sombra, no solo permite escuchar voces en los sueños, sino que oye nuestro diálogo interno. Nuestros ojos y oídos energéticos nos dejan tener conversaciones entre nuestros propios seres inferior y superior y permiten que los diversos aspectos dentro de nuestras luminosidades (redes de energía de luz cinética dentro del cuerpo físico y alrededor de este) se comuniquen entre ellos, de forma similar a la transmisión de mensajes entre órganos, músculos, nervios y hormonas.

La historia de Ben Underwood[1], de quien se afirmaba que "veía" con los oídos, es ejemplo de cómo es posible trascender las funciones ordinarias de los sentidos. A Ben le extirparon los ojos a los tres años, debido a un diagnóstico de cáncer. Gracias a la ecolocalización, aprendió a jugar baloncesto, surfear y montar monopatín en las calles, para lo que producía permanentemente una serie de sonidos con la lengua y luego escuchaba los ecos que retumbaban en las superficies a su alrededor.

Su madre, en un sitio web dedicado a él, comentaba que cuando él oía a alguien decir de otro que era feo o expresar algún juicio negativo, solía decir: "Eso es lo malo de las personas que tienen vista; miran a las personas y las juzgan por lo que ven de ellas". "Él no podía juzgar por el aspecto, sino solamente por el espíritu"[2], nos cuenta su madre, quien ha descrito lo que hace el cuarto oído del corazón: oye el lenguaje tácito de lo cierto y lo falso. En muchas ocasiones, cuando se suspenden las funciones sensoriales normales, se fortalecen otras capacidades. En el caso de Ben, la apertura de su oído del corazón y sus ojos energéticos enriquecieron su extraordinaria sensibilidad hasta el momento de su muerte, ocurrida recientemente.

Todos somos capaces de lo que los ancianos naguales llaman "ver el trueno y oír el rayo". En los estados de conciencia realzados, durante los orgasmos de alto nivel y estados profundos de meditación,

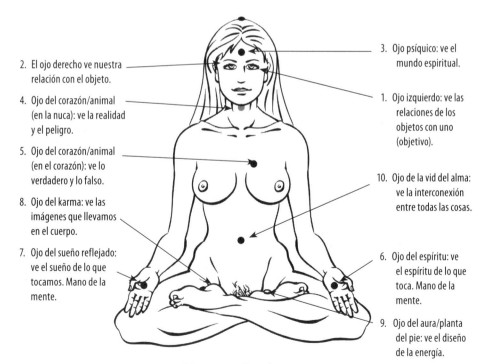

3. Ojo psíquico: ve el mundo espiritual.

2. El ojo derecho ve nuestra relación con el objeto.

4. Ojo del corazón/animal (en la nuca): ve la realidad y el peligro.

5. Ojo del corazón/animal (en el corazón): ve lo verdadero y lo falso.

8. Ojo del karma: ve las imágenes que llevamos en el cuerpo.

7. Ojo del sueño reflejado: ve el sueño de lo que tocamos. Mano de la mente.

1. Ojo izquierdo: ve las relaciones de los objetos con uno (objetivo).

10. Ojo de la vid del alma: ve la interconexión entre todas las cosas.

6. Ojo del espíritu: ve el espíritu de lo que toca. Mano de la mente.

9. Ojo del aura/planta del pie: ve el diseño de la energía.

Fig. 12.4. Los diez ojos

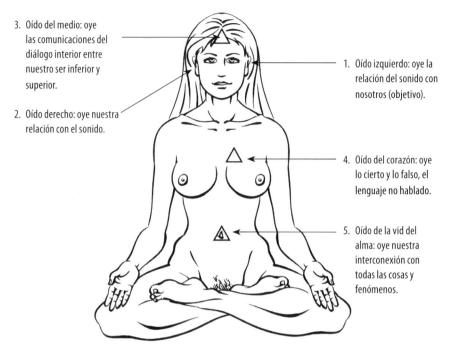

3. Oído del medio: oye las comunicaciones del diálogo interior entre nuestro ser inferior y superior.

2. Oído derecho: oye nuestra relación con el sonido.

1. Oído izquierdo: oye la relación del sonido con nosotros (objetivo).

4. Oído del corazón: oye lo cierto y lo falso, el lenguaje no hablado.

5. Oído de la vid del alma: oye nuestra interconexión con todas las cosas y fenómenos.

Fig. 12.5. Los cinco oídos

trascendemos las limitaciones de nuestras percepciones sensoriales. Nuestros cuerpos energéticos trascienden a lo que los ojos y los oídos normalmente prestan atención. Cuando hacemos el amor, podemos abrir nuestros oídos internos para oír más allá de palabras desaprobadoras o pensamientos negativos y escuchar lo que realmente anhelamos. Podemos abrir todos nuestros ojos para ver distintas capas de belleza con mayor sabiduría.

LA VID DEL ALMA

El quinto oído de la vid del alma está ubicado en la zona de alrededor del ombligo, de igual manera que el décimo ojo de la vid del alma. Comúnmente nos referimos a ellos cuando decimos: "tengo la intuición de que algo no está bien". El oído de la vid del alma oye la voz de la creación. También se le conoce como "El ojo de lo desconocido que todo lo ve". Esta zona es el gran núcleo del ser. Es donde recibimos nuestro primer alimento y percibimos nuestra interconexión con todas las formas de todos los objetos. En realidad, el ojo de la vid del alma está localizado en el centro de dos filamentos de fibra energéticos que se extienden como cordones umbilicales luminosos a ambos lados del ombligo. Funcionan de manera conjunta en total armonía. El filamento izquierdo es receptivo-creativo y ve y siente la belleza de la luz; el derecho es activo-conceptual y puede ver la luz que hay en la oscuridad.

FILAMENTOS DE FIBRA

Los detalles de la vida de Ben Underwood sugieren que sus capacidades especiales tal vez se debieran a algo distinto. Ha sido registrado como la única persona ciega de la que se tenga conocimiento que haya desarrollado habilidades de comunicación por sónar similares a las de los delfines. Su capacidad física de escuchar se sometió a pruebas y los resultados dieron niveles normales. ¿Podría ser que él "viera con sus oídos" porque alguna otra cosa le proporcionaba la información exacta que necesitaba para navegar tan bien? El Quodoushka atribuiría esta habilidad a sus filamentos de fibra, que pueden sentir y experimentar energías sutiles que los sentidos físicos no registran.

Más que ningún otro aspecto de nuestra luminosidad, los filamentos de fibra nos permiten dilatar enormemente lo que se puede sentir en los encuentros sexuales. Incluso si el lector nunca ha oído hablar de estas fibras, sirven para obtener conciencia de las cosas más allá de nuestros sentidos ordinarios. ¿Ha sabido usted que alguien va a llamar justo antes de que se oiga el sonido del teléfono, o ha pensando en alguien justo antes de que muera? Imagine lo que sucedería si usted pudiera utilizar energías para "palpar" interiormente a su amante y llegar a sentir sus bloqueos internos, hasta el punto en que pudiera modificar la energía atascada, tan fácilmente como abrir una puerta. Con práctica, eso es precisamente lo que se obtiene al conocer los filamentos de fibra.

Lo que es importante recordar es que la energía sigue a nuestros pensamientos. De hecho, con los filamentos de fibra podemos aprender a conectarnos con nuestro amante con un océano de por medio o a salvar el

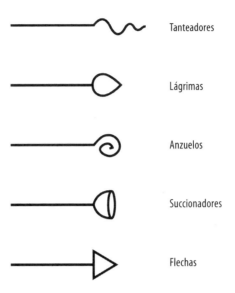

Fig. 12.6. Tipos de filamentos de fibra

abismo de la intimidad mientras estamos entrelazados en los brazos uno del otro. A diferencia de nuestros cuerpos físicos, los filamentos de fibra siguen rápidamente a nuestras intenciones no expresadas de conectarnos de maneras de las que raras veces nos percatamos. Primeramente, como con todo lo no visto, siempre hay un grado de duda o escepticismo sobre cómo es que pueden existir. No obstante, más que pretender resultados asombrosos, con el uso de estos filamentos es posible adquirir gradualmente la conciencia de su presencia.

ANZUELOS DE ENERGÍA, LÁGRIMAS (SONDAS), SUCCIONADORES, FLECHAS Y TANTEADORES

Para describirlos en pocas palabras, al final de los dos cordones de fibra energéticos principales que se extienden desde el ombligo, existen doce filamentos pequeños con diversas formas, que cambian de acuerdo con las intenciones de nuestras mentes. Pueden manifestarse como diminutos anzuelos, sondas, succionadores, flechas o tanteadores en forma de S. Estos doce filamentos energéticos en cada lado se emplean para obtener información de maneras específicas. Los anzuelos y los succionadores crean ataduras y dependencias, las sondas hurgan en busca de información y las flechas pueden llevar la carga negativa de la ira o quedar dispuestas internamente para adquirir conciencia y entendimiento. Los tanteadores en forma de S son los que más intervienen durante el juego sexual pues, seamos o no conscientes de ellos, extendemos filamentos de fibra en forma de tanteadores a fin de conectar más íntimamente con el amante.

En última instancia, si queremos trascender los aspectos puramente físicos del sexo y experimentar orgasmos de alto nivel, debemos desarrollar además modos más específicos de encauzar nuestra energía sexual. El movimiento de los cordones de fibra y la forma de los filamentos están determinados por las intenciones y la voluntad de nuestra mente. Así, cuando somos delicados y sensibles al hacer el amor, automáticamente los filamentos toman la forma de lágrimas para sondear en busca de información. Cuando uno desea ahondar en el territorio íntimo y sentirse mucho más cercano, los filamentos toman forma de S. Al mover y cambiar de forma los filamentos de fibra según nuestras intenciones, se puede mejorar en gran medida cualquier experiencia sexual. Uno se hará no solamente un amante más delicadamente perceptivo, sino que con la práctica las sensaciones sexuales se multiplicarán por diez.

Haga un experimento simple: trate de imaginar doce cordones luminosos que se extienden desde el ombligo. Muévalos mentalmente hasta el centro del torso y llévelos hacia el corazón. Luego, extienda los filamentos de fibra sobre la superficie de los brazos y hacia las manos. Cuando tenga los doce filamentos en sus manos, imagine que los dispersa en forma de abanico pequeño sobre las palmas y los dedos de las manos. Inmediatamente, lo imaginado se convertirá en realidad y comenzará a sentir corrientes sutiles de energía por las puntas de los dedos. También se puede imaginar el movimiento de los filamentos de fibra hacia la parte de abajo del ombligo. Cuando llegue a los genitales, hágalos circular hacia el tupuli o envuélvalos alrededor del tipili para sentir mayor placer sensual.

LAS ENSEÑANZAS DE LOS CINCO ESCUDOS

En el interior de nuestros cuerpos energéticos hay más de lo que se puede imaginar. El diagrama que figura a continuación describe los cinco escudos energéticos contenidos en nuestro capullo luminoso. Un escudo es una esfera de luz que filtra la información entrante. El capullo luminoso contiene cinco esferas de luz que son campos de energía psíquico-cinéticos y electromagnéticos. Estos cinco escudos mantienen al cuerpo físico presente en la realidad tridimensional. Cada escudo contiene una identidad, es una parte real de nuestra personalidad que define un aspecto de nuestra existencia.

Cómo funcionan los escudos

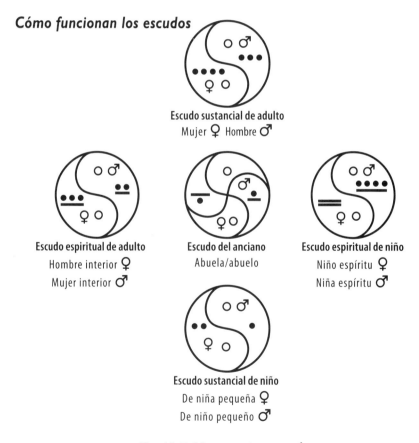

Fig. 12.7. Nuestros cinco escudos

Los cinco escudos rotan alrededor del cuerpo en órbitas, como planetas. Se asemejan a bolas de luz con un diámetro de uno a tres pies (30 a 91 cm). Cada uno tiene un lado masculino y otro femenino. La parte grande blanca del símbolo del *yin* y el *yang* es la parte masculina (activa), y el punto negro es el lado femenino (de concepción) dentro de lo masculino. Como se indica, sucede lo contrario con los escudos femeninos.

En dependencia de lo que esté sucediendo, distintos escudos vienen hacia el frente de nuestra luminosidad, desplazando a los otros escudos hacia atrás y hacia los lados como bolas sobre una mesa de billar. Cualquiera de las esferas que se mueva hacia el frente del cuerpo actúa

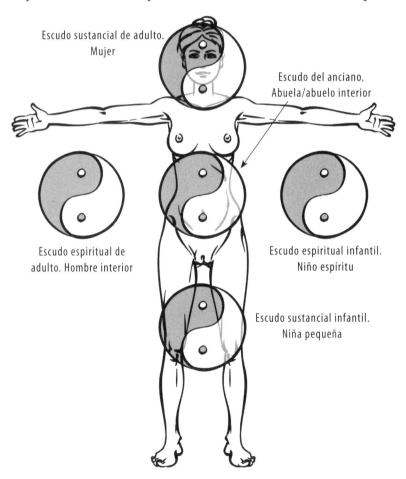

Fig. 12.8. Los cinco escudos femeninos

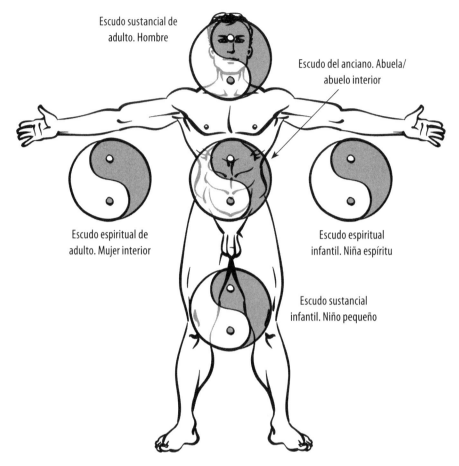

Escudo sustancial de adulto. Hombre

Escudo del anciano. Abuela/abuelo interior

Escudo espiritual de adulto. Mujer interior

Escudo espiritual infantil. Niña espíritu

Escudo sustancial infantil. Niño pequeño

Fig. 12.9. Los cinco escudos masculinos

como un escudo que nos hace percibir de ciertas maneras la información que se recibe. Cada escudo absorbe información de manera diferenciada y tiene una función particular. Aunque es probable que nunca haya visto sus escudos, definitivamente ha sentido sus efectos. Por ejemplo, aunque uno ya tenga más de cuarenta años, si alguien extremadamente atractivo le pasa cerca, puede sentir repentinamente que actúa de manera infantil. ¿Qué sucede? Su escudo sustancial infantil se ha movido hasta colocarse al frente de su luminosidad. Es como si en ese momento uno viera el mundo a través del prisma rosado de la visión de un niño pequeño. Su lenguaje, e incluso sus movimientos, pueden cambiar. De repente, los escudos sustanciales de niño o niña pequeños están dentro de nosotros, filtrando las percepciones y provocando que uno actúe de cierta manera. Si el lector alguna vez se ha sentido "liado", habrá sentido el girar de sus escudos.

Hay varias cosas que señalar en estos retratos de escudos. Los símbolos del yin y el yang reflejan que, energéticamente, cada uno de nuestros escudos comprenden tanto la energía masculina como la femenina. Esto explica por qué algunas mujeres tienen apariencia más masculina, o que los hombres puedan ser más femeninos. Están expresando un poco más los aspectos masculinos o femeninos de sus escudos.

Aunque el diagrama que figura a continuación muestra círculos perfectos, en realidad los escudos hacen que los capullos luminosos sean mucho más asimétricos. Cuando estamos en perfecto estado de salud y utilizamos el potencial pleno de la energía humana en equilibrio total de lo masculino y lo femenino, nuestro retrato de escudo se parecerá al dibujo. Sin embargo, en la mayoría de las personas, debido a que le dan más atención, el escudo sustancial infantil es enorme, mientras que el escudo espiritual infantil es más o menos del tamaño de una naranja. Además, como nuestras energías masculinas y femeninas están desequilibradas, las porciones del yin y el yang están grandemente sesgadas. La clave de nuestra evolución es el equilibrio entre lo masculino y lo femenino. El equilibrio entre los escudos se produce como resultado de una coreografía estable entre lo emocional, mental, físico y espiritual, mientras aprendemos a ser tanto receptivos como creativos en nuestra sexualidad.

Los escudos sustanciales

EL ESCUDO SUSTANCIAL DE NIÑO PEQUEÑO Y DE NIÑA PEQUEÑA

El escudo sustancial infantil contiene recuerdos de todo lo que nos ha sucedido desde el nacimiento hasta la pubertad. Hasta que crecemos, este escudo ocupa el frente de nuestra luminosidad, imitando, repitiendo, absorbiendo, aprendiendo y registrando todo lo que pueda. Está recopilando y guardando tanto la información de "luz" favorecedora como la de "oscuridad" hiriente. Cada vez que nos sentimos heridos o rechazados sexualmente, cada vez que estamos de mal humor o tenemos apegos excesivos, operamos desde la perspectiva del escudo sustancial de niño. El problema de permanecer en nuestro escudo de niño pequeño del Sur cuando estamos frente a una situación sexual es que no podemos interactuar como adultos maduros.

EL ESCUDO SUSTANCIAL DE ADULTO: LA MUJER Y EL HOMBRE ADULTOS

Durante la pubertad, como niños, no solamente experimentamos acentuados cambios de conducta y biológicos, sino que damos un salto enorme en nuestros cuerpos energéticos. El escudo sustancial de niño del Sur se mueve del puesto que ocupa en primera fila hacia el de atrás, y el escudo sustancial de adulto del Norte se traslada por encima de la cabeza hacia el frente. El escudo sustancial de adulto mira hacia el futuro. Una vez que los movimientos de estos escudos ocurren dentro de la luminosidad, el lugar adecuado para las reacciones infantiles es detrás de uno, junto a las defensas que aprendimos para protegernos cuando éramos niños. Sin embargo, como se verá más adelante, cuando nos enfrentamos a problemas sexuales intensos, el escudo sustancial de niño viene hacia el frente y no podemos sobreponernos a nuestra condición infantil.

El escudo sustancial de adulto podría denominarse el "adulto preocupado". Su función es la de saber lo que se necesita hacer para subsistir en el mundo. A través de los filtros de este escudo, ya mayores, elegimos el tipo de carrera, familia, amigos, intereses y pareja que quisiéramos tener. Sin embargo, la maduración del escudo sustancial de adulto se dificulta muchísimo por todas las cuestiones sin resolver contenidas en nuestro escudo sustancial de niño. Las heridas que sufrimos cuando niños pequeños producen escudos sustanciales de adultos encolerizados, vengativos y manipuladores. No importa cuál sea nuestra edad, los conflictos sexuales son el resultado de la lucha entre nuestros escudos de niño ñoño, herido y abandonado y nuestros escudos sustanciales de adulto encolerizado, vengativo y manipulador. Siempre que estemos ansiosos sobre lo que va a suceder, o caigamos en el resentimiento o los celos, o tratemos de controlar a nuestra pareja, estaremos operando desde el lado oscuro de nuestro escudo sustancial de adulto. Todos los dramas y conflictos que protagonizamos durante las discusiones, rupturas y divorcios son resultado del ir y venir entre nuestros escudos sustanciales de niño y de adulto. Desafortunadamente, mientras no tengamos más control sobre cuál escudo está "activo", nuestra expresión sexual se mantendrá empantanada por emociones infantiles y estaremos estresados por la inseguridad acerca del futuro.

Los escudos espirituales

Los escudos sustanciales son relativamente fáciles de imaginar, probablemente debido a que dedicamos mucho tiempo a saltar constantemente de uno al otro. Contienen todo lo que es mortal en nosotros; todas las historias, flechas luminosas y oscuras y recuerdos que adquirimos durante el crecimiento. Sin embargo, las dos esferas que se ven representadas en el diagrama, orbitando a la izquierda y a la derecha, son menos conocidas. Rotan sobre el eje Este-Oeste y nos mantienen en el momento presente.

Los escudos sustanciales están arraigados en el tiempo, mientras que los escudos espirituales son intemporales.

Si bien nuestros escudos sustanciales recopilan tanto los recuerdos positivos como los negativos, los escudos espirituales no conocen de las heridas y golpes del pasado, sino que contienen solamente potencial y presencia en estado puro. Los escudos espirituales del Este-Oeste son del género opuesto al nuestro, mientras que los escudos sustanciales del Norte-Sur son del mismo género que nuestros cuerpos. Así, por ejemplo, el escudo sustancial infantil de una mujer se conoce como su niña pequeña, mientras que su escudo espiritual contiene la energía de un jovencito. Su escudo sustancial del Norte es una mujer adulta. Su escudo espiritual del Oeste porta el espíritu de un hombre adulto. Lo contrario sucede en el caso del hombre[3].

Aunque esto pueda sonar complicado, lo cierto es que experimentamos estos escudos todo el tiempo. Nuestros escudos espirituales rotan hacia el frente cada vez que estamos completamente presentes y cuando nos sentimos sensuales y apasionados. Cuando un hombre requiere de coraje y voluntad impetuosos, el escudo espiritual infantil (su espíritu interior de niña) sale adelante. Cuando una mujer está desarrollando acción total, por ejemplo durante un gran orgasmo, su escudo espiritual adulto gira frente a ella. Cada vez que requerimos de coraje para entrar en acción, porque queremos aprender y crecer, podemos pedir ayuda a nuestros escudos espirituales. Los entrenamientos del Quodoushka incluyen muchas técnicas prácticas para familiarizarse más con estos escudos.

Por último, en el centro de nuestra luminosidad, alrededor de la cintura, tenemos lo que se denomina escudo de anciano. Esta es la parte de nosotros que es como un sabio abuelo interior. Podemos sentir la presencia de este escudo cada vez que actuemos con compasión, generosidad, honestidad y sabiduría.

QUÉ SUCEDE DURANTE LOS ORGASMOS DE ALTO NIVEL

Los chamanes y los Ancianos del Cabello Trenzado, los primeros en desarrollar el proceso de *inferir,* observaron una serie de cosas fascinantes. Inferir es un término chamánico que describe la capacidad de percibir, interpretar y valorar las cambiantes configuraciones de luz en el aura de todo cuanto existe. Los chamanes vieron que las formas de las auras luminosas de minerales, animales y plantas son distintas a las de los humanos. Además, observaron varias cosas interesantes que acontecen a la luminosidad de los humanos cuando tienen sexo. Observaron que, del mismo modo que el vapor se eleva sobre algo caliente y toma distintas formas, la luminosidad humana crece sobre el cuerpo durante altos niveles de orgasmo. Al hacer el amor, ¿ha experimentado usted llegar a un punto en que no puede delimitar donde termina uno mismo y comienza el otro ser? ¿Ha notado alguna vez los cambios en los rasgos físicos de la cara de su amante en momentos de intensa pasión?

THUNDER STRIKES: LO IMAGINADO SE VUELVE REAL

No se trata solamente de la imaginación. Cuando uno cambia su apariencia física durante los orgasmos de alto nivel, y la cara de su pareja parece cambiar, o se siente como si uno se disolviera en luz pura, algo sucede a la luminosidad: se experimenta el género opuesto de sus escudos.

No obstante, para obtener energía a partir de estas experiencias se debe ser capaz de concentrar la conciencia y enfocar la intención hacia la luz. En otras palabras, hay que aprender cómo configurar los filamentos de fibra en formas específicas. Esto no es fácil de hacer en medio de un orgasmo. Cuando uno lleva su expresión rítmica de manera natural durante los orgasmos de alto nivel y sostiene la intención de extender su luminosidad, restablece la conexión con el libre albedrío del Gran Espíritu. Se conecta con su naturaleza original y se convierte en un elemento de la intención del Gran Espíritu.

Para entender la experiencia chamánica, uno debe estar conectado con la energía sexual espiritual y comprender que se traslada a través de siete dimensiones. De hecho, uno viaja fuera del cuerpo a través de distintas dimensiones cada noche, pero luego olvida lo que ha visto. Al soñar por la noche, parte del ser está en el lecho en la tercera dimensión, mientras que la otra parte, denominada cuerpo mental del sueño, viaja en la quinta dimensión.

No obstante, además de dormir y soñar, hay un modo aun más intenso de viajar en el cuerpo mental del sueño. Cuando uno experimenta un orgasmo de cuarto o quinto nivel, puede ir a otras dimensiones y regresar con conocimiento. Quienes viajan con recuerdos claros se denominan exploradores, viajeros y seres del cabello trenzado. Transitan en el cuerpo mental del sueño a libre voluntad y en forma deliberada, valiéndose de la magia sexual espiritual. Se considera que esta es la clave de toda práctica chamánica. También se le conoce como el Sueño del Nagual.

Mediante las prácticas siguientes, se pueden comenzar a realizar mutuamente los sentimientos de placer. Para hacerlo, hay que tener formas de aumentar la percepción de lo que en realidad sucede cuando se está haciendo el amor.

PRÁCTICAS DE SANACIÓN SEXUAL

◎ *Equilibrio y lectura de los chakras*

Este proceso es una técnica de sanación que equilibra los chakras y promueve la circulación armoniosa de energía por todo el cuerpo. Se emplea para potenciar sentimientos tiernos de conexión y otorga vitalidad a los chakras. Entre ambos miembros de la pareja, decidan quién quiere recibir primero y luego, una vez que se hayan equilibrado mutuamente los chakras, cambien de lugar. Juntos, pueden crear una atmósfera acogedora y desvestirse sensualmente uno para el otro. Normalmente, el ejercicio toma una media hora para cada persona.

Primer paso

Quien da: Siéntese a la izquierda de quien recibe, que ha de permanecer acostado. Tome su mano izquierda (ojo del espíritu), alce la rodilla de quien recibe y conecte la palma de la mano con el pie izquierdo de la pareja (ojo del karma). Esto permitirá una conexión profunda y facilitará la lectura de los chakras que se hará como parte del ejercicio.

Deje su mano derecha libre para alcanzar todos los chakras (asegúrese de que ambos estén cómodos). Al equilibrar los chakras, se estará mejorando la rotación natural en la dirección apropiada. Cada chakra puede rotar a favor o en contra de las manecillas del reloj. Una forma fácil de recordar la diferencia entre hombres y mujeres es que, en el caso de estas últimas, los chakras impares rotan en contra de las manecillas del reloj y los pares, a favor. Así, para los hombres, el primer chakra rota a favor de las manecillas del reloj y, para las mujeres, en contra.

El equilibrio de los chakras puede lograrse con un dedo o con un cristal sostenido una o dos pulgadas (2,5 a 5 cm) sobre cada chakra. Al apuntar con un cristal sobre el chakra, debe rotarlo al menos veintiuna veces en la dirección adecuada. Si se usa el dedo, ponga el dedo del medio sobre el índice, apuntando hacia y sobre el chakra y gire la mano en la muñeca, describiendo pequeños círculos de unas tres o cuatro pulgadas (7 a 10 cm) de diámetro.

Después de la vuelta veintiuna, toque levemente la piel sobre el chakra con el dedo índice por un instante y luego levante el dedo o el cristal y aléjelo del cuerpo un cuarto de pulgada (menos de 1 cm). Así, por ejemplo, si se encontrara en el tercer chakra, debería tocar levemente el ombligo. Esto conecta la energía a tierra.

Al hacer rotar cada chakra, comenzando con el primero y terminando con el séptimo, imagine que absorbe energía a través de la parte superior de la cabeza con cada inhalación y luego, con cada exhalación, expela esa energía de fuego a través del brazo y el dedo, hasta el chakra de su pareja. Intente usar los filamentos de fibra para aumentar la sensibilidad.

Quien recibe: ha de relajarse, yacer con tranquilidad y percatarse de cualquier cosa que sienta.

Segundo paso

Quien da: Una vez que los chakras estén girando con vitalidad y se haya terminado la rotación, "lea" las imágenes que aparecen en conexión con cada chakra. Estas dan una perspectiva de la condición real física, emocional, mental y espiritual de la pareja.

Ajuste su posición hasta que esté cómodamente sentado, sosteniendo con la mano izquierda el pie derecho de quien recibe, sin dejar de poder alcanzar cada chakra. Probablemente necesitará hacer que doble la rodilla el que recibe.

Luego, ponga la palma de la mano derecha sobre el chakra y deje que le venga a la mente alguna imagen. Brevemente, relacione esta imagen con la de su pareja. Dígale cuál es la primera imagen, sentimiento, pensamiento, sonido o color que se le ocurra. Por ejemplo, puede decir, "campo verde" o el título de una canción que le venga a la mente. No haga juicios sobre esto; simplemente diga lo primero que le parezca. No tiene que tener sentido para usted, pero puede ser muy importante para su pareja. Podría comunicarle algo valioso que le ayudaría a hacer que las energías de los chakras sigan fluyendo.

Cuando se hayan completado los siete chakras, cambie de posición.

◎ Ejercicio de fusión de los chakras

La fusión de los chakras ayuda a la pareja a alinear y vigorizar sus chakras y crear así una sensación maravillosa de conexión y unidad. Es una excelente forma de realzar la intimidad antes de hacer el amor y, además, de conectarse si por algún motivo no desea realizar el coito ni otros tipos de actos sexuales. Aunque aquí hablamos de parejas masculina y femenina a efectos de descripción, dos mujeres o dos hombres pueden practicar fácilmente la fusión de los chakras con resultados maravillosos.

Primer paso

Pareja masculina: sentado en un cojín con las piernas cruzadas.

Pareja femenina: sentada sobre la pareja masculina, poner las piernas alrededor de su torso con las plantas de los pies tocándose una a otra. Esto hará que se unan todos los chakras. Si ambos se conocen bien, se puede poner el tipili del hombre hacia arriba entre ambos. Además, si no les molesta, se puede colocar el tipili de su pareja entre los labios externos de su tupuli.

Pareja masculina: poner las manos a ambos lados de las nalgas de la mujer, hacia la parte de atrás, y presionarlas con suavidad.

Una vez que se sientan cómodos, comiencen a respirar con naturalidad, sincronizando ambas respiraciones antes de empezar a fusionar los chakras.

Pareja femenina: poner los brazos alrededor del otro. Colocar la palma de la mano izquierda en la espalda del hombre a la altura de su chakra del corazón y la palma de la mano derecha donde su hombro se une con el cuello.

Controle la fusión de los chakras con el ritmo de la respiración y las contracciones.

Pareja masculina: sea receptivo y siga el ritmo de ella. Si lo pierde, sencillamente vuelva a sincronizarse con la velocidad y el ritmo de la respiración de ella.

A continuación ambos han de respirar profundamente. Con la inhalación, concéntrese en "respirar hacia adentro" del primer chakra como si estuviera tomando aire a través de los genitales. Contenga la respiración mientras contrae y relaja los músculos perineales unas siete veces. Al mismo tiempo, concentre la energía de su primer chakra en la de su pareja. Luego, exhale cuidadosamente cada uno en el oído derecho del otro. En este caso están absorbiendo la energía hacia adentro y hacia arriba, de modo similar a lo que sucede al hacer ejercicios Kegel.

Repítase la respiración y contracción en el primer chakra hasta que se produzca una sensación de corriente de energía cálida y una conexión entre los primeros chakras de ambos. Repítase, al menos cinco veces, la inhalación, contracción, exhalación y relajación en el primer chakra. La cantidad de veces no es importante siempre que se llegue a sentir calor o energía alrededor de los genitales.

Luego, cuando la mujer lo decida, deben dirigir la atención al segundo chakra. Imaginen la energía y el aire fluyendo hacia el segundo chakra de cada uno, bajo el ombligo. Continúen con los chakras tercero, cuarto, quinto y sexto hasta que la energía suba por ambos cuerpos y les alcance el chakras de la corona, por arriba de la cabeza.

Consejos útiles

- La pareja femenina presiona o prensa la espalda de su compañero al ritmo de sus contracciones, de manera que él pueda contraer y respirar a la misma velocidad. El hombre se permite ser receptivo de modo que se rinde por completo a las respiraciones y movimientos de su compañera.

- Cuando la compañera siente que es el momento de moverse hacia el próximo chakra, ha de susurrar el número del chakra en el oído del compañero, con lo que ambos deben concentrarse en el próximo chakra.

- Si la postura sentada resulta incómoda, también pueden fusionar los chakras yaciendo de lado al tiempo que entrelazan las piernas. Los chakras se alinean del mismo modo por todo el canal central de ambos cuerpos. Si hay una gran diferencia de estatura, lo más importante es mantener el primer chakra de cada uno junto al otro, lo mejor que se pueda.

- Pruebe con distintos ritmos de respiración hacia adentro y contracciones, rápidas o lentas, y vea cuáles les dan mejor resultado. Se puede aportar una sensualidad maravillosa a este ejercicio si se añade una leve oscilación pélvica, de atrás hacia adelante, sincronizada con las contracciones.

- Es normal que al experimentar un sentimiento de energía o calor alrededor del ombligo en el tercer chakra, se aceleren la respiración y los movimientos. Puede llevar varios intentos sentir que la energía llegue al ombligo, pero cuando sucede, el resto ocurre con rapidez. Cuando se alcanza el cuarto chakra, a menudo se produce una inmensa oleada de intimidad al fusionarse las energías de ambos corazones. Continúe hasta llegar al quinto chakra, situado en la garganta. En este punto, la pareja suele gemir o emitir sonidos apasionados, además de que la cabeza se estira hacia atrás debido a que la energía busca moverse a través de la boca. A veces, cuando se alcanza el quinto chakra en el centro de la frente, los dos pueden juntar las frentes. Continúe para llevar la energía hacia arriba. Si llegan a perder la sensación o la sincronización, sencillamente concéntrese nuevamente en el primer chakra por un breve instante y hagan ascender la energía una vez más a través de cada chakra. Una vez que hayan alcanzado el sexto chakra en la frente, sentirán una fuerte oleada de energía que les pasa por la cabeza. Es como si se estuviera experimentando un orgasmo, y de hecho es así, pero es un clímax de energía. A menudo, las parejas se arquean hacia atrás y emiten sonidos similares a los que se producen en los orgasmos centrados en los genitales. A veces, esto los hace sentirse tan bien que quieren repetirlo. Si sucede así y sienten como si hubieran entrado en un ciclo continuo de energía sexual, habrán conseguido tener una experiencia orgásmica de alto nivel.

• Traten de no comparar la fusión de los chakras con las relaciones sexuales enfocadas en los genitales; esto es algo muy distinto. Después de hacerlo, disfruten la intimidad del modo que más les guste.

EL ARTE DEL AUTOPLACER

Podría decirse que nuestra primera experiencia sexual es con nosotros mismos. Ha sido bien documentado que los niños en el útero se acarician sus genitales. Pero existe una larga historia de asociaciones negativas vinculadas con la masturbación. La palabra *masturbar* fue registrada por primera vez en 1857. Se deriva del latín *manstrupare. Turbare* significa "agitar"; *manu,* "mano" *y stupare,* "degradar(se)".

Recientemente, en 1994, la ministra de salud estadounidense, Jocelyn Elders, fue despedida de su empleo por haber dado una respuesta polémica a una pregunta que le hicieron en una conferencia de las Naciones Unidas. Se le preguntó si sería adecuado promover la masturbación como medio de evitar que los jóvenes realizaran actividades sexuales más riesgosas. Su respuesta fue: "Creo que es parte de la sexualidad humana y tal vez debería ser parte de la enseñanza".

El Quodoushka emplea la expresión *autoplacer* como una manera de codificar un mensaje enteramente diferente e introduce el ejercicio de "complacer al corazón" como método para aumentar la intensidad del placer orgásmico. Complacer al corazón es una práctica en soledad que ayuda a conectar los sentimientos sexuales con nuestro corazón. En lugar de dejarnos embargar por sentimientos de culpabilidad, el autoplacer puede emplearse como forma de controlar más el momento de la eyaculación. Cuando se practica con una actitud de celebración, como expresión de "merecer el disfrute", el ejercicio de complacer al corazón restablece nuestra conexión sexual primaria con el cuerpo. Así se alejan sentimientos negativos innecesarios que se pueden tener de manera inconsciente y se permite la expresión del goce. Además, es una forma excelente de aumentar la libido y poner más sentimientos centrados en el corazón en el acto de hacer el amor.

Este ejercicio combina el uso del autoplacer con la concentración de la energía en los chakras.

Para obtener mejores resultados, se puede practicar de manera regular por cuenta propia, unas tres veces por semana durante un mínimo de tres meses.

◎ Ejercicio de autoplacer

- Comience por autocomplacerse a su manera favorita (manualmente, con vibrador, con agua corriendo, u otra).
- Mientras tanto, comience a enfocar la energía e intención en el primer chakra.
- Al inhalar, imagine que atrae la energía hacia el primer chakra y, al exhalar, imagine que esa energía se expande hasta sus genitales.
- Siga autocomplaciéndose y concéntrese ahora en el primer chakra hasta que lo sienta muy "lleno".
- Luego, concéntrese en el segundo chakra debajo del ombligo y

repita el mismo proceso, atrayendo la energía hacia el segundo chakra al inhalar y permitiendo que esta se propague dentro del segundo chakra al exhalar.

- A medida que sienta "lleno" cada chakra y advierta que la energía va subiendo, concéntrese en el próximo chakra. Cuando alcance el chakra del corazón, establezca un gran bucle de energía desde el primer chakra hacia el corazón y de nuevo al primer chakra.

- A medida que se excita más, aumente el ritmo de la respiración. Con la inhalación, atraiga la energía hacia arriba hasta el cuarto chakra y, con la exhalación, envíela nuevamente hacia abajo desde el cuarto chakra hasta el primero.

- Una vez que empiece a experimentar sensaciones alrededor del corazón, llegue casi hasta el punto del orgasmo. Pero justo antes de sentirlo, un instante antes del momento en que hubiera alcanzado el clímax, relájese por completo.

Haga esto tres veces, llevándose hasta el borde del orgasmo, pero en lugar de seguir, relaje por completo todo su cuerpo. En ese momento, concentre toda su energía en el chakra del corazón. A la cuarta vez, permita que el orgasmo estalle mientras concentra toda su energía en dicho chakra. Imagine que una calidez radiante le emana del corazón.

PLACER CONTINUADO

A medida que practique llegar al borde del clímax y relajarse, pronto comenzará a dejar de ser un ejercicio. Notará que suceden varias cosas maravillosas: los orgasmos se harán más intensos y se percatará de que está mucho más presente al deleitarse con la energía sexual intensa.

Trate de evitar ser demasiado rígido al contar el número de veces en que se acerca al clímax. En ocasiones, solamente podrá retrasar dos orgasmos. Recuerde que si esto se convierte en una tarea difícil, los efectos no serán tan intensos. Se está tratando de volver a incorporar el placer en el cuerpo, y este proceso debe resultar excitante y divertido.

Una vez que haya logrado dominar esto, también puede usar esta técnica para fusionar energías mutuamente con su pareja durante el coito.

Mediante la estimulación genital del coito, vayan tres veces casi hasta el punto del orgasmo. A la cuarta vez, concentren la energía en el cuarto chakra de ambos y sientan la liberación orgásmica a través de los corazones. Imaginen que la calidez radiante les hace sentir como un solo ser.

Aunque el aliento de fuego se enseña solamente a aprendices bajo la guía personal de un instructor calificado del Quodoushka, el relato que leerá a continuación sobre cómo Thunder Strikes aprendió esta técnica, nos da una valiosa perspectiva sobre la naturaleza de esta práctica.

El aliento de fuego

El aliento de fuego es una técnica de disciplina del guerrero que me enseñaron los tíos de mi clan cuando yo era jovencito. Aprendí cómo respirar cuando estaba acechando, rastreando y cazando en el bosque. A veces sucede que, cuando se está completamente solo, sin ningún otro ser humano cerca, si uno aprende a respirar adecuadamente, se entra en estados expandidos en los que puede sentir, percibir y alinearse con todo lo que le rodea. Para conectarse del todo con la presa, hay que poder respirar con ella, en lugar de permanecer en su propio mundo. Esto conduce a una forma diferente de conexión y lo mismo sucede cuando se está con un amante.

El aliento de fuego es la respiración centrada que nos pone en contacto con la naturaleza. Nos enseña a dejar de intentar ser superiores a las demás cosas que nos rodean. Es una armonía con el aliento de la naturaleza que nos induce a una respuesta orgásmica espontánea. Si se observa a los cetáceos, en particular a los delfines, se podrá ver que están en un estado constante de energía orgásmica. No tienen orgasmos corporales del mismo modo que nosotros, pero siempre están en un estado de clímax. Como el cuerpo está dentro de la mente, el aliento de fuego nos enseña a mantener un estado orgiástico natural con la naturaleza, con lo que podemos ser más naturales cuando estamos con otra persona, sin importar las preferencias sexuales. De hecho, este es nuestro estado natural, pero lo bloqueamos todo el tiempo.

THUNDER STRIKES

La técnica del aliento de fuego recalibra los órganos internos al hacer circular la energía vital orgásmica por todo el cuerpo. Con la práctica, se puede tener un orgasmo de cuerpo entero que le hará sentir un clímax y una descarga similar, pero en realidad muy diferente, al orgasmo genital. El aliento de fuego emplea una combinación de respiración y control muscular para llevar el flujo de energía hacia los chakras y producir una experiencia orgásmica intensa. A diferencia de los orgasmos usuales, que se localizan en los genitales, el aliento de fuego genera más bien un "orgasmo del alma" en que el cuerpo entero se excita con múltiples ondas de sensaciones. Lejos de ser un momento breve de cumbre y descarga, el placer vibrante sobreviene en ondas prolongadas y mesetas de éxtasis dilatado que pueden durar desde unos pocos minutos hasta varias horas.

Es típico, después de alcanzar la cumbre del aliento de fuego, que uno se sienta conectado a todo, del mismo modo en que se siente tras haber experimentado un orgasmo de alto nivel. Es increíble, y quizás al principio resulte desconcertante, tener los mismos sentimientos expandidos sin llegar a tocar los genitales. En el caso de los hombres, lo más común es que no haya erección, y en el de las mujeres, se producen estremecimientos desde la parte de arriba de la cabeza hasta la punta de los dedos de los pies. Si bien los beneficios son grandes, como no estamos acostumbrados a este tipo de respiración, practicarla por nuestra cuenta puede producir respuestas emocionales y físicas intensas con las que tal vez no podamos lidiar adecuadamente. Por ello, es mejor practicar primero las técnicas de equilibrio y fusión de los chakras y luego recibir instrucciones sobre el aliento de fuego con un maestro calificado del Quodoushka que pueda guiarnos hasta dominar esta habilidad.

13

LAS OCHO MÁSCARAS DE LOS AMANTES

EXPANDIR SU PERSONALIDAD ERÓTICA

Nada es más importante para el disfrute de su vida erótica que ser un amante interesante y, a veces, impredecible. Traer nuevas ideas a la alcoba, o mejor aun, ir más allá de lo conocido, es la mejor manera de sortear la monotonía en las relaciones. Del mismo modo que el plato más fino del mundo nos resulta increíblemente sabroso la primera vez, puede llegar a resultarnos desabrido si se nos sirve muchas veces. Se puede tener relaciones sexuales de la manera conocida, pero si se le da un toque particular ello hará que la pareja quiera siempre más.

Esta rueda hará aflorar su personalidad como amante y le inspirará a desarrollar juegos sexuales que tal vez siempre ha querido hacer. Si alguna vez ha estado sin relaciones sexuales durante un período largo, lo más probable es que haya experimentado en su vida sexual solo una o dos de las máscaras de los amantes. ¿Le gustaría que le abordara un aventurero lleno de intrigante sensualidad? ¿O experimentar la explosión de alegría espontánea que producen las sensaciones carnales corporales? Si es así, cambie de ritmo y vea cuán fácilmente se puede cambiar de dirección para tener más del tipo de intimidad sexual que merece.

Seamos conscientes de ello o no, se dice que siempre ostentamos una de las máscaras de amante. Cada día, podemos aparentar ser un empresario, una secretaria o una peluquera, pero por debajo de cualquier ropaje mundano que nos pongamos, no somos más que amantes en busca de expresión. Aun cuando andamos por ahí, vestidos comoquiera, y el sexo es lo que menos presente tenemos, estamos emitiendo algún tipo de señal sobre nuestra personalidad sexual. La pregunta radica en si se esconde detrás de una máscara inconsciente y envía señales que lo alejan de las probabilidades de practicar el sexo. ¿Habrá partes de nuestro ser que anhelan hacerse ver y salir a expresarse?

En las tradiciones chamánicas siempre se han usado máscaras en las celebraciones tribales debido a que otorgan al danzante la capacidad de descubrirse y mostrar aspectos inusuales y excéntricos de su ser. El uso de la máscara nos permite trascender lo ordinario y exponer nuestros anhelos internos. Cuando seleccionamos actuar sexualmente con una de las máscaras de amante, podemos deshacernos de las inhibiciones y ser más atrevidos. Tenemos la oportunidad de mostrar partes relegadas de nuestro ser y profundizar en sentimientos olvidados de placer. Al expandir la sexualidad y abarcar diversas direcciones en esta rueda, no solamente aportamos sabor a nuestra vida amorosa, sino que cada máscara nos enseña cómo fascinar a nuestro amante de distintas maneras.

No existe una fórmula única para usar una de estas máscaras de amante. Una vez que se entiende la cualidad sanadora de cada dirección, la única limitación es la imaginación. Utilice los siguientes relatos como punto de partida para crear sus propios escenarios y disfrute haciendo que su amante sienta sorpresa, pasión, e incluso llegue a dar un salto a la entrega total.

SUR

La máscara del amante tímido y curioso

La chica del vestido rosado

Una tarde, acababa de regresar a casa de una salida inusual de compras, cuando llegó mi novio para almorzar juntos. Mientras él preparaba la comida, se me ocurrió probarme mi nuevo atuendo. El espejo grande de mi cuarto se

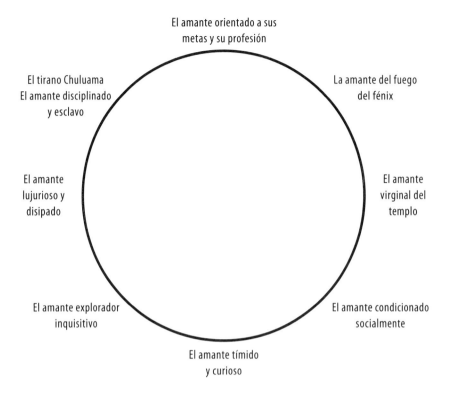

El amante orientado a sus
metas y su profesión

El tirano Chuluama
El amante disciplinado
y esclavo

La amante del fuego
del fénix

El amante
lujurioso y
disipado

El amante
virginal del
templo

El amante explorador
inquisitivo

El amante condicionado
socialmente

El amante tímido
y curioso

Fig. 13.1. Las máscaras de los amantes

veía desde la cocina, por lo que él podía ver cómo me cambiaba. Yo había ido a la tienda para comprarme algo que nunca pensé que me pondría, ni en mis sueños más locos: un vestido color rosa abigarrado con un cuello trenzado blanco. Era una talla doce que compré en el departamento de niñas. Lo modifiqué un poco al cortarle el forro interior de manera que se pudieran ver mis senos a través del corpiño rosa, y por supuesto la pequeña falda también se transparentaba por abajo. Me quedé asombrada y admirada ante el espejo al ver que me quedara tan bien una ropa de niña. Pero, mientras pensaba en eso, me llevé una agradabilísima sorpresa: de pronto vi que mi novio estaba detrás de mí, con una gran sonrisa y una gran erección.

La sensación era increíble. Me sentía tan joven y vivaz allí parada, ata-viada con ese vestido de encaje rosa, con la erección de mi novio que me miraba fijamente en el espejo. ¡No podía creer que estuviera tan excitada! Valga decir que esa tarde, cuando mi novio me alzó en sus brazos y me llevó a la cama, donde apartó los pliegues rosados del vestido que me cubrían mis muslos, llegué a ser toda una mujer.

Pero hubo algo más en esta historia, acerca de cómo esta máscara de amante tuvo un inesperado efecto sanador para mí. Siempre había sentido timidez por lo pequeño de mis senos. Los comparaba con los de mi hermana y otras mujeres que tenían la medida que yo creía era normal. Al ver que los hombres adoraban los senos, sentía que los míos eran demasiado pequeños para despertar algún interés.

Sin embargo, esa tarde cambió todo lo que yo creía sobre esto. Tal vez fue la aventura de comprar un vestido rosado lo que me hizo sentir increíblemente inocente y tímida. Mientras estábamos tumbados en la cama, abrazándonos y acariciándonos, mencioné lo que pensaba de mis senos. Esto, por alguna razón, provocó otra ola de pasión. Con sus besos, él me dijo cuánto le gustaban mis senos; me los acariciaba y saboreaba interminablemente. No tenía idea de cuán excitante podía ser mi timidez. Me hacía sentir hermosa a plenitud.

Desde entonces, cada vez que siento que estoy tomando demasiado en serio las cosas, trato de ir, a propósito, hacia un estado de más suavidad, dulzura y vulnerabilidad. Tal vez ya no me quede bien ese vestido, pero hay muchas maneras de retomar contacto con la chica adorable que hay dentro de mí. Me agrada volver a ese estado haciendo algo divertido. Lo que más me fascina es que no sólo me siento bien disfrutando la parte de mi ser curiosa y juguetona, sino que siempre se produce una respuesta fantástica de mi amante.

AMARA

El niño curioso que habita dentro de nuestro ser es una de las facetas más encantadoras y atractivas de nuestra personalidad como amante. Visto así, mostrarse tímido o negarse a hacer el amor, puede resultar en extremo atractivo, en particular si este no es el papel normal que uno juega. La máscara del amante tímido y curioso es también la parte nuestra que gusta de ser juguetona. No hay nada más sanador que comportarse de manera frívola o alborotadora de vez en cuando. Cada vez que estamos plenos de confianza e inocencia, es que nos alimentamos de las energías sanadoras de esta máscara.

Ser tímido o curioso no es cuestión de actuar evasiva o ingeniosamente, como un niño pequeño. La parte oscura de esta máscara es actuar de manera infantil, exacerbando lo sexual, negando el sexo o usándolo para obtener lo que uno quiere. Los niños no son lo suficientemente maduros como para tener relaciones sexuales, y las manipulaciones infantiles no tienen cabida en la conducta sexual de los adultos. Fingir que uno es niño o tratar a alguien como tal, es exactamente lo opuesto a la intención de esta máscara.

La parte positiva es que se puede ser escandaloso o indeciso al principio del juego amoroso. Si necesita romper el hielo y quiere liberar un poco de estrés, pruebe a coquetear informalmente, desempeñe el papel de la chica o el chico curioso a quien le encanta ser el centro. Luego, cuando las cosas estén a punto, actúe como la mujer o el hombre sensual que está listo para experimentar la pasión sexual madura.

SUROESTE

La máscara del amante aventurero y explorador

La dicha de Charlene en el velero

Mi esposo y yo llevábamos once años de casados y puedo asegurar que nada semejante había sucedido antes, ni siquiera al principio de nuestra relación. Un fin de semana, en San Diego, mi esposo alquiló un velero grande para pasar mi cumpleaños. La primera noche nos besamos bajo las estrellas, en la cubierta, rememorando cumpleaños que habíamos pasado juntos. Siempre le gustaba sorprenderme con cosas, pero esta vez lo hizo con algo que nunca olvidaré. Como en realidad no sabíamos navegar, me había tomado por sorpresa su plan y me sentía en el paraíso, pero resulta que eso no era todo. Podría decirse que era una navegación de otro tipo. Se metió en el camarote y regresó con algo que parecía como productos para usar en helados.

Traía plátanos y cerezas, salsa de chocolate y nata montada, pero no había recipientes ni cucharas por ninguna parte. Esa noche, el plato era yo, pues mi esposo preparó un banana split sobre mi cuerpo. Hacía bastante frío y yo estaba cubierta de helado que se derretía, pero no me importó el frío cuando él comenzó a lamer la nata montada que se había deslizado a mis partes íntimas. Dejó caer salsa de chocolate y cerezas por todos lados y, por supuesto, dejó el plátano para el mejor momento. Hasta el día de hoy, nos gusta tomar banana split en mi cumpleaños, aunque solo fuera para recordar aquella gloriosa noche que pasamos en el velero.

Propensión al dramatismo

Indiscutiblemente, a mi novia le agradan los grandes espacios abiertos. Pero yo no sabía cuánto le gustaban. Lo que hicimos no fue algo planeado sino espontáneo, y eso fue lo mejor. Una noche, ella insistió en que fuéramos al sitio donde se había graduado de bachillerato. Era un espléndido anfiteatro abierto para dar conciertos al aire libre. Había miles de asientos vacíos y un gran escenario iluminado solamente por la luz de la Luna. No se podía pedir un sitio más romántico. Esa noche, para mi satisfacción, no había ni un alma a la vista. Yo había pensado en que celebráramos un picnic nocturno con una botella de vino en algún sitio tranquilo en la colina que flanqueaba el lugar, pero ella se moría por pararse en el escenario. Así que recogimos la botella y los vasos y bajamos para echar un vistazo. Yo iba cantando, escuchando los ecos ir y venir por los asientos, cuando ella empezó a desabotonarme la camisa. Miré en derredor por si había alguien, pero enseguida no estábamos pensando en otra cosa que en nosotros. Fue increíble hacer el amor en pleno centro del escenario. Parecía que nuestro público fueran los dioses. Fue maravilloso y totalmente inesperado. Afortunadamente, tengo toda una vida por delante para saborear muchas veces ese recuerdo.

JERRY

Extraños en un hotel

Hacía mucho tiempo que mi pareja y yo no hacíamos nada fuera de lo común y, a decir verdad, estábamos anquilosados sexualmente. Entonces se nos ocurrió hacer un juego de roles, por lo que una noche planeamos minuciosamente una velada de intriga y misterio. Quedamos en encontrarnos un sábado en un bar muy concurrido, pero esa noche decidimos actuar como si no nos conociéramos. Me puse mi mejor traje de Brooks Brothers con un distinguido sombrero fedora y ella se vistió muy elegante también. Salimos cada uno en su carro y, ya en el bar, flirteamos un rato con otras personas, mientras nos dábamos miradas furtivas de un lado a otro del salón. Me inventé una nueva identidad. Dije que había sido criado en un hogar adoptivo y que acababa de regresar de China luego de un viaje de negocios que me había reportado muchísimo dinero. Alcanzaba a oír la voz de mi esposa y, por su expresión facial, me daba cuenta de que ella también andaba haciendo de las suyas. Fue maravilloso fingir que éramos otras personas; yo estaba impaciente por saber qué idea se le había ocurrido a ella. Al fin, le dije al mesero que llevara una copa a la hermosa chica que estaba al otro extremo del bar. (Aunque yo sabía lo que le gustaba, pedí algo diferente). Ella aceptó cortésmente y le dio al mesero una nota para mí, en la que me preguntaba si quería sentarme con ella.

Me acerqué a ella sin prisa, sintiéndome como si de nuevo estuviera soltero, y le pregunté de dónde era. Dijo ser una pintora en retiro y que estaba preparando una nueva exposición. ¿Qué tipo de obras hace?, le pregunté, tratando de hablar con un acento engolado. "Pues, en realidad, mi tema favorito son los desnudos masculinos", dijo ella, "y estoy buscando un nuevo modelo". ¿Le interesaría?

Esa era mi señal. Alquilé una habitación y, una vez allí, empecé a "posar" para mi esposa. Nos daba mucha risa y nos divertimos mucho. No lo hicimos a la perfección, pero ella valoró de veras mi esfuerzo. Nadie me había visto nunca como objeto de arte y en realidad me pareció muy emocionante. Me hizo esperar una eternidad. Fue maravilloso volver a sentirse deseado. Nunca pensé que ser creativo de esa manera podría ser tan excitante. Hicimos el amor con más pasión que hacía años. Desde ese momento, cuando nos sentimos con

poca pasión, la llamo Madame y ella a mí Sir Mathias, y nos reímos a mares
recordando aquella noche.

MARY Y RICHARD

Esta máscara se refiere a sentir que uno puede encontrar nuevos territorios que explorar, sin importar cuántas veces haya hecho el amor en el pasado. Al intentar algo nuevo, como hacer el amor en sitios insólitos y, sobre todo, al ser espontáneo, se está usando la máscara del amante aventurero y explorador. No siempre es fácil de hacer y nuestras aventuras no necesariamente saldrán a la perfección pero, al final, el placer que produce el desafío de adentrarse en nuestro lado desconocido hace que el riesgo valga la pena. Mientras mayor sea la creatividad que caracterice a su personalidad de amante, siempre con la mira de encontrar algún detalle nuevo que ofrecer, más duradera y sensual será su vida amorosa.

La parte oscura de esta máscara es cuando se hace excesiva la necesidad de novedades y el interés sexual cotidiano no resulta suficiente. Ser explorador significa darse cuenta de cuando la pareja está aburrida y encontrar algo nuevo para potenciar el misterio y la magia entre ambos. Cualquier relación puede tener momentos bajos de vez en cuando y a todos nos gusta ser sorprendidos. Pero, aunque es excitante hacer algo novedoso, como contratar en secreto a una masajista privada para el amado, dar pequeñas e inesperadas muestras de afecto es igualmente maravilloso. Antes de irse de viaje, pruebe a dejar pequeñas notas de amor en los bolsillos, armarios o en libros que sabe que van a ser leídos cuando no esté. Usted pudiera ser el sorprendido al regreso.

OESTE

La máscara del amante lujurioso y apasionado

El striptease

Yo era el tipo de hombre que me quedaba petrificado antes de pedir a
una chica que bailara conmigo, y no soy precisamente una persona muy

extrovertida. Sin embargo, una noche, se derribaron algunos de mis mitos. Llevaba solamente tres o cuatro encuentros con una nueva novia. Pensaba que las cosas iban adecuadamente despacio y, aunque quería un poco más, no tenía ninguna prisa por las relaciones sexuales. Supongo que tal vez ella creería que no estaba interesado, pero esto no era así en modo alguno.

De cualquier forma, creo que ella suponía que ya podíamos pasar a una etapa más ardiente, porque una noche, de manera sorpresiva, me pidió que hiciera un desnudo para ella. Yo creía que solamente a los hombres les gustaba ver a las artistas de striptease, y que los hombres que hacían strip-tease eran solo para los homosexuales. No tenía idea de que a las mujeres les gustaran estas cosas. Y bien, al principio me rehusé, pero ella no estaba dispuesta a aceptar una negativa como respuesta. Empezó a suplicármelo de una forma muy seductora. ¿Cómo podía negarme? Lo cierto es que me quedé petrificado, pero decidí usar ese miedo, cerré los ojos, me concentré en la música sensual que ella puso y, muy lentamente, comencé a quitarme la ropa. No fue nada del otro mundo, pero a ella parecía gustarle mucho. Creo que accedí a hacerlo porque ella me miraba a los ojos con una suplicante sonrisa y mi técnica no parecía ser lo importante. Lo que puedo asegurar es que esa fue la mejor cita que he tenido. La verdad es que me creía un rey al exhibirme ante ella y esto me hacía sentir muy bien. ¡Si practico un poco, creo que incluso puedo convertirme en un experto!

BRUCE

Para estimular la sexualidad, una de las maneras comunes de usar la máscara del amante disipado es ponerse ropa interior sensual. Sacamos a relucir así nuestra parte lujuriosa, que se regodea en los cuerpos desnudos, los besos y succiones, y que busca la pasión del sexo físico puro. Cada vez que dejamos que nuestra sed sexual se manifieste abiertamente, estamos luciendo esta máscara.

Al principio del cortejo, nuestro yo disipado y lujurioso está en todo su esplendor pero, con el tiempo, se puede volver el aspecto de más difícil acceso de nuestra personalidad sexual. La parte oscura de esta máscara es cuando uno se vuelve demasiado agresivo y absorto en sí mismo en el plano sexual. El hecho de concentrarse solamente en los aspectos físicos, obviando las caricias sensuales y la charla íntima, puede empañarlo todo cuando la motivación principal es la descarga orgásmica y la conquista.

Si bien ser un amante apasionado puede no resultar tan fácil como encender una luz, hay muchísimas formas de lograr que la parte lujuriosa de nuestra personalidad salga a relucir. Por mucho que disfrutemos abrazarnos y hablar de sexo, hay momentos en que necesitamos tener relaciones sexuales físicas intensas. Es un recurso infalible recibir a la pareja ataviada con un vestido ceñido, lista para tener sexo rápido cuando regresa del trabajo a la casa, o hacer la comida vistiendo apenas un pequeño delantal. A fin de crear las condiciones para una noche ardiente, pruebe a ponerse ropa interior de seda bajo el traje de oficina y compruebe qué resultados le da esto en su desempeño profesional. Con ello tal vez no logre ganarse un contrato de venta pero, quién sabe, la sonrisa en su cara cada vez que sienta las caricias de la seda sobre su cuerpo puede hacer que algunos se fijen en usted. Los hombres pueden probar a usar una elegante bata de seda o, los más atrevidos, tal vez consigan entusiasmar a su pareja si se le presentan con un sombrero de cowboy, sin camisa y con unos buenos pantalones vaqueros con el cierre abierto.

NOROESTE

La máscara del amante dominante o sumiso

La amante dominante

Soy una empresaria de gran autoridad. Tengo muchos empleados y se podría decir que soy de las que mantienen las cosas bajo control. Me ocupo de mis hijos y de mi casa, además de llevar una profesión de altas exigencias. Sin embargo, en mi vida sexual privada busco evadirme de todo esto. Por una parte, me gusta estar "arriba", pero en realidad, soy sumisa en secreto. A veces me gusta que mi pareja use ropa transparente, para poder ver todo lo que trae envuelto, como un regalo para mí. Al principio, quiero que él haga exactamente lo que le digo, pero al rato, en medio de todo, cuando él se excita y empiezo a sentir su fuerza, me vuelvo suave y delicada. Se cambian los papeles y de pronto soy yo quien está con el collar, la correa y los ojos vendados, haciendo todo lo que él me ordena. Me gusta ser tomada por él, y quiero que me dé todo lo que tiene, hasta que ya no pueda moverse. En esos momentos, la clase de ternura que emana de los dos me alimenta el alma. Él se muestra muy sensible conmigo y nunca me hace sentir ningún dolor. Aunque suelo jugar el papel sumiso, a veces también actúo como dominadora.

BELLA

No se trata de que andemos por ahí vistiendo los emblemas comúnmente conocidos, como la vestimenta de cuero, antifaces o ataduras, sino de que a menudo hacemos el papel de estar "arriba" o "abajo" en nuestras vidas cotidianas. En el lenguaje de esta máscara de amante, según cuál sea la situación, somos o más dominantes o más sumisos. En los terrenos en que somos expertos podemos ser "dominantes" y en otras áreas podemos ser "sumisos" y preferir el papel de seguidores. Por lo general, gravitamos hacia una u otra actitud. También se le conoce como máscara del amante tirano debido a que si somos demasiado controladores o sumisos, los roles se vuelven opresivos.

Decidir usar esta máscara de amante en su vida sexual privada le da la oportunidad de cambiar el papel que normalmente desempeña en la vida. Le permite explorar los sentimientos de sumisión o de liderazgo dominante. Si tiene una vida intensa con responsabilidades complejas, entregarse a una relación sexual sumisa puede producir una gran compensación. Por otro lado, si uno está constantemente bajo la dirección de otros, ser dominante en la alcoba puede resultar increíblemente estimulante. Como estas dinámicas sexuales son tan vigorosas, y permiten la expresión de respuestas intensas y a veces inesperadas, cuando uno entra en el territorio sexual con esta máscara de amante, debe proceder siempre con un cuidado excepcional.

Visto así, esta máscara de amante puede ser una de las expresiones más enérgicas de sanación de la rueda. El reto de aprender a ser el amante dominante que controla la situación, o el sumiso que sucumbe a sus sentimientos de placer, puede producir una gran pasión en el juego sexual, en particular si nunca lo ha intentado antes. Sin embargo, para entregarse por completo al éxtasis, se necesita confiar del todo en la pareja. Por ello, la regla número uno que se debe recordar cuando se juega con la máscara del Noroeste es solo compartirla con quien uno se sienta completamente cómodo.

El secreto de ser dominante en el placer

Como dominador, el foco principal ha de ponerse en la delicadeza o vulnerabilidad de la pareja. Cuando uno está jugando a estar arriba, está creando el espacio necesario para que el otro le ceda el control. Tenga presente que, en ese caso, usted está dando permiso para que el otro tenga sensaciones y emociones que anhelan expresarse. Todo el tiempo se debe tener sumo cuidado con el cuerpo del otro, ya que uno es plenamente responsable de su integridad física.

El secreto para ser un gran "dominador" es no olvidar nunca que lo único que cuenta es *el placer de la pareja*. De hecho, aunque pareciera que es uno quien domina, en realidad, todo lo que hace está determinado por el deseo intenso de su pareja de sentir una mayor sensación erótica. Cuando uno se siente bien al saber lo que le gusta a la pareja, se le puede provocar un poco y hacer que pida más.

Reglas para jugar con seguridad en los límites del éxtasis

Llegue a diversos acuerdos antes de comenzar. Para crear un sitio que pueda explorar con seguridad, antes de dar el paso de ser dominante o sumiso, acuerde un código de palabras que signifiquen "parar". Como pueden ocurrir cosas impredecibles, y aflorar sentimientos poco familiares, se debe empezar siempre con una palabra clave que signifique parar de inmediato. Lo mejor es usar alguna expresión distinta a "¡Para!", porque esta palabra puede tener otros significados durante su acto sexual. La palabra clave debe ser sencilla y fuera de contexto, como "piña", por ejemplo. Al oírla, debe parar de inmediato todo lo que esté haciendo y hablar sobre lo que se está experimentando. También se sugiere que se acuerde previamente un tiempo límite para jugar estos roles.

Causar dolor físico, como moretones, cortes o asfixia, está fuera de las fronteras de esta máscara. La intención es la de jugar con el placer y realzar los sentimientos de expectativa. Soy de la opinión de que el dolor físico no tiene cabida en una relación sexual sana. Nunca hay necesidad de causar ningún tipo de lesión física o emocional ni de usar amenazas de esta índole. Al entrar en el juego, sentir el estupor del puro júbilo y haberse dado permiso uno mismo para entregarse, no debe someterse bajo ninguna circunstancia a una lesión física o emocional. El Quodoushka promueve solamente las exploraciones luminosas dentro de la dinámica del placer y ve el dolor como algo opuesto a la intención de esta máscara.

El secreto de la sumisión

Cualquiera que sea la razón, resulta verdaderamente difícil reconocer lo mucho que anhelamos el placer sexual. El secreto para desempeñar bien el papel de sumiso es librarse de las inhibiciones y reconocer cuánto se quiere algo. Ser sumiso no significa permitir que el otro haga lo que se le ocurra. Significa crear condiciones que garanticen la seguridad y luego entregarse para sentir libremente el placer interior basado en los límites acordados. Humillar o avergonzar a alguien no forma parte de la intención de esta máscara.

Por ello hay que llegar a un acuerdo sobre la clase de cosas que se emplearán para jugar el uno con el otro. Por ejemplo, se puede seleccionar una fusta de cuero, ataduras de seda, plumas o vendas en los ojos. (El golpe enérgico que da una fusta de cuero, o ser atado a los postes de la cama, puede ser muy estimulante si se sabe lo que se está haciendo). Hay que asegurarse de que uno sabe cómo usar estos objetos, y si no se está seguro, pruébelos antes de usarlos, o busque información en Internet sobre formas seguras de usarlos. Si se trata de un nuevo territorio para usted, es necesario hablar sobre todos los detalles de la máscara de amante del Noroeste antes de comenzar, aunque parezca que con ello se pueda limitar la sorpresa.

La parte oscura de esta máscara de amante, además de llevar las cosas demasiado lejos y causar dolor, es volverse obsesivo con su uso. Ser un dominador, o un esclavo de amor que anhela ser seducido, puede ser emocionante. Una vez que le ha tomado el gusto a la energía que genera, el placer extremo puede volverse adictivo. Puede ser tentador regresar a los mismos roles una y otra vez para experimentar los sentimientos de poder o entrega, pero el uso constante de estas máscaras de amante puede causar un desequilibrio en la relación. Trate de intercambiar los roles para experimentar lo que se siente en cada lado. Al usarse con moderación, tal vez con los ojos vendados y plumas, como una novedad ocasional en lugar de usarse como menú principal, estas fuertes dinámicas pueden llevarle a espacios profundos de pasión sexual exquisita.

NORTE

La máscara del amante orientado a su profesión o a sus metas

Usamos la máscara del amante orientado a su profesión o a sus metas cada vez que hacemos un acuerdo concreto sobre el valor del sexo. Las costumbres sexuales de cualquier sociedad determinan el valor, precio y costo asociado con diversos aspectos del sexo. Por una parte, es imposible calcular el costo del amor sexual y nos gusta pensar que el sexo es un bien misterioso al que no se puede poner precio, pero la realidad es que usamos esta máscara de amante todo el tiempo. En cierto sentido, el matrimonio es un contrato sexual que otorga valor a la fidelidad. El acuerdo de tener sexo cierta cantidad de veces por semana, o el de compartir la sexualidad por un tiempo limitado, son ejemplos del uso de esta clase de máscara.

En distintas sociedades de distintas épocas, los favores sexuales han sido altamente valorados. Ciertos sistemas filosóficos budistas e hinduistas crearon las escuelas tántricas de pensamiento al considerar que el sexo, como intenso deseo básico experimentado por todos los seres humanos, puede utilizarse como una forma de llegar a la iluminación. Las tradiciones tántricas se difundieron por toda Asia, Indonesia y Japón y dieron lugar a las tantrikas, cortesanas y geishas, que solían recibir una buena remuneración por sus conocimientos sexuales. Durante miles de años, hasta que el régimen comunista proscribió la costumbre de tener muchas esposas en China, el estatus social y las expectativas sexuales de las mujeres estaban claramente delineadas por medio de varios contratos legales. Por su parte, la sociedad tailandesa tiene un singular conjunto de costumbres sexuales. La tradición polígama de tener *mia noi* (queridas) todavía se practica entre las clases más adineradas.

Aunque oficialmente en Tailandia la prostitución es ilegal, pocas veces es perseguida y el comercio sexual genera miles de millones de dólares al año. Por ello, no es raro pagar a una querida. Muchas mujeres tailandesas creen que la existencia de este tipo de queridas remuneradas incide directamente en la reducción del número de violaciones. De cualquier manera, la humillación degradante y subyugante de las mujeres y los menores en la trata de esclavos, ofertas de ir a Hollywood, o cualquier situación en que las personas sean coaccionadas a venderse con fines sexuales, son ejemplos del lado oscuro de esta máscara.

Actualmente, en Nueva Zelanda, las leyes sobre prostitución son de las más liberales del mundo y es uno de los pocos países en que los burdeles son legales. También es legal dar dinero a cambio de sexo en algunas partes de Holanda, Australia, Alemania y en Las Vegas, Nevada. No obstante, lo que nos interesa aquí es cómo se puede dar uso a la máscara del amante orientado a su profesión o a sus metas para que podamos crear acuerdos sexuales claros, conscientes y fortificantes en nuestras propias vidas.

Lisa: Adónde ir para buscar sexo

Vivir sin relaciones sexuales por más de dos años era algo simplemente inaceptable. Probé ir a bares y fiestas de solteros, y hasta me suscribí a un servicio de citas en línea, pero no encontraba al hombre de mi vida. Luego de haber tenido varias citas fallidas, de veras tenía necesidad de tener relaciones sexuales, aunque aún quería encontrar a alguien especial con quien pasar el resto de mi vida. Decidí que seguir esperando tanto no me daba resultado. Así, un día, fui a almorzar con un amigo de hacía años, a quien nunca había considerado como pareja sexual. De repente, se me ocurrió la idea de que tuviéramos sexo, y él quedó un poco sorprendido. Le expliqué que no estaba buscando una relación estable con él y que solamente quería saber si estaría abierto a tener encuentros ocasionales.

Era una idea nueva para ambos. Mi peor miedo era, ¿y si nos gustaba y queríamos más? O, ¿y si era yo la quería más luego de tener sexo? Estuvimos hablando sobre estas preocupaciones durante horas. Sabíamos que las cosas estaban llamadas a cambiar una vez que el sexo entrara en nuestra relación y por ello acordamos ser sinceros sobre los sentimientos impredecibles que podíamos experimentar. Es interesante señalar que la conversación me hizo sentir más atraída a él. ¡Nunca antes había hablado con alguien con tanto detalle sobre los posibles problemas antes de hacer el amor! Estuvimos de acuerdo en limitar nuestros encuentros a una vez por semana, hablar por teléfono los demás días y volver a conversar en un mes para ver cómo iban las cosas.

Los momentos sexuales que compartimos no fueron los más apasionados de mi vida, pero resultaron muy valiosos. Él sabía que yo aún buscaba una pareja definitiva. Pasados varios meses conocí a alguien con quien quería comenzar a tener encuentros íntimos, y por ello decidimos terminar con nuestras citas especiales. Mi amigo se alegró por mí y siempre le estaré agradecida por lo que compartimos. De alguna manera, sentí que al abrirme a él sexualmente liberé sentimientos que había tenido dentro de mí por demasiado tiempo. Creo que nuestros encuentros sexuales me allanaron el camino para la nueva relación.

NORESTE

La máscara del hombre/mujer del fuego del fénix

Todo tuvo que cambiar

Mi esposa pasó casi un año recibiendo tratamientos de quimioterapia y radiación contra el cáncer. Valga decir que nuestra vida sexual, antes feliz, cambió por completo y no estábamos seguros de si algún día la recuperaríamos. Me rompía el corazón verla sufrir de tanto dolor y sentirse enferma casi todo el tiempo. El sexo al que estábamos acostumbrados era ahora imposible y ella no se sentía sensual ni atractiva durante todos esos meses. Para mí también era difícil, pues aunque tampoco me sentía con ganas, la energía se estaba acumulando dentro de mí y necesitaba encontrar algo que hacer con ella.

Así pues, decidí estudiar todo lo que pudiera sobre modos alternativos de sexualidad. Fue sorprendente ver cuánta esperanza esto nos dio a ambos. Compartí con ella todo lo que encontré; leí libros y vi videos sobre caricias sensuales y cosas francamente eróticas como masajes anales y orgasmos extendidos. Aprendí sobre el aliento de fuego y el autoplacer. Estudié la anatomía sexual y todo lo que me caía en las manos sobre el deseo femenino. Sé que mi esposa estaba al tanto de cuán seriamente yo había tomado estas cosas; esto le hacía sentir que yo estaba esperando por ella, y así era. Al principio resultaba un poco extraño estar leyendo y mirando estas cosas, pero ya había decidido que saldríamos adelante. Le dije a mi esposa que, costara lo que costara, aunque fuera necesario que yo cambiara y aprendiera nuevas cosas, terminaríamos siendo amantes aun mejores. Creo que esto le dio una razón para ponerse bien.

Antes de sus tratamientos, las relaciones sexuales eran perfectas y no sentía la necesidad de saber más. Después, cuando se recuperó, todo fue diferente y me enorgullece decir que encontramos cómo disfrutar del sexo de maneras antes inimaginadas. Al principio me limitaba a abrazarla amorosamente y sin expectativas. Me ocupaba de mis propias necesidades de manera privada y le hacía saber que todo estaba bien. Nunca traté de excitarla y esperé a que ella diera la primera señal, cuando estuviera lista. Así, una mañana, se puso a acariciarme el pene. Incluso en ese momento traté de mantener la calma ya que no había presión de llevar las cosas más allá —sabía que mi esposa aún estaba débil y quería que supiera que teníamos todo el tiempo del mundo y que yo no me iría a ningún lado. Ahora que lo pienso, creo que eso fue lo más importante: que yo me mantenía a su lado y que no había ninguna prisa. Siempre nos quedará lo que aprendimos con la enfermedad de mi esposa, especialmente la paciencia, y el sexo entre nosotros jamás será como antes. Realmente, ahora es mejor. ¿Significa eso que soy un sanador sexual? No lo creo. Simplemente amo mucho a mi mujer y nunca dudé que encontraríamos una solución.

JOHN

Cada vez que uno acude a su amante con el deseo de darle ternura, amabilidad y un toque de amor, estará usando la máscara del hombre o mujer del fuego del fénix. Este es un aspecto de su personalidad como amante que conoce cuándo iniciar un acercamiento sensual o abandonarse a la pasión. Es también la faceta de amante que se usa para actuar como sanador.

El camino del uso de esta máscara para hacer que el acto sexual se convierta en una experiencia profundamente sanadora comienza con el aprendizaje de los matices y detalles de las necesidades de la pareja. Como punto de partida, se pueden usar las enseñanzas sobre anatomía sexual. A medida que se familiarice íntimamente con los tipos de anatomía genital e identifique el suyo y el de su pareja, aprenderá los grados de presión y posiciones que puede emplear, así como el momento de aminorar la marcha o apurarla, cuándo hablar sensualmente, o qué clase de sorpresas sensuales le gustan a su pareja. Con ello no solo podrá conocer las preferencias de su pareja, sino que descubrirá formas magistrales de llevar estos gustos hasta intensos estados de satisfacción de placer sensual.

Asumir el papel de amante de fuego puede resultar tan simple como llenar a su pareja de halagos, hacerla abrirse y hacer el amor cuando se sienta avasallada, o ayudarla a relajarse por completo cuando sienta tensión y estrés. O se puede usar todo lo que se conoce para provocar orgasmos de alto nivel. En otro sentido, se puede usar este papel de amante si se está profundamente entrenado en las habilidades de la sanación sexual. Al entender las importantes consecuencias de las energías emocionales, mentales, físicas y espirituales, este tipo de amante aprende a usar la energía sexual para ayudar a restablecer la salud y las relaciones, y para tratar síntomas como la eyaculación precoz y la reducción de la libido. El entrenamiento en las prácticas y enseñanzas del Quodoushka para convertirse en un hombre/mujer del fuego del fénix toma varios años de educación amplia y requiere de experiencias ceremoniales en el Sendero de la Danza del Sol de la Medicina Dulce.

ESTE

La máscara del amante sacerdote

Noches de ceremonia

La idea misma de introducir una ceremonia en nuestras vidas sexuales era algo nuevo para nosotros. Mi esposo y yo siempre habíamos abordado el sexo como algo especial, pero al añadirle estos nuevos ingredientes y hacer un ritual de ello, las cosas alcanzaron un nivel superior. Él fabrica muebles por encargo y un día trajo a la casa una pequeña mesa que había hecho y declaró que era nuestro "altar sexual". Grabamos nuestros nombres en ella, como se hace con las iniciales en el tronco de un árbol. En noches en que uno de nosotros se siente particularmente sensual, ponemos velas, incienso y flores que preparamos para la ocasión. Hay una piedra que ponemos en el centro si realmente queremos hacer el amor. Tenemos el acuerdo de que, a menos que estemos enfermos, si uno de nosotros pone la piedra en el centro, tendremos sexo en menos de veinticuatro horas, pase lo que pase. Lo hemos hecho así durante siete años y nunca hemos incumplido nuestro acuerdo. Me encanta ver esa piedra allí, porque sé que solamente la pone cuando de veras me desea y necesita mayor intimidad. Yo también la uso con moderación, para que siga siendo algo especial. Por alguna razón, da mejor resultado así.

Hay otro detalle maravilloso de nuestras noches ceremoniales. Dedicamos nuestros orgasmos y todo nuestro placer para que vuelen a donde sean necesarios. Una vez pusimos en el altar una foto de nuestro hijo, quien estaba asignado a la guerra de Afganistán. Justo momentos antes del clímax, en un bello estado de ensueño, nos miramos a los ojos, vimos la foto, y enviamos nuestros pensamientos de amor y oraciones a nuestro hijo. Después de esto, conversamos sobre lo mucho que le queremos. Creemos que el sexo puede ser una fuerza sanadora, como una oración que puede enviarse a quien la necesite. De alguna manera, el sencillo acto de encender nuestras velas especiales, disponer el altar y quemar el incienso, hace que todo sea mágico. Hacer el amor nos ofrece una ternura especial, y espero ansiosamente noches como estas.

SHERYL Y DAVE

En nuestra cultura no existe un buen equivalente de la máscara del amante sacerdote del templo, pero cada vez que uno crea un nido de amor y dedica al prójimo la energía de hacer el amor, está luciendo esta máscara. Los practicantes de las tradiciones tántricas y chamánicas, que favorecen el uso del sexo para mejorar sus visiones, cultivan singulares formas de orientar los poderes de sanación del sexo. Una de las formas más poderosas de entrar en el papel de sacerdote del templo es traer al mundo conscientemente un hijo. Durante el acto sexual, uno puede imaginar las cualidades del niño que desea traer al mundo. Para fortificar las energías del orgasmo se pueden crear momentos de relajación para hacer el amor, preparar ciertos alimentos sanos y ser especialmente amable para con la pareja. La tradición del Quodoushka ofrece a las parejas pasos para unir sus energías en ceremonias sexuales mágicas en las que se manifiestan los deseos del corazón. (Véase el capítulo 15).

SURESTE

La máscara del amante condicionado socialmente

Regla número seis

Una vez un ministro de un país estaba participando en una importante convención diplomática internacional. En medio de la conferencia, más de la mitad de los miembros comenzaron a gritar consignas cuando se hizo el caos durante una negociación importante. El moderador, que era residente del país sede, se puso de pie, dio un golpe en la mesa con su mazo y le dijo al que había instigado el disturbio: "Señor, ¿me permite recordarle la regla número seis?" En ese momento el hombre se sentó, con lo que hizo que toda la sala se calmara. Unos minutos después, volvió a irrumpir el caos. Esta vez, la provocadora era una mujer. Una vez más, el moderador golpeó con su mazo y le recordó la regla número seis. Igual que en la ocasión anterior, el público se tranquilizó y se volvió a sentar.

Entonces el ministro interpeló al moderador y le preguntó cuál era la regla número seis, a lo que éste último respondió, "Señor, la regla número seis es: nunca tomar a los demás ni a uno mismo demasiado en serio".

El ministro se quedó pensando en la gran eficacia de la regla, y al cabo de unos minutos le preguntó al moderador "¿Cuáles son las otras reglas?", a lo que éste respondió: "No hay ninguna otra".

Cuando se trata de ser amante, ¿quién a veces no se siente limitado por su función de padre, madre, tener una carrera o ser un miembro cabal de la sociedad? La vida es un asunto serio y no es fácil encontrar el tiempo para mantener la creatividad como amante. Pero, de algún modo, cuando buscamos hacer lugar en nuestra ajetreada vida para tener relaciones sexuales, tenemos en cuenta la faceta de nuestro condicionamiento social.

La verdad es que hay muchas reglas sociales que tienen un buen efecto en las relaciones sexuales. Al tener familia y participar en grupos comunitarios, empleos y redes sociales, los códigos de respeto nos sirven para funcionar de manera armoniosa. El problema es que olvidamos nuestras necesidades sexuales y nos involucramos tanto en nuestras responsabilidades, que no nos permitimos además actuar como amantes. Más allá de los diversos papeles que desempeñamos, la cuestión es si uno acepta el protagonismo de ser un amante apasionado, o si en este aspecto solamente hace apariciones secundarias ocasionales. He aquí cómo una pareja aprovechó su propio condicionamiento social y consiguió evitar el tedio en la alcoba.

Charlotte y Herb: Romper esquemas

Llevo más de cincuenta años de casada. Luego de haber criado a tres hijos y lograr que tuvieran matrimonios y carreras exitosas, el retiro era para nosotros una bocanada de aire fresco largamente esperada. Por fin, pensé, podría dedicarme a pasatiempos, e incluso tener la oportunidad de hacer alguna locura. Entonces, un día, mi yerno llamó para decirme que se había quedado sin trabajo y me preguntó si los niños podían quedarse con nosotros hasta que su esposa y él volvieran a encaminarse. Dije que sí sin dudarlo, pero entonces me di cuenta que el respiro que esperaba disfrutar con mi marido tendría que ponerse en pausa una vez más por nuestros nietos.

Al día siguiente leí en Internet sobre un japonés de más de setenta años que estaba haciendo nada menos que películas pornográficas de primer nivel. Si esta persona podía hacer esto, con toda seguridad mi esposo y yo podíamos aún disfrutar del sexo. Comencé a investigar sobre las relaciones sexuales de las personas mayores. Incluso busqué en Google "cómo recuperar la onda después de los sesenta".

Sucedió que mi yerno tardó en enviarnos a los nietos a la casa. Teníamos dos semanas extra, por lo que decidí usar ese tiempo para ser amantes de maneras que nunca lo habíamos experimentado en la vida. A mi esposo le pareció que era un plan maravilloso y me prometió seguirme sin importar lo que se me ocurriera.

Al día siguiente, nos inscribimos en un taller de una semana sobre sexo. Éramos la pareja más vieja del curso, pero no nos importaba. Créanme, estar en un salón lleno de personas que hablan de sexo era una cosa, pero abrazarnos y decirnos cosas amorosas en público fue una de las cosas más excitantes que he hecho en la vida. ¡Hacía años que no me había sentido tan excitada! Y esa fue solamente la parte de hablar . . .

Mi madre se hubiera caído muerta si hubiera tenido que hacer algo así; e incluso mi hija pensó que estábamos locos. Pero esa es la parte divertida de envejecer: la gente puede decir lo que quiera, pero lo que a mí me importa es disfrutar los años que nos queden de vida. La energía que generamos en este taller de sexo nos inundó toda la semana siguiente. Mi esposo me traía el desayuno a la cama, limpiaba el jardín y sacaba la basura antes de que yo dijera una palabra. Imagino que lo hacía con la esperanza de que tuviéramos relaciones sexuales. Es bueno saber que, aunque hemos cambiado con el paso de los años, aún tenemos sentimientos cálidos plenos de vida. Tal vez encender la llama toma un poco más de tiempo, pero eso no es lo importante. Todos sacamos algo bueno de ese taller. Cuando nuestros nietos llegaron, encontraron a la abuela más feliz del mundo y, por supuesto, el abuelo tampoco se quedaba atrás.

Hasta aquí, el condicionamiento social se ha calificado principalmente como una limitación de la expresión sexual. Es obvio que las convenciones que nos mantienen atados a una rutina monótona refuerzan los aspectos negativos de nuestra personalidad de amantes y hacen difícil encontrar tiempo para el amor sexual. Desafortunadamente, nos comportamos así demasiado a menudo. Pero nuestras responsabilidades y programas cotidianos también son maravillosos. Cada vez que vivimos la vida según nuestros propios términos y nos abrimos paso para disfrutar uniones privadas de amor, es como si usáramos una versión empoderadora de la máscara del amante condicionado socialmente. El secreto es atesorar momentos de ternura sexual y hacer que se vuelvan un ritual diario.

Todas las máscaras de amantes pueden usarse sin tomarse las cosas demasiado en serio y, de hecho, aun cuando nos aventuramos en las facetas más atrevidas y sombrías del sexo, si tenemos la intención de dar placer y restaurar la armonía, recibiremos enseñanzas extraordinarias sobre quiénes somos. Las máscaras de amante pueden usarse en cualquier situación. Trate de ser curioso, tímido y luego atrevido en la cocina, pruebe a seducir en el momento de servir el almuerzo, vista como un rey o una reina en la noche. Vea lo que se siente al disfrutar del pastel completo en lugar de tener solamente un fragmento de su Yo Natural. Deje que su lujuria disfrute algunas victorias y considere como un éxito su condicionamiento social.

14

CONSERVAR LA PASIÓN DE LAS UNIONES ÍNTIMAS

No es un secreto que vivimos mejor y aprendemos más al compartir nuestras vidas con otras personas. Pero, con frecuencia, cuando se trata de mejorar nuestras uniones íntimas, caemos en una actitud de dejar hacer, pensando erradamente que nuestras vidas deben regirse por la casualidad y que las cosas han de desenvolverse por sí mismas sin hacer demasiado esfuerzo. Nos aplicamos con diligencia a nuestras carreras profesionales, proyectos, escuelas, niños o entretenimientos, de modo que cualquier cosa recibe más atención que la que dedicamos a mejorar la intimidad.

Las relaciones se desarrollan lentamente con el paso de todos los incidentes, accidentes, sorpresas y rutinas, a la vez que suceden cosas que uno nunca esperaba ni había planeado. Una vez que encontramos a alguien que nos simpatiza lo suficiente y escogemos pasar juntos los pequeños y grandes momentos de la vida, es curioso cuán fácil resulta navegar hacia un puerto seguro y dejar que una oleada de sucesos tras otra nos vayan embotando los sentidos y diluyendo la pasión. Es muy cómodo dejarnos llevar por los asuntos cotidianos, comportándonos más como compañeros de cuarto que como pareja que lo tiene todo: estabilidad financiera, comunicación estimulante y abundante intimidad sexual.

Despertar la potencia dinámica de una relación íntima no es cuestión de diseccionar todo lo que uno pasó en su infancia, hurgar en el porqué de estar apagado ni atizar las transgresiones del pasado. Tampoco se trata de echar mano de consejos sexuales, comprar lencería, tomar vacaciones ni buscar a otra persona para tener sexo. Todo esto puede servir o no temporalmente, pero el Quodoushka ofrece modos diferentes y más interesantes, de compartir la pasión con el ser amado.

Conservar la vitalidad de una relación es cuestión de comprometerse a entender el funcionamiento de las fuerzas femeninas y masculinas subyacentes. Cuando uno ve lo que es la energía femenina, lo que necesita una mujer para sentirse viva en el núcleo de su ser, y entiende cuán distintas son las necesidades del hombre, crear una relación rica y potente no es una molestia, sino un placer. En lugar de conformarnos lenta y gradualmente con una relación de pareja que nos deja sin energía vital, podemos satisfacer los deseos más profundos de amor, sexo y conexión íntima del ser amado mediante la comprensión de lo que el otro necesita.

LA ATRACCIÓN POR LA DIFERENCIA

La parte visible de una relación es ganar dinero, tener sexo y compartir esperanzas y logros, pero las diferencias subyacentes entre las necesidades instintivas de cada uno son las que prenden la chispa. Para acentuar la atracción mutua mientras nos mantenemos en una espiral de profundo deseo amoroso y sexual, debemos ir más allá de las diferencias superficiales hasta determinar con precisión qué necesita realmente nuestro amante... entonces debemos ofrecérselo por completo. Esto hace que la relación se recree en su misterio y que dure el afecto.

La doctrina taoísta se refiere a la relación sexual como "un combate florido" debido a que las batallas entre los amantes están entrelazadas con grandes tentaciones y atracciones. ¿Seremos conquistadores o conquistados? ¿Nos elevaremos por los aires o pastaremos mansamente en un corral? En las grandes relaciones, ni se suprimen las diferencias hasta que la intimidad se vuelva poco interesante debido a las similitudes, ni se puede prosperar en un ambiente de constantes dramas. Una relación no es una experiencia que buscamos para ganar algo a costa del otro y tampoco es una competencia ni una búsqueda de igualdad. Ganar batallas y obtener control destruye el deseo del compromiso íntimo. La insistencia en la igualdad, sobre todo en la alcoba, elimina la atracción inherente a la diferencia. En última instancia, nos aventuramos en ese peligroso pero sublime terreno en el que al mismo tiempo soportamos y disfrutamos la compañía íntima, con un solo objetivo: *el de ayudarnos mutuamente a crecer.*

No obstante, el crecimiento en una relación es un tema a veces confuso y puede llegar a ser enloquecedor. En la película *Zorba, el griego,* Nikos Kazantzakis lo identifica como una catástrofe esplendorosa. ¿Qué es lo que quiere la mujer y qué diantres es la energía femenina? ¿Qué es lo que quiere el hombre y por qué hace las cosas que hace? Con certeza, el meollo de las cualidades femeninas y masculinas es algo que todavía está en pleno debate y no se trata de una ciencia exacta, pero uno no vive en el mundo científico, sino en la realidad de que el hombre y la mujer responden, reaccionan y están determinados por aspectos esencialmente diferentes. El asunto es, más que batallar para dividir y conquistar del otro su belleza y poder, ¿cómo se puede realzar esto? Las parejas exitosas lo logran de manera instintiva. Acentúan, complementan y, más que nada, refuerzan entre sí las naturalezas femenina y masculina del otro. Dicho de otro modo, usan sus diferencias instintivas para llegar a ser mejores estando juntos.

Al adentrarnos en nuestras diferencias instintivas básicas, debemos recordar que no nos referimos estrictamente a las conductas o roles socia-

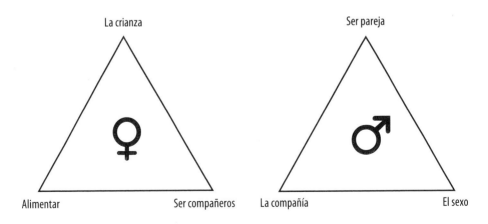

*Fig. 14.1. Diferencias instintivas básicas entre
lo masculino y lo femenino*

les del hombre y la mujer. Somos portadores tanto de energía masculina como femenina en los escudos de nuestra luminosidad. Una mujer puede tener ciertas cualidades masculinas creativas y un hombre puede tener ciertas cualidades femeninas receptivas. Cuando una mujer encamina sus acciones a un propósito, está expresando su energía masculina, y viceversa. Esta dinámica elemental existe del mismo modo en las parejas del mismo sexo, masculinas o femeninas, en dependencia de quien esté expresando más energía masculina o femenina en cada momento.

DIFERENCIAS INSTINTIVAS BÁSICAS ENTRE EL HOMBRE Y LA MUJER

El instinto femenino de alimentar

La energía femenina busca alimentar y cuidar la vida. Es receptiva, como un gran cuenco que lleva y recibe todo lo que se coloque dentro. La energía femenina se parece a la tierra, suave y oscura, que sostiene y alimenta las raíces de los árboles. Es la que hace posible que todo en la naturaleza crezca, con inclusión de plantas, animales, minerales y cuanta sustancia existe. Por eso el Quodoushka asevera que "todo nace de la mujer".

Como la energía femenina es por naturaleza aquiescente, abierta y conectada esencialmente a todo en la creación, está extraordinariamente sintonizada con una corriente constante de detalles, sentimientos y sensaciones. La receptividad no es pasiva en modo alguno. En la calma aparente de la espera, yace un poder misteriosamente vital e inconmensurable.

El instinto femenino de alimentar se manifiesta junto a la tarea de clasificar la compleja red de impresiones cambiantes que fluctúan dentro de cada encuentro. Ello explica por qué las mujeres, con frecuencia, se sienten abrumadas por el carácter excesivo de todo lo que deben hacer. No se trata necesariamente de que la mujer haga más que el hombre, sino de que invierte una energía considerable en atar con cuerdas de apego emocional todo lo que es importante para ella. La oposición de la mujer a aligerar su carga y relajarse en la vastedad de su naturaleza receptiva la lleva a tener que soportar pesados fardos. Al asumir demasiadas responsabilidades a la vez, queda exhausta del resentimiento y desperdicia el carácter vibrante de su energía femenina.

La jornada de Ana

Así es mi día. Me siento como una de esas esculturas de Shiva, con una multitud de brazos que de algún modo se las arreglan para poner una mano en cada cosa. Me levanto rauda y veloz a las 7:00 a.m., doy el desayuno a mis hijos y les preparo el almuerzo, los visto y, si me queda tiempo, me doy una ducha rápida. Aprovecho para hablar por teléfono con mis amigas sobre sus planes o problemas mientras limpio la casa, arreglo cosas, hago diligencias y salgo de compras. Luego llega el momento de ir por mis hijos a la escuela, asegurarme de que todos estén bien, llevarlos a las clases de deportes, recogerlos, oír sus relatos diarios y hacerles la merienda. Para cuando mi esposo regresa a la casa y le preparo la comida mientras lo oigo contar cómo le fue su día, ya estoy exhausta. Él también trabaja mucho y ambos estamos bastante cansados, por lo que cuando me he asegurado de que los niños hayan hecho las tareas, se hayan acostado y yo haya terminado de limpiar y recoger, ya no me queda mucho interés en el romance ni mucha energía para el sexo. Lo normal es que nos quedemos dormidos viendo televisión, a eso de las 10:00 p.m. Ah, se me olvidaba mencionar que, además, tengo un trabajo a medio tiempo de azafata, por lo que varias veces al mes debo hacer una estadía nocturna en Londres o España. Que se sepa que no me quejo: atender a mi familia es que lo quiero hacer.

Esto no sucede solamente a las mujeres con hijos. Si se añade a ello la dedicación a una carrera profesional a tiempo completo, la situación se vuelve aun peor. Conozco hombres que han asumido la tarea de cuidar a los niños y que se sorprenden de la enorme cantidad de tareas interminables que les caen encima. Pero no son las presiones de la vida moderna las que producen agotamiento, sino cómo las mujeres lidian con su instinto de alimentar y la interferencia que esto produce en su capacidad de relajación, que a su vez menoscaba la belleza femenina. Cuando una mujer se resiente aun más en su agotamiento debido a su impresión persistente de no ser lo suficientemente buena compañera, madre o esposa, agota aun más su energía vital. Valga decir que todo esto la hace perder su atractivo en la alcoba.

Si al instinto de complacer a los demás no se le confiere claridad y equilibrio, la mujer irá obstruyendo sus capacidades femeninas naturales y resultará cada vez menos atractiva. En el caso de la mujer madura, "alimentar" no significa complacer a todo el mundo a costa de sus propias necesidades. Se trata de apartarse de los enredos innecesarios y ser más selectiva en cuanto a cuándo, dónde y cómo se ocupa de los demás. Significa además tomarse en serio el cuidado propio y encontrar el tiempo y el espacio, cada día, para atender sus propias necesidades sexuales.

El instinto masculino del sexo

Por su parte, la energía masculina se parece a la del Sol. Es cálida y penetrante y se expande como los rayos resplandecientes del astro rey. Si bien los sucesos se desencadenan gracias a la energía receptiva femenina, no se consigue ir a ningún lado sin la chispa activa de lo masculino. Por eso el Quodoushka afirma que "todo nace de la energía femenina y es incentivado por la masculina".

La energía masculina es la luz de la conciencia amplia. Cuando los hombres se concentran en un propósito como un rayo láser, pueden mover y concluir cosas con un enorme enfoque singular. Pero, al igual que demasiado sol en una tarde calurosa, esa energía puede provocar desgano si se dispersa en sentidos frívolos. Cuando el hombre se apodera del sofá y cambia los canales como si no estuviera presente, sus acciones se tornan indecisas, dispersas e incompletas. Cuando la energía masculina es objeto de una fijación excesiva, cuando está demasiado dirigida, excitada o se mueve con demasiada agresividad, pasa por delante de lo que sucede sin verlo y hierra por completo el blanco. Los hombres pueden incluso llegar a cruzar la línea de meta y lograr su objetivo pero, si en el trayecto han pasado por alto los matices del placer, se sentirán vacíos y solitarios. Un hombre fuerte y maduro extiende con su corazón el enfoque de su energía masculina y actúa con decisión para hacer realidad sus proyectos. Dicho de otro modo, su instinto más elevado es servir y proteger lo que es importante.

En qué pone el hombre su atención y lo que hace con ello, es algo que está motivado por la corriente de su deseo innato de crear conexiones sexuales. El cliché de que "los hombres solo están interesados en el sexo" tiene algo de verdad. Mientras que las mujeres se realizan al alimentar, los hombres se realizan al tener conexiones sexuales. Esto no quiere decir que a las mujeres no les guste el sexo. Sí les gusta, pero el sexo y los pensamientos sexuales no motivan sus acciones con la misma intensidad que en el caso de los hombres.

El hecho de que los hombres se concentren en el sexo significa que la energía masculina es por naturaleza activa, extrovertida y creativa. Tengamos en cuenta la diferencia entre la anatomía sexual del hombre y de la mujer. El miembro masculino se extiende hacia afuera y sus simientes avanzan con entusiasmo hacia el óvulo, mientras que la energía femenina más bien flota, se asienta y luego espera a ser fecundada. Ante la excitación, la energía masculina se pone visiblemente a la altura de la ocasión. Las zonas que producen placer a la mujer están ocultas en el interior y se expanden hacia dentro por todo su ser. Así, en el caso de los hombres, no es que realmente quieran salir y tener sexo con quien les pase por delante. Lo que sucede es que se mueven instintivamente hacia lo que les excita. ¿Qué les hace sentirse vivos? La energía femenina. Ellos se conocen bien y exploran la vida a través de la energía que sienten en su primer chakra, que se encuentra en sus genitales.

Sin embargo, inevitablemente, a veces las acciones masculinas y su sexualidad salen sin rumbo ni sentido, del mismo modo que algunas mujeres, en su espera, se regodean en emociones excesivas. La necesidad indiscriminada y constante de validarse a través del sexo mantiene a los hombres en constantes relaciones fallidas hasta el punto en que las relaciones sexuales que tienen nunca son suficientes. Lo que aclara y fortalece la energía masculina es la confianza que siente en el núcleo de su ser sexual. El acto físico de tener sexo no es lo único que le da perspectiva a su corazón errante y no es cierto que ellos solamente necesiten sexo. También necesitan la aceptación de su naturaleza creativa y sexual. Esto significa que cuando se sienten verdaderamente bienvenidos, recibidos y amparados por la energía femenina, pueden concentrar sus recursos y sus acciones y dirigir sus ideas creativas hacia un fin.

Cuando la mujer acepta y respeta los instintos sexuales de los hombres, no tendrá que luchar contra las inclinaciones naturales de ellos. Si entiende que la energía masculina requiere moverse (a veces en diversas direcciones hasta ver cuál le funciona) y que los hombres por naturaleza se sienten atraídos hacia la energía sexual vibrante, no necesitará competir con esa energía. Una mujer madura brilla gracias a su femineidad hospitalaria y alimentadora. Al convertirse en una fuerza magnética de calidez sexual, tiene además que usar su inteligencia para ayudar al hombre a observar sus acciones y ver cuál de ellas está desconectada de su corazón.

Ellas quieren tener una pareja, ellos una compañera

Se trata del instinto universal de jugar a los escondidos. Rememore los momentos en que participó en este juego común a los niños de todas las culturas. ¿Se acuerda de lo emocionante que era esconderse, buscar y ser encontrado? A las mujeres les gusta esconderse para que las busquen y a los hombres les place cazar y encontrar. A toda mujer le fascina que alguien se dé cuenta de que es especial y "se apareará" con alguien que la haga sentir como una reina. Los hombres se excitan con la caza y les encanta salir a buscar presas. El instinto masculino es el de buscar compañía, para luego protegerla y proporcionarle sustento. El instinto femenino consiste en crear un hogar cálido, seguro y digno de protección.

Aunque en el lenguaje popular australiano la palabra *mate* ("pareja") se refiere a un amigo, aquí el instinto femenino de encontrar pareja se refiere a buscar un compañero deseable para tener descendencia. Cuando oí por primera vez que el Quodoushka enseña que las mujeres buscan una pareja y los hombres una compañía, pensé que seguramente yo era un hombre. Como a ellos, me gusta tener compañeros y, sin dudas, el puro instinto de procrear no podía ser el motivo subyacente en todo lo que he hecho. Para ser franca, encuentro arcaica la idea del apareamiento y creo que no tiene que ver con mis inclinaciones.

Sin embargo, al examinar más de cerca el significado, vi que era cierto. Pongamos a un lado la idea de tener pareja para procrear y consideremos que cualquier cosa que creamos (proyectos, hogares, familias, etc.), son los "hijos" de nuestros pensamientos y acciones. Con esta idea de pareja, las mujeres buscan crear lazos con cualquier cosa que ellas puedan alimentar, incluidos los hombres en sus vidas. Instintivamente, tendemos a establecer vínculos con personas y situaciones a fin de crear algo bueno. Por eso, aunque el instinto femenino de tener pareja incluye seleccionar a un padre potencial, también se trata de buscar a alguien que pueda ayudarla a manifestar los "hijos" contenidos en sus ideas.

La tendencia del hombre hacia la compañía es diferente. Se podría decir que un compañero es una pareja con posibilidades abiertas. En sus negocios, guerras, juegos y relaciones, los hombres tienen compañeros y fomentan la camaradería al compartir con ellos actividades intensas y significativas. Se relacionan y expresan su amor con más facilidad mediante las cosas que hacen juntos, más que a través de las palabras.

Ser compañera de mi padre

Recuerdo que mis padres solían llamarme cuando estaba en la universidad. Luego de comentarle a mi madre los detalles de todo lo que hacía, con quién salía, si estaba a gusto con mis compañeras de habitación, entre otros temas, mi padre se ponía al teléfono y me preguntaba: ¿cómo anda tu carro? Así ocurrió durante años, de manera predecible, y me molestaba que no se interesara por nada sobre mi vida. Pensé que no le importaba.

Pero un día caí en la cuenta de lo que sucedía. Él nunca fue de muchas palabras. Me di cuenta que preguntarme por el carro era su manera de decirme que me quería. Le importaba mi seguridad; si el carro funcionaba bien, para él, yo estaría segura. A partir de ese momento, cada vez que me preguntaba por el carro, yo le respondía con alguna broma y le decía cuánto lo quería. Esto funcionó, ya que después de unos meses, por fin me dijo, frente a frente y por primera vez, que me quería. Yo siempre supe que me quería, por todas las cosas que había hecho por mí y mi familia, pero oírle decir esto, sabiendo lo difícil que era para él, me ha quedado como uno de los recuerdos que tendré presentes hasta el día en que me muera. Veo algo de mi padre en todos los hombres que he cuidado.

JAMIE

La libertad masculina frente a la seguridad femenina

En su impulso hacia fuera, la energía masculina no gusta de ser controlada y necesita libertad de movimiento. Es como un cohete que surca el espacio y, de vez en cuando, busca un sitio tranquilo donde aterrizar. ¿De qué desea liberarse? De cualquier tipo de limitación. Es por eso que a menudo los hombres se abochornan cuando se sienten criticados y controlados, aunque, paradójicamente, también quieren atención. Si el hombre se aleja demasiado de una buena fuente de energía femenina, con el tiempo, esa libertad le parecerá aburrida.

La fuerza interior de la energía femenina está ocupada asegurando el nido y buscando lugares para sentirse cómoda. La búsqueda masculina de compañía tiene el sentido de encontrar a alguien con quien compartir el botín de la caza. Pero, ¿qué sucede si lo que trae a su regreso a casa no es verdaderamente deseado o apreciado? ¿Y qué pasa si la relación restringe su libertad de seguir cazando?

Barbara y George: la libertad de la cacería

Después de dos matrimonios, tengo una mejor idea de lo que quiero en una relación. Sé también lo que ya no me conviene. Me tomó cuatro años llevar mi negocio a un punto donde pudiera moverme y construir la casa para pasar mi vida hasta la vejez. Mientras estaba terminando mi "castillo", conocí a Barbara, una mujer fascinante, con quien estaba muy a gusto. Ella tenía una casa a una hora de viaje de la mía y una profesión importante, además de disfrutar de amigos y nietos. Durante casi tres años, fue mi compañera en viajes alrededor del mundo. Me veía en una situación excelente, y sentíamos mucha atracción el uno por el otro, hasta que las cosas cambiaron.

Para mí, la relación comenzó a declinar cuando ella lanzó la idea de que viviéramos juntos. Cada vez que le recordaba la forma en que yo quería vivir, ella sentía que estaba evitándola, sin prestar atención a sus deseos. Yo si escuchaba lo que ella decía, pero no quería volver a casarme. Me gustaba tener mi propia casa y compartir el tiempo entre ambas viviendas. La idea de mudarme con ella, o ella conmigo, estaba fuera de todo cálculo y yo creía que esto había quedado claro desde el principio. Pero eso no era todo; ella empezó a querer que yo cambiara. Comenzó a criticarme por la forma en que hablaba con los meseros, cómo elaboraba mis proyectos de viaje y acerca de todo tipo de detalles ínfimos. Esto me recordaba mis matrimonios anteriores, en los que tuve que ceder en cosas que nunca supe bien qué eran. Un día le pedí que me acompañara a un viaje a África. Tenía la meta de poner mis pies en los siete continentes antes de fin de año y me faltaba uno solo. El punto de inflexión fue cuando ella me cuestionó por qué debía viajar conmigo solamente para que yo pudiera pisar otro continente. Aunque se disculpó más tarde por ello, comencé a sentirme diferente, ya sin poder volver atrás. Supongo que he llegado a un momento en mi vida, después de setenta años, en que quiero llevar la vida de cierta manera y compartirla con una mujer que apoye mis sueños.

Su salto hacia la independencia

Hasta los cuarenta años, mi preocupación mayor era criar a mis dos hijos y ocuparme de la casa. Cercana a los cincuenta, ya con nuestros hijos a punto de graduarse, quería algo más. Hasta ese momento, mi esposo era quien ganaba más dinero y, aunque yo tomaba parte en las decisiones, Donald era quien tenía la última palabra sobre cómo usar el dinero, dónde pasar las vacaciones y qué gastos podíamos asumir. Desde hacía años soñaba con tener un salón de belleza. Finalmente, dejé el trabajo y, con el apoyo de mi marido, abrí mi propio negocio con una amiga. No podía creer lo bien que le hace sentir a uno tener éxito. Creo que así ha sido porque mis compañeras de trabajo son muy buenas amigas. Nunca me había detenido a pensar mucho acerca del papel que desempeñaba el dinero en nuestra relación pero, ahora que gano bastante, soy mucho más independiente. El lado malo de esto es que como ambos trabajamos todo el día, a veces siento que estoy tan ausente como antes estaba mi marido, cuando yo lo criticaba. Lo más duro es que el sexo con él ha desaparecido casi por completo y quiero volver a tenerlo. De ninguna manera abandonaré lo que estoy haciendo, pero tampoco quiero que se pierda nuestra relación. Algo que debo decir, mientras encuentro mi camino, es que ha sido muy valioso para mí que mi esposo me haya seguido apoyando, aun cuando no tuviéramos mucho sexo.

CAROL

A muchas mujeres les gusta la emoción de las oportunidades económicas y se dejan llevar por el estímulo de la libertad, las nuevas amistades y la remuneración financiera. En su proceso natural de evolución, la mujer desea desarrollar sus talentos creativos de manera activa. Estos son pasos necesarios y profundamente satisfactorios en la maduración femenina, pero afianzar estas capacidades es sólo una parte de su potencial pleno. Si la mujer se queda en esta fase de la vida y usa su nueva independencia para competir con el hombre, su crecimiento se estancará y sus relaciones sexuales sucumben. Lo que la mayoría de las mujeres no ven hasta que quedan agotadas, es que en determinado momento durante su lucha por la independencia, han marginado su necesidad de compañía masculina y han desechado algunas de sus más importantes gracias femeninas. Para que una mujer pueda restablecer sus cualidades naturales, tendrá que afrontar el reto de disfrutar la intensidad creativa de su energía masculina por el día y ser capaz de ir a la cama como una dama sensual, con toda su femineidad. Si bien no es fácil pasar constantemente de una energía a otra, si la mujer se mantiene demasiado lejos de las buenas fuentes de energía masculina, la idea de valerse por sí misma muy pronto pierde todo su lustre.

Para que la energía femenina se cristalice en cautivante belleza, la mujer debe hacer un esfuerzo consciente por desarrollar su suavidad. Una forma de lograrlo es abandonar la idea de que tiene que hacerlo todo por sí misma. Pedir ayuda, en particular a los hombres de su vida, le permitirá conseguir más apoyo. De este modo, la mujer puede relajarse lo suficiente como para generar poder desde el interior de su belleza. Para evitar el desequilibrio, debe desarrollar no sólo su creatividad, sino también abrirse sexualmente. En otras palabras, debe alimentarse a sí misma a través de sus expresiones sexuales, llenando de gracia sus proyectos creativos. Lo más importante es que debe hallar la forma de dar el amor que se aloja en su ser. Cuando es capaz de hacer esto, deja atrás sus ansias de seguridad y no necesita demostrar nada más a nadie. Al preocuparse por la calidez y suavidad de su "hogar", la belleza vibrará por todo su cuerpo, alimentando la sabiduría de su corazón.

La inmersión de un hombre hacia adentro

Construí varios imperios de la nada, desde restaurantes hasta bares y fundaciones caritativas internacionales. Una vez, estando de vacaciones en Texas, me fijé en que no había ningún buen restaurante mexicano en cierta parte de la ciudad. En seis meses generé las finanzas, gestioné el inmueble, definí el concepto, contraté el personal y poco después ya tenía una empresa exitosa. Sé cómo ganar dinero y hacer que las cosas funcionen. Me encanta hacerlo, y he ayudado muchas veces a otras personas a lograrlo. ¿Por qué dejé ese restaurante, al igual que otros negocios y relaciones que funcionaban? No lo sé. Supongo que ha sido por algún interés amoroso. Soy mejor para empezar cosas que para mantenerme en ellas.

MICHAEL

¿Qué sucede cuando un hombre siente que todo lo que hace carece de interés y que, de pronto, las cosas por las que tanto ha trabajado colapsan? Mientras no encuentre lo que más profundamente le interesa, sus acciones volarán como flechas débiles sin dirección. Cuando su reserva de energía masculina se agota, queda sumido en rachas de indecisión y depresión y tiene que salir a cazar para poder seguir adelante. Si no mira más hacia adentro para saber qué está fallando, no tendrá la posibilidad de echar mano de sus errores y fracasos para tratar de cambiar su rumbo. Si no encuentra algo por lo que esté dispuesto a dar la vida, pasará el resto de sus días apenas tratando de sobrevivir.

Para que un hombre madure hasta alcanzar su potencial pleno, debe evitar la tendencia de sentirse rechazado y criticado y debe alejarse de las distracciones para poder terminar las cosas que comienza. Luego, debe llevar su energía creativa hacia lo que sea más importante. Su sobrevivencia depende de su capacidad de mantenerse fuerte aun cuando se sienta inseguro y solo. Para ser bienvenido con calidez por la energía femenina que tanto desea, debe aprender a cultivar el territorio mediante la conexión con sus sentimientos. Debe abrirse a nuevas expresiones de su sexualidad al ser más sensible y afectuoso como amante. Cuando se mantiene firme en sus compromisos, desarrolla la capacidad de pasar las pruebas aparentemente interminables que la vida y, en particular, las mujeres, siempre le ponen en su camino. A medida que asuma la actitud de vivir bajo sus propias reglas con receptividad de corazón, comprobará que sus instintos de defender, proteger y servir son verdaderamente valorados. No necesitará más liberarse de las limitaciones ni poseer cosas para probar su valía. Todo lo que hace con altruismo y pasión son los dones de su esencia masculina.

CONCENTRARSE EN LA RUEDA DE LAS RELACIONES

La expresión de las energías femenina y masculina evoluciona y cambia en la medida en que crecemos a través de las relaciones. Se obtiene energía de las diferencias en nuestras naturalezas instintivas al cambiar de enfocarse en uno mismo a enfocarse en la relación. Fortalecer nuestras propias capacidades internas masculinas y femeninas nos conduce a enfocarnos en la fusión y en la cohesión, hasta que entramos en la armonía dinámica de enfocarnos en el guerrero.

Madurar como hombre significa desarrollar y admitir la energía femenina, tanto la de uno mismo como la de la pareja. La clave consiste en hacer cosas que aumenten la sensibilidad y que nos hagan más abiertos y receptivos. ¿Qué tipo de cosas? Artes marciales, meditación, baile, labores de jardinería, cuidar niños, oír música, en fin, cualquier otra que nos enseñe cómo navegar a través de sentimientos complejos y sutiles.

Para la mujer, la madurez significa aceptar la energía masculina suya propia y la de su pareja. Esto tiene poco que ver con las preferencias sexuales. Se puede obtener energía masculina y formar alianzas íntimas con cualquier hombre de nuestras vidas, incluidos los hermanos, amigos y amantes.

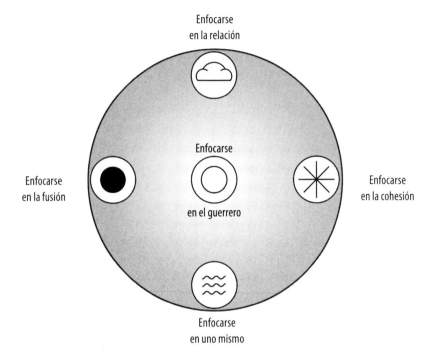

Fig. 14.2. La rueda de enfocarse en la relación

Para realzar su potencia femenina, debe desarrollar la capacidad de aclarar las emociones, concentrarse selectivamente y luego actuar en forma decisiva. Saber cómo cultivar nuestras propias energías internas, masculina y femenina, no solamente aumenta la atracción en las relaciones íntimas, sino que cambia el modo de relacionarnos con todos los hombres y mujeres.

Relaciones enfocadas en sí mismas

Los hombres y mujeres inmaduros dan prioridad a sus propias necesidades y deseos frente a las del otro, en relaciones ñoñas y enfocadas en sí mismas, consistentes en dos personas perdidas en sus propios mundos, donde acumulan resentimientos y autoindulgencia. Ambas partes no quieren ni pueden admitir sus deseos reales y se concentran totalmente en la satisfacción de sus propias necesidades. Cuando piensan en dar, no lo hacen sin antes preguntarse, "¿qué gano yo con esto?" Las relaciones enfocadas en sí mismas están marcadas por actitudes de negación, secreto, mentira, traición, holgazanería, celos, repulsión y la idea de tratar de ajustar cuentas. Cuando estamos atrapados en una relación enfocada en sí misma, saboteamos la intimidad porque sentimos que no la merecemos. Esta es la razón por la que, en estas circunstancias, el sexo puede resultar casi siempre una batalla decepcionante en la que, al final, se pierde más energía que la que se gana.

Enfocarse en la relación

Al enfocarnos en la relación, empezamos a comunicarnos con mayor conciencia de las necesidades del uno y el otro y a llegar a acuerdos en busca de intercambios más equitativos. Con frecuencia, tanto para quienes tienen pareja como para quienes no, se trata de una etapa altamente productiva para construir la carrera profesional, el hogar y la familia, y también para explorar nuevos intereses sexuales. En esta fase, al cultivar las cualidades opuestas, ambas partes maduran a medida que rompen con las limitaciones de su propio género. Cuando la mujer lleva a la realidad su talento creativo y el hombre explora sus sensaciones, establecen relaciones en las que aprenden a dar y recibir de una manera más satisfactoria. El sexo se hace más atractivo, placentero y afectuoso.

Suena maravilloso, pero enfocarse en la relación es, típicamente, la fase más difícil de cualquier relación. Al tratar de ser menos egoístas y mejorar en nuestra capacidad de expresarnos, todavía estamos luchando por la igualdad de estatus. Parecería que todo tiene que ser equitativo: la carrera profesional habría de ser tan importante como las labores domésticas; el dinero habría de compartirse por igual y, en lo que se refiere al sexo, la satisfacción también tendría que ser compartida.

Durante este período, que puede durar años, la expresión de las necesidades sexuales, pocas veces es un proceso fácil. Las negociaciones a menudo caen en debates tediosos e interminables, discusiones constantes o largos combates que culminan en retirada. Es una etapa confusa, ya que, al mismo tiempo que estamos esforzándonos por expresar lo que necesitamos y tratando de entendernos mejor, las propias cualidades que estamos cultivando para crecer debilitan nuestra atracción sexual. Cuando los hombres tratan de ser más sensibles y afectuosos, se vuelven menos enfocados y más indecisos. Cuando las mujeres desarrollan su asertividad e independencia, se hacen más fuertes y menos disponibles sexualmente.

En la programación neurolingüística, uno de los métodos de crear atracción consiste en hacerse similar a los oponentes. Se imitan tan exhaustivamente sus gestos y la cadencia de su voz, que uno puede entender sus motivaciones e incluso llegar a sentir lo mismo que ellos sienten. Pero, en las relaciones íntimas, ser demasiado parecido al otro apaga lo que más nos atrae de ellos.

En lo que respecta a enfocarse en la relación, esta es la fase en que muchos hombres y mujeres inteligentes, con carreras exitosas o familias seguras, entran en un período de estancamiento. Es el momento de la relación en que sentimos que nos falta algo muy importante. El deseo y la frecuencia de los actos sexuales disminuyen y se siente como si el crecimiento se hubiera detenido. Aunque hayamos desarrollado mejores habilidades de comunicación, nuestras necesidades instintivas básicas están sedientas de expresarse. Ansiamos más relaciones íntimas y estimulación intelectual. Es característico que las mujeres que se enfocan en la relación digan que los hombres deberían ser más sensibles, o se quejen de que "ya no hay hombres que sirvan". Aun cuando tengan su pareja, comienzan a desear expresiones más fuertes de energía masculina. Y, aunque los hombres en igual situación a menudo dicen que les gustan las mujeres fuertes, también empiezan a desear que la energía femenina esté más disponible, sea más despreocupada y tome las cosas menos a pecho. No obstante, no hay forma de parar esta mutua búsqueda de maduración. Los hombres, cuando se aprestan a crear un nido, asumen compromisos y aceptan responsabilidades, comienzan a ser más femeninos. En tanto, las mujeres, cuando se interesan más en la independencia, el éxito y la libertad, se hacen más masculinas. Muchas relaciones se encuentran en ese punto, y es esta coyuntura la que lleva a las parejas a la espiral del divorcio o a vivir en universos separados. Cada quien tiene la oportunidad de cambiar su enfoque e ir hacia un modo diferente de relación, se mantenga o no junta la pareja.

Empezar a enfocarse en la cohesión

¿Qué se puede hacer cuando el crecimiento parece estancarse y las irritaciones diarias hacen imposible la conexión? Nos sucede como a las plantas: no siempre podemos ver nuestro crecimiento, pero sí sabemos cuándo nos sentimos aplastados en una relación. Las peleas recurrentes y los conflictos que se intensifican son señales de que uno no está satisfaciendo sus necesidades instintivas y que se vacila entre enfocarse en sí mismo y enfocarse en la relación.

La transición entre enfocarse en la fusión y enfocarse en la cohesión no es como un cuento de hadas de unirse uno con el otro o aterrizar serenamente en un estado constante de felicidad con el ser amado, ni significa tampoco el fin de las diferencias. De hecho, al empezar a enfocarse en la fusión, las diferencias instintivas masculinas y femeninas se hacen aun más divergentes. El proceso de enfocarse en la fusión es como andar por un laberinto que requiere de ambas partes el desarrollo de expresiones más maduras de sus esencias masculina y femenina. Gradualmente, a medida que la mujer reconoce la gracia y el poder de su feminidad y el hombre pone énfasis en su compasión, el sexo se va haciendo más placentero y satisfactorio.

Abrirse paso en el laberinto:
Disolver los conflictos en atracción

En las fases iniciales de enfocarse en la fusión, se deben reconocer los temores ocultos y hacer frente a las situaciones que más nos asustan. Si se tiene miedo de perder control, hay que enfrentarlo y hablar sobre ello. Si la preocupación es la de ser abandonado o traicionado, o si se tienen sentimientos de furia por haber sido engañado, hay que admitirlo también. Si nos atenazan los celos, el cansancio o nos atormentamos por el desempeño sexual, hay que hablar de estos temas. Por debajo de todo esto siempre se encuentra el miedo a la pérdida. Para sobreponerse, hay que identificar lo que se teme perder. Cuando permanecemos enfocados en la relación, damos tumbos de una cosa a otra para tratar de cambiar lo que no nos gusta del otro. La mayor parte del tiempo, batallamos detrás de una cortina de humo de puntos de contención no resueltos y evitamos pedir lo que en realidad necesitamos y deseamos. Esto nos lleva a una separación angustiosa y siempre desilusionante.

El paso a enfocarnos en la cohesión nos hace encarar lo que no soportamos de nuestra pareja. En lugar de retroceder o tratar de hacer que el otro cambie, uno comienza a hacer simbiosis con lo que le molesta. Por ejemplo, si el problema es que la otra persona siempre está gritando, preste atención a sus gritos, aunque los haya oído mil veces. Escúchelos de veras. O digamos que se trata de la manera en que el otro se retrae y se enfurruña. En lugar de defender nuestra posición, o tratar de cambiar a la otra persona, seamos deliberadamente más receptivos y abiertos. En el proceso de enfocarse en la relación, se habla de lo que lo irrita a uno, se trata de asumir la responsabilidad por lo que toca a cada quien y se llega al acuerdo de no repetirlo. Usualmente, aunque las intenciones sean buenas, los acuerdos no duran mucho. Cuando se pasa a enfocarse en la cohesión, se comienza a oír y sentir lo que el otro siente. Se experimenta el dolor del otro cuando se retrae. Se siente el estrés que padece el amante y se trata de ver qué necesita en verdad. Si uno puede acercarse deliberadamente a lo que encuentra poco atractivo, automáticamente dará un paso para dejar de enfocarse en sí mismo.

Enfocarse en el guerrero

Cuando uno hace frente a sus peores miedos y no se deja llevar más por el sentido de pérdida, empieza a enfocarse en la cohesión y a vislumbrar lo que sería enfocarse en el guerrero. La práctica consiste en salir de la conciencia de nosotros mismos hacia el otro y darle lo que más tememos perder. Si tiene miedo de ser abandonado, debe buscar más intimidad. Si necesita una descarga sexual, sea más apasionado en lo que hace. Si uno ansía seguridad, debe ofrecer a alguien la certeza de la amistad, siendo mejor amigo. Si necesita espacio, busque la manera de darlo. Es posible que no obtenga exactamente lo que quiere, de la manera y en el momento en que lo quiere. Las relaciones casi nunca funcionan de manera uniforme. Sin embargo, cuando uno se enfoca en la cohesión, tiende a compartir lo que tiene, más que luchar por lo que no tiene. No hay que esperar a tener un ser amado para enfocarse en la cohesión, e incluso a veces puede separarse de su pareja en forma amorosa. Aunque esto parezca una contradicción, el hecho de enfocarse en la cohesión no significa necesariamente que seguirá para siempre con su pareja. Se trata de atesorar momentos de intimidad ofreciendo con ternura lo que más se desea y dejando ir a lo que más apegado se esté.

Por último, solucionar conflictos y restaurar la energía de las relaciones enfocándose en el guerrero significa sentir los deseos de la pareja más agudamente que los propios. Hay que buscar para ver, entender y saber cuáles son sus necesidades y luchar por satisfacerlas, encontrando una manera de dar sin desear nada a cambio. Ver cuáles son las necesidades de él y encontrar la manera de satisfacerlas sin pretender nada a cambio. Tratar de sentir y dar lo que el otro necesita, incluso si ello conlleva el sacrificio de algo que uno quiere para sí, se convierte en una posibilidad mucho más atractiva que la gratificación propia. Esto se manifiesta particularmente cuando se tienen relaciones sexuales en las que rendirnos a la dicha del placer nos hace enfrentar todas las vulnerabilidades, inseguridades y temores que hayamos conocido en nuestra vida. Al enfocarnos en el guerrero, esto nos lleva al abismo de lo desconocido y nos hace experimentar continuamente nuevas aristas de la conciencia.

La diferencia instintiva final: ser padres y ser pareja

Al pasar de enfocarse en uno mismo a enfocarse en la cohesión y enfocarse en el guerrero, las energías masculina y femenina, antes separadas, se fusionan en un deseo mutuo de que el otro alcance toda su grandeza. El instinto femenino de actuar como madre es el deseo compasivo de hacer que los hombres de su vida se conviertan en "dioses", mientras que el instinto masculino es el de atesorar y proteger la vida misma apoyando a las mujeres en su existencia para que se conviertan en "diosas".

La mujer puede hacer brillar las cualidades más expansivas de los hombres que forman parte de su vida, no justificando sus acciones descuidadas ni cortándoles las alas. La mujer madura inspira algo mejor. Trata al hombre con dignidad y, a cambio, él la honra. La mujer que ha cultivado su energía femenina con pericia no ansía ni solicita seguridad para sí. Es segura, aun al hacer frente a devastadoras situaciones de ruptura y pérdida. Su cometido es poner a prueba y desafiar a la energía masculina, incluida la suya propia, de tal manera que predominen las elecciones, decisiones y soluciones que más contribuyan a afirmar la vida. Al aprender a aclarar sus emociones, la mujer puede sugerir opciones, en lugar de plantear exigencias. Así, debe otorgar a los hombres en su vida el espacio necesario para que él pueda entender las cosas por su cuenta. De este modo, se vuelve más confiada y magnética y acepta la vulnerabilidad de abrirse a la energía masculina cada vez que quiera.

Para un hombre maduro, cada mujer, en cierto sentido, se vuelve su compañera, una diosa a la que desea proteger y sustentar. No obstante, al sustentar a los demás, el hombre también debe aprender a cuidarse a sí mismo. Esto lo puede lograr al asumir el control de sus emociones infantiles y alentar a las mujeres de su vida a expresar su individualidad y libertad. Al hacer realidad sus sueños, se vuelve más seguro de sí mismo, con lo que inspira a la mujer a estar más relajada para expresar su femineidad.

Su energía no se distrae al tratar de poseer cualquier cosa que le atraiga en cada momento. El sexo deja de ser una necesidad de liberación, o un respiro breve, sino que se convierte en la concentración de su deseo puro de verter su energía en la vida. El juego de caza y conquista deja de interesarle, no porque se haya rendido, sino porque el objetivo real se dirige hacia el valor de seleccionar cuándo, dónde y cómo puede ofrecer a plenitud sus dones en servicios de los demás. Tener sexo o no, ya no es lo que domina sus pensamientos. Con el desarrollo del discernimiento adquiere la previsión necesaria para ver las consecuencias de sus acciones. Envejece con madurez al aprender a respetar y honrar con generosidad la belleza de la energía femenina. Ello no quiere decir que sus batallas contra sus demonios internos y externos hayan terminado, pero siempre prevalecerá su dignidad.

Cuando podemos responder a las preguntas ¿qué queremos?, ¿qué necesitamos? y ¿qué nos hace diferentes?, no con conclusiones definitivas, sino con el deseo aun mayor de comprendernos, a nosotros y a los demás, la intimidad sexual se convierte en una fuente de descubrimientos sin fin. Al alzarnos de la derrota y dejar ir algo que creíamos era imprescindible para vivir, ascendemos un paso en la escala de la evolución. La clave está en saber que no hay un destino concreto y darse cuenta de cuánto nos necesitamos en verdad unos a otros para aprender y crecer. Al evolucionar juntos de esta manera, el sexo se vuelve algo sagrado, no porque sea fantástico todas las veces, porque uno conozca alguna técnica especial, ni porque haya conseguido al fin una gran pareja, sino porque uno ha cambiado.

15

Creación de una ceremonia sexual sagrada

EL SEXO VISTO DE UNA FORMA MÁS SAGRADA

Se nos ha dicho siempre que la mejor manera de conservar una buena relación es asegurarse de que la relación sexual funcione bien. Es de suponer que en alguna parte hay parejas afortunadas que, en la intimidad de sus hogares, tienen buen sexo. Pero lo que muchas veces no se sabe es qué hacen estas parejas para conseguir una relación sexual más satisfactoria. Una de las formas más fáciles y seguras de llevar la sexualidad a un nivel superior consiste en encontrar motivos de inspiración comunes.

El acto sexual puede ser para satisfacer el ansia momentánea o, si uno se toma el tiempo de compartir intenciones sopesadas más cuidadosamente, puede también lograr que ese momento sea de comunión de corazones, cuerpos, mentes y espíritus. El hecho de cocrear una intención antes, durante y después de hacer el amor, otorga sentido y pasión a la unión sexual. Los sentimientos de ternura y gratitud desbordante se transfieren de manera natural entre ambos seres. Cada abrazo se convierte en una ambrosía para el alma. Establecer intenciones claras a través de una ceremonia dispone y orienta las fuerzas de su energía sexual hacia un objetivo superior. Uno se convierte en una célula generosa y amorosa dentro del cuerpo del Gran Espíritu al ayudar a su pareja a expresar su pleno potencial, con equilibrio entre las energías masculina y femenina.

A continuación se describirán los beneficios o dones que se deben compartir para que todo encuentro se convierta en una expresión sanadora de su amor sexual. Cada afirmación se refiere a los dones que se obtienen al dar y recibir pensamientos inspiradores de belleza. Léalos antes de hacer el amor y luego hable sobre ellos para solazarse en la calidez de las charlas agraciadas por la conexión. Comente acerca de los dones que más le llegan y vea cómo mejora la calidad de sus encuentros sexuales.

LA RUEDA DE LA BELLEZA

Este
Hacer el amor con pasión y deseo, nos otorga el don de la creatividad original.

Oeste
Al estar plenamente inmersos en los sentimientos puros de la intimidad sexual, obtenemos los dones de la destreza y la fuerza.

Sur
Al dejar de dar importancia a cosas pasadas, y tratar al ser amado con ternura, obtenemos el don de la intimidad sensual fluida.

Norte
Al compartir creencias empoderadoras sobre el sexo y llevar el humor a la vida amorosa, recibimos el don de la claridad flexible.

Suroeste
Al estar abiertos para descubrir nuevos gustos y experimentarlos de conjunto como si fuera la primera vez, se obtiene el don de ser exploradores inquisitivos.

Sureste

Al aceptarnos, ser vulnerables y compartir lo que nos parece bello de la otra persona, se obtiene el don de la individualidad.

Noroeste

Al cambiar pautas que no nos dan resultado y hacer lo que nos gusta, se nos da el don de la autonomía.

Noreste

Al relajarnos y enfocarnos en ser más espontáneos, recibimos el don del libre albedrío.

Centro

Al ser completamente honestos sobre nuestras necesidades y deseos, y tener sexo con más frecuencia, recibimos los dones de la libertad y la franqueza.

CREAR UNA CEREMONIA SEXUAL PROPIA

Esta ceremonia tiene el fin de hacer que la unión sexual sea una ocasión especial. Para disfrutar mejor ese momento se pueden traer al hogar los elementos de la Creación para ponerlos en un altar consagrado al amor. El hecho de colocar juntos de este modo los elementos de agua, tierra, viento y fuego, nos remonta a la esencia de nuestra propia creación. Tomarnos el tiempo necesario para seleccionar y colocar estos elementos en una rueda es una forma de hacer ver cuán grande es nuestra dedicación al ser amado. Al hacerlo de manera conjunta, se está cocreando una intención de compartir una celebración gozosa de intimidad sexual.

◎ Crear un sencillo altar de amor

El altar se puede crear poniendo una mesa pequeña cerca de donde se hace el amor.

Sur

El agua y las emociones

Llene con agua un recipiente pequeño y hermoso en el que, además, puede poner una flor. Colóquelo en la mesa en la posición del Sur, o en una manta especialmente seleccionada para su ceremonia sexual. El agua representa la idea de dar con ternura.

Norte

Viento y mente

Coloque un tallo de incienso mirando hacia el Norte. No lo encienda hasta el momento de hacer el amor. Al representar a la mente y el viento, el incienso ayuda a alejar las distracciones y calmar la mente, de modo que nos podamos enfocar totalmente en dar y recibir placer. Además nos ayuda a darnos cuenta de los mayores deseos del ser amado en ese momento. El incienso representa la capacidad de recibir con afecto.

Oeste

Tierra y cuerpo

Busque otro cuenco pequeño y llénelo de tierra. Colóquelo en el oeste de su rueda. Esto le ayudará a adentrarse en su cuerpo y dejar fluir y disfrutar del todo las sensaciones del contacto. La tierra representa el cuerpo físico y nos insta a confiar en la intuición para identificar los tipos de caricias que son del gusto de nuestro amante. Este es el lugar de mantenerse y transformar con intimidad.

Este

Fuego y espíritu

Hacia el Este del altar, coloque una vela. No la encienda hasta que esté listo para hacer el amor. El fuego representa la capacidad de expansión de su ser y nos revela la belleza de la pasión. Con esta ceremonia se celebra el espíritu de la unión, la energía del Quodoushka que acopla para crear algo más que la suma de las partes individuales. Por ello, sin tener en cuenta cómo llegaron a unirse, los amantes pueden crecer y aprender al compartir la energía más valiosa del mundo, la sexual. La vela nos recuerda que debemos satisfacer nuestros deseos con pasión y deleite.

Centro

Alma y vacío

En el centro del altar, coloque algo especial que tenga un significado particular para ambos amantes. Puede ser una imagen, o incluso un sueño que se desea realizar. También se puede poner en el centro una nota sobre lo que se siente por el otro. El vacío es tanto la ausencia como la plenitud de donde todas las cosas se proyectan a la existencia y a través de las cuales todo regresa. Disfruten los momentos de conexión e inspírense uno al otro a compartir cariño sincero y amor. Este es el lugar en que se cataliza la sexualidad con la comunicación de corazón a corazón.

Una vez que haya concluido esta rueda de la belleza y haya preparado su altar, comience a hacer el amor como más le guste. Nota: recuerde la regla número seis, no se tome nada demasiado en serio, ni a usted mismo ni a ninguna otra cosa. Sea alegre, espontáneo y disfrute.

Aún quedan algunos pasos para terminar la ceremonia. El primero consiste en ofrecer al ser amado un pequeño regalo de corazón, y agradecerle por compartir este momento especial. El segundo consiste en limpiar el espacio del altar con tanto amor como fue creado. Con pensamientos o palabras de gratitud, vierta el agua sobre una planta, regrese la tierra a su lugar, apague la vela y limpie las cenizas del incienso. Por último, si escribió un sueño que desea que se realice, o si colocó una imagen u otro elemento para la ceremonia, hay varias cosas que puede hacer para cerrar bien el ciclo. Se puede quemar el objeto, ponerlo en un lugar especial o echarlo al viento.

EPÍLOGO

Lo que en verdad somos es mucho más valioso que lo que deseamos ser.

THUNDER STRIKES

En muchos sentidos, la frase anterior capta la esencia de lo que significa el Quodoushka. Cuando llegamos a una perspectiva de cómo podemos cambiar la vida al mejorar nuestra actitud y enfoque en relación con el sexo, nos quedamos lógicamente pasmados de cómo somos en realidad. Nuestra intimidad va mucho más allá que querer tener una mejor experiencia sexual. No obstante, sentir la urgencia de la intimidad y darnos cuenta de cuán desconectados quedamos cuando no la tenemos, es el primer paso hacia la liberación. Sinceramente tengo la esperanza de que, con la lectura de este libro, muchas personas se inspiren a aprender a través del placer y encuentren el camino de su corazón que les permita ver el sexo como algo natural, saludable y bueno.

Una de las dificultades que he encontrado para presentar este material es darme cuenta de que las palabras escritas solamente pueden expresar indirectamente el tipo de sanación y transformación que solo ocurren cuando el Quodoushka se comparte personalmente entre maestros y discípulos. Para conocer el pleno valor de estas prácticas, espero que muchos encuentren la orientación que necesitan para volverse seres humanos más equilibrados. (Al final del libro se podrá encontrar una lista de recursos útiles). Sucede que, al experimentar el sentido del Quodoushka y entender la profundidad de nuestras vulnerabilidades personales y conflictos colectivos en torno al sexo, empezamos a darnos cuenta de que cada uno de nosotros merece placer y que reprimir nuestro Yo Natural menoscaba nuestra experiencia vital.

Compartir estas enseñanzas con nuestra familia, amigos y amantes, puede servir como un ritual de paso para entrar en un mundo más vasto de esperanza, felicidad, humor, salud y armonía. Pero, si queremos vivir en un mundo así y crecer como una sociedad madura, tolerante y sabia, ¿cómo es que seguimos negándonos a enseñar a nuestros hijos lo que necesitan saber acerca de su sexualidad? No podemos seguir dejando a la casualidad uno de los aspectos más importantes de nuestras vidas. Debemos recuperar la integridad y aceptar nuevamente la sexualidad a partir de más conocimiento, compasión, responsabilidad y libertad. Eso es lo que significa sanarnos primero a nosotros mismos y, de este modo, dejar un legado de belleza a las próximas siete generaciones.

Recursos

MAESTROS AUTORIZADOS DE QUODOUSHKA

John Ardagh: www.quodoushka.com, thunderwolf@sympatico.ca.

Barbara Brachi: www.icss.org, icss@tcn.ca.

Amara Charles: www.amaracharles.com, amara@amaracharles.com.

Rose Fink: www.quodoushka.co.uk, fynkin@aol.com.

Batty Gold: www.quodoushka.co.uk, battygold@aol.com.

Janneke Koole: www.quodoushka.com, beyondwords@me.com.

Karen Krauss: www.quodoushka.com, swmedicine@aol.com.

Asa Kullberg: www.quodoushka.com, littlesword@swipnet.se.

Mary Minor: www.quodoushka.com, medicinedirector@dtmms.org.

Ina Mlekush: www.spiritualsexuality.com, Ina@SpiritualSexuality.com.

Mukee Okan: www.spiritfireproductions.com, mukee@spiritfireproductions.com.

Kristin Viken: www.quodoushka.com, kristin@shamanicdearmoring.com.

TALLERES DE QUODOUSHKA DE LA SOCIEDAD MEDICINAL METIS DE LA TRIBU DEL CIERVO (DEER TRIBE METIS MEDICINE SOCIETY [DTMMS]) Y AFILIADAS

Australia: www.ozsacredsexuality.com. (011-64-1300-38-2877)

Canadá: www.icss.org. (416-603-4912)

Europa: www.dtmms-europe.com. (011-49-338-469-0574)

Estados Unidos: www.dtmms.org. y www.quodoushka.com. (480-443-3851)

⊓⊙TAS

INTRODUCCIÓN. LA MEDICINA DEL SEXO— APRENDER A TRAVÉS DEL PLACER

1. Susy Buchanan, "Sacred Orgasm", *Phoenix New Times,* 13 de junio de 2002.

CAPÍTULO 1. EL LEGADO DEL QUODOUSHKA

1. Hyemeyhosts Storm, *Lightning Bolt* (Nueva York: Random House, 1994), 290–348.
2. Ibid.

CAPÍTULO 6. UN LENGUAJE NATURAL PARA EL SEXO

1. Paul Joannides, *Guide to Getting It On* (Waldport, Oregón: Goofy Foot Press, 2009), 86–87.
2. Ibid., 188–89.
3. Ibid., 94–99.
4. Ibid., 188–89.

CAPÍTULO 8. TIPOS DE ANATOMÍA GENITAL FEMENINA

1. Ted Andrews, *Animal-Speak: The Spiritual and Magical Powers of Creatures Great and Small* (St. Paul, Minnesota: Llewellen, 1903), 258, 259.
2. Andrews, *Animal-Speak,* 250–52.
3. Ibid., 271–72.
4. Ibid., 262–64.

CAPÍTULO 9. TIPOS DE ANATOMÍA GENITAL MASCULINA

1. Paul Joannides, *Guide to Getting It On* (Waldport, Oregón: Goofy Foot Press, 2009), 41–50.
2. Ted Andrews, *Animal-Speak: The Spiritual and Magical Powers of Creatures Great and Small* (St. Paul, Minnesota: Llewellen, 1903), 251.
3. Jan Orsi, Thunder Strikes, *Song of the Deer: The Great SunDance Journey of the Soul* (Malibu, California: Jaguar Books, Inc., 1999), 174, 175.
4. Andrews, *Animal-Speak,* 270.
5. Ibid., 307, 308.

CAPÍTULO 12. PRÁCTICAS DE SANACIÓN SEXUAL

1. www.benunderwood.com/index.html.
2. www.benunderwood.com/aboutme.html.
3. Thunder Strikes con John Kent, *Shamanic De-armoring Manual* (Phoenix, Arizona: Deer Tribe Metis Medicine Society [DTMMS] 2007), 48, 49, 69.

Índice

Los números en *cursivas* se refieren a ilustraciones
en la página correspondiente.

abstinencia, 58

abuso, 4, 46

acción, 81–82

aceptación, 46

aceptación espiritual, *41*

activador secreto del fuego, 120–122, *121*, 134, 165–67

Agujero Negro Sagrado, 122–23

aliento de fuego, 263–64

Allen, Richard, 5

altares, 311–13

ambisexualidad, 53

amor, 32, 42–43, *42*

anatomía. *Véase* anatomía genital

anatomía genital, femenina, 19–20, 126–35, 136–67, *137. Véase también tipos específicos*

anatomía genital, masculina, 126–35, 168–94, *169–70. Véase también tipos específicos*

ancho, 171

Ancianos del Cabello Trenzado, 5, 10, 11, 12, 224

anhelo del sueño mágico, 150

anzuelos, 246–47

apego, flecha oscura del, 87–88

apertura, 32

aprobación emocional, 41–43, *41*

aptitudes, 29–30

árbol humano floreciente, 232

armonía, *31,* 32

autoaceptación, 91

autocompasión, 90

autoimportancia, 90

autoplacer, 260–64

autorrealización, 91–92

autorreconocimiento, 91

aversión, 42–43, *42*

bisexualidad, 52–53

cabeza de la serpiente, *116,* 117

Caciques del Cero, 9–11

cambios bruscos de estados de ánimo, 65

cantos de la luna, 152

cantos del cielo, 155

capullo luminoso, 232, 233, 237–38

carácter juguetón, 218–19

carga, 217–18

caverna trasera, 115, 124–25

cavidad anal, 115, 124–25

celos, 19

centro, 13

    anatomía genital y, 163–67, *163*, 192–94, *192*

    crianza y, 32

    energía sexual y, 63–64

    orgasmos en el, 212

    preferencia sexual y, 54

    tipo de relación y, 58–61

ceremonias

    aclarar bien la prioridades, 109–11

    altar del amor, 309–13

    autoplacer, 261–62

    charla andante en la naturaleza, 48–49

    equilibrio y lectura de los chakras, 255–56

    fusión de los chakras, 256–60

chakras, 233–41, 255–60

    orgasmos y, 222, 224, 226, 228–29

Chandra, Elizabeth, 2

charla andante en la naturaleza, 49–50

Charles, Amara, 21–22

chicas buenas, 97–99

Chuluaqui Quodoushka. *Véase* Quodoushka

cinco escudos, 248–54, *249–50*

cinco Huaquas, *31*, 32

cinco oídos, 242–44, *243*

círculo de los zorros, 90

citas en línea, 60

clítoris, 120–21, *120*

clubes de parejas liberales, 100–101

como es arriba, es abajo, 232

comparación, 89

comunicación, 40

concepto del Yo, 112

conciencia, 73–86, *73*

    adquirida, 73–75

    creacional, 81

    evolutiva, 79–81

    flecha luminosa de la, 88, 91

    potencial, 76–78

condicionamiento, 33–48

condicionamiento sexual, 33–34

    capas más profundas de, 41–48

    ejemplos de, 39–40, 43–45, 47–48

    moldear y esculpir, 35

confianza, 28

configuradores de la imagen, *34*, 35, 39

configuradores/ladrones de la imagen externa, *34*

conformidad o adaptación, 43–47, *43*

conocimiento, 27–28

crear a la presa, 218–19

creatividad, 80–81

creencias, 106–8

crianza, 26–32, *26*, *31*, 306–8

cuello uterino, 134–35

cuerpo físico, 71–73. *Véase también* Oeste

culpabilidad, 85–86

curiosidad, 27–28

dependencia, 89

descarga, 217, 218

diez chakras, 233–41, *234*, *236*, *238*

diez ojos, 241–42, *243*

discusiones, 89

divorcio, 106

doncellas estelares, *95*, 96–112

duda, 84

educación sexual, 14–24

ejercicios. *Véase* ceremonias

Elders, Jocelyn, 260

emociones. *Véase* Sur

encajar, 43–47, *43*

enemigos de los chakras, 235, 237, 238–39

energía
    equilibrio de la, 61–62, *61*, 108–11
    leyes del movimiento de, 218–20, *219*

energía de adhesión, 220, 223–27

energía de cohesión, 220, 227–29

energía del cambio, 220

energía de repulsión, 219–20, 221–22

energía femenina, 24, 25, 77–81, 291–92, 295–302, 307–8

energía masculina, 24, 77–80, 81–82, 293–301, 306–8

energía sexual
    catalizar con, 63–64
    intimidad, 71–72
    pasión y lujuria, 72
    recibir, 69–70
    ternura, 65–69
    Véase también energías sutiles

energías internas
    intimidad, 71–72
    pasión y lujuria, 70–71
    ternura, 65–69
    sexualidad y, 61–62, 72

energías sutiles, 230–32
    cinco escudos, 248–54, *248*

diez chakras, 233–41, *234*, *236*, *238*

diez ojos, 241–42, *243*

energía sexual y, 231–32, 255–64

filamentos de fibra, 244–48, *246*
    Véase también energía sexual; energías internas; energías sutiles

enfocarse en el guerrero, 301, 306

enfocarse en la cohesión, 303–5

enfocarse en la fusión, 304–5

enfocarse en la rueda de las relaciones, 301–8, *302*

enfocarse en uno mismo, 301, 302–3

ensoñaciones, 103–5

entrada a la caverna, 11–20

entretenimiento, 96–100

equilibrio. *Véase* conciencia; energías internas
    anatomía genital y, 157–61, *157*, 187–89, *188*
    crianza y, 30–31
    energía sexual equilibrada y, 70–71
    fantasías e ilusiones sexuales, 110–11
    máscara del amante del, 283–84
    orgasmo masculino en el, 205
    preferencia sexual y, 51–52
    tipo de relación y, 58

escudo espiritual de adulto, *248*, 253–54

escudo sustancial de adulto, *248*, 252–53

escudo sustancial de niño, 252

escudos, 248–54, *248*, *249*

orgasmos y, 222, 224, 226, 228

esperanza, *31*, 32

espíritu, 69–70. *Véase también* Este

espiritualidad, 5, 309–13

espontaneidad, 18

Este, 13, 211–12

estrés mental, 67–68

expectativas, 89–90

experiencia, 27–30

exploración, 27–30

expresión del águila, 205, 211

expresión del búho, 202, 207

expresión del cuervo, 204, 210

expresión del halcón, 203, 208–9

eyaculación, 198

eyaculación precoz, 198

eyacular, 172

fantasías, 110

felicidad, *31,* 32

fertilidad, 6

filamentos de fibra, 245–47, *246*

flechas, 246–47

flechas del arcoiris, 95–96

flechas luminosas, 93–95, *95–96*

flechas oscuras, 87–93, *95–96*

frotación o roce, 166, 174

gritos de belleza, 162

gritos de libertad, 163

heridas familiares, 96–100

heterosexualidad, 50–51

hijos, 24, 35–37, 96–99

hombres

    anatomía genital de, 168–94, *169–70*

    conciencia y, 73–82

    escudos, *250*

    mujeres y, 289–301

    rotaciones de los chakras de, *238*

    superar la inseguridad de, 130–32

    zonas erógenas de, 116–18, *116,* 124–25

    Véase también energía masculina

hombres alces, 185–87, *186*

hombres caballos, 182–85, *183*

hombres carneros, 190–91, *191*

hombres ciervos, 187–89, *188*

hombres coyotes, 173–75, *173*

hombres danzantes, 192–94, *193*

hombres osos, 177–80, *178*

hombres pitbull, 175–77, *176*

hombres poni, 180–82, *181*

homosexualidad, 52

hormonas, 214

humor, *31,* 32

ilusiones, 110

imaginación, 30–31

impecabilidad, 93

inferir, 254–55

inocencia, 27

inseguridad, 84, 130–34

intimidad, 71–72

ira, 65

Isla Tortuga, 10–11

Joseph, Cacique, 30

jóvenes, iniciación de los, 15–21

joyas sagradas, 114

juicio, 89

ladrones de la imagen, 34, 35

lenguaje para el sexo, 114–15

leyes, 105–6

leyes sagradas, 24–25
libertad, 32
libertad del guerrero, 92–93
libre albedrío, 2
limpieza, 125
longitud, 171

magnetismo, 32
Many Names, Stella, 185
máscara de la autocompasión, 90
máscara de la autoimportancia, 90
máscaras del amante, 265–66, *267*
máscara del hombre/mujer del fuego
     del fénix, 280–83
máscara del amante condicionado
     socialmente, 284–87
máscara del amante dominante,
     274–78
máscara del amante orientado a su
     profesión, 278–80
máscara del amante sacerdote, 283–84
máscara del amante tímido y curioso,
     266–70
máscara del aventurero y explorador,
     269–72
máscara de lujuria y pasión, 272–78
máscara de sumiso, 274–78
masturbación. *Véase* autoplacer
mayas, 5, 9–10
menopausia, 104–5
mente, 67–68. *Véase también* Norte
mitología sexual, 96–99
muerte, 103–5
mujer antílope, *136*, 155–57, *155*
mujeres
     anatomía genital de, 135–67, *136*

conciencia y, 73–82
escudos de, *249*
hombres y, 289–301
rotaciones de los chakras de, *236*
superar la vergüenza relacionada con
     los genitales, 128–30
zonas erógenas de, 118–25, *119*, *121*,
     123
Véase también energía femenina
mujer del fuego del fénix, 14–21
mujeres gatas, *136*, 142–45, *143*
mujeres búfalas, *136*, 145–49, *146*
mujeres ciervas, *136*, 157–60, *157*
mujeres danzantes, *136*, 163–68, *164*
mujeres lobas, 136, 151–54, 151
mujeres ovejas, *136*, 139–42, *140*
mujeres osas, *136*, 149–51, *149*
mujeres zorras, *136*, 161–63, *161*

naturaleza, 25, 83–85, 111
naturalidad, 32
Nightbird, Dianne, 4
Noreste, 13
     anatomía genital y, 155–57, *155*,
          185–87, *186*
     diseño y coreografía de la energía,
          108–10
     máscara del amante del, 274–77
Noroeste, 13
     anatomía genital y, 149–51, *149*,
          180–82, *181*
     máscara del amante del, 274–78
     reglas y normas sexuales, 105–6
Norte, 13
     anatomía genital y, 151–54, *151*,
          182–85, *183*

crianza y, 27
energía sexual equilibrada y, 67–68
filosofías y creencias sexuales, 106–7
máscara del amante del, 278–80
orgasmo femenino en, 207
orgasmo masculino en, 202–3
preferencia sexual y, 52–53
tipo de relación y, 57–58

odio, 42–43, *42*
Oeste, 13, 29–30
anatomía genital y, 145–49, *146*,
177–80, *178*
energía sexual equilibrada y, 71–72
ensoñaciones y, 103–5
máscara del amante del, 272–74
orgasmo femenino en, 209–10
preferencia sexual y, 50–51
tipo de relación y, 54–56
omnisexualidad, 54
orgasmo del aliento de fuego, 212
orgasmo del fuego ardiente del bosque,
205
orgasmos, 35
de alto nivel, 215–17, 254–55
don de, 2
energía y, 213–15
femeninos, 207–12
masculinos, 199–204, *199*, 212
movimiento de la energía y, 219–20,
219
niveles de, 220–29
visión ampliada de, 195–97
orgasmos en avalancha, 199–201
orgasmos del huracán, 208–9
orgasmos de maremoto, 207–8

orgasmos de tornado, 202–3
orgasmos telúricos, 204, 209–10
orgasmos volcánicos, 211–12
orgiástico, 146

pasión, atracción por las diferencia y,
288–301
pene, 116–17, *116*, 130–33. *Véase
también* anatomía genital,
masculina
pensamiento-espacio con atracción
magnética, 235, 237
percepción neutral, 42–43, 42
perineo, *116*, 117–18, 124
pertenecer, 43–46, *43*
placer, 35–37
poder, 72–74
portadoras de óvulos, 74–75
portadores de la simiente, 116
preferencia sexual, 50–54, *51*
prioridades, 108–10
proyección, 68–69
prostitución, 279
puertas de acceso ceremoniales, 9
punto G, 120–22, 121

Quodoushka, 2
controversia sobre, 4–5
enfoque chamánico de, 3–4
enseñanzas de la Isla Tortuga, 10–11
fuentes originales de, 9–10
legado moderno de la, 11–13
linaje de, 8–9
principios rectores de, 24–25

receptividad, 80–81

reconocimiento, 46–47

reconocimiento mental, *41*

reglas, 105–06

reflexión personal, 48–49

relación de pareja abierta que comparte, 57–58

relaciones, 301–8, *302*

   oportunidades de, 61–62, *61*

   tipos de, 54–61, *55*

   Véase también pasión

relaciones abiertas, 56

relaciones abiertas pero comprometidas, 56

relaciones célibes, 58

relaciones monógamas, 54

relaciones sin compromisos, 59–61

relaciones triádicas, 57

represión, 4, 85

rueda de la crianza adecuada, 26–32, *28, 31*

rueda de la intención motivacional, *41*

rueda de las cinco percepciones humanas, 42–43, *42*

rueda de los elementos, 13

ruedas de la vida, 12–13, *12*

ruedas medicinales. *Véase* ruedas de la vida

sacrificio humano, 10

salud, 30, 31

seguridad, 45–46, 75

seguridad física, *41*, 45–46

sembradores, 74

Sendero de la Danza del Sol de la Medicina Dulce, 8–9, 10, 24

sentido genital del yo, 127–28

seriedad, 31

serpiente sagrada, 116–17, 116

serpiente voladora, 120

sexo oral, 101–3

sexo y sexualidad

   como necesidad física, 72–73

   creación de una dimensión sagrada, 309–13

   educación sobre, 14–23

   energías sutiles de, 230–31

   espiritualidad y, 5, 309–13

   fases de la excitación, 217–18

   oportunidades de, 61–62, *61*

   perder energía con, 214–15

   prácticas de sanación, 231–32, 255–64

   rueda de la belleza y, 310–13

   Véase también anatomía genital; energías sutiles; orgasmos

símbolos y simbolismo, 99–100, 101–3

simientes, 24

similitud, 42–43, *42*

Soldados de las Flores, 9, 10

sondas, 246–47

sonidos, 150, 152, 155, 162, 163

succionadores, 246–47

Sur, 13

   anatomía genital y, 139–42, *140*, 173–75, *173*

   crianza y, 28

   energía sexual y, 64–67

   máscara del amante del, 266–70

   mitología y entretenimiento en, 96–99

   orgasmo femenino en, 207–8

orgasmo masculino en, 200–201
preferencia sexual y, 53
tipo de relación y, 57
Sureste, 13
    anatomía genital y, 161–63, *161*,
        190–91, *191*
    concepto del yo, 112
    máscara del amante del, 284–87
Suroeste, 13
    anatomía genital y, 142–45, *143*,
        175–77, *176*
    máscara del amante del, 269–72
    tabúes y, 99–103

tabúes, 99–100
talentos, 29–30
tanteadores, 246–47
temores, 85
ternura, 64–66
testículos, 116, *116*
testigo observador, 217
Thunder Strikes, 2, 4–5, 8, 11, 37, 263
tipili, 115, 116–17, *116*, 132–34.

Véase también anatomía genital,
    masculina
toltecas, 5
tupuli, 115, 118–24, *119*, *123*, 128–30,
    133–34. *Véase también* anatomía
    genital femenina

Underwood, Ben, 242–43

vacío, 13. *Véase también* centro
vagina, 119–24, *119*, *123*, 128–30,
    133–34. *Véase también* anatomía
    genital, femenina
valle sagrado del placer, 118–19, 124
vergüenza, 85–86, 128–30
vid del alma, 243
visión, 30–31

Yo Natural, 34, 35–37

zonas erógenas
    femeninas, 119–25, *119*, *121*, *123*
    masculinas, 116–18, *116*, 124–25